门诊实用急症手册

MENZHEN SHIYONG
JIZHENG SHOUCE

第 7 版

主　编　宋康兴
副主编　杨　竞　赵晓东

河南科学技术出版社

·郑州·

内容提要

出现症状，如何救治？这是最直接的健康需求。本书以急症识别和诊断为主线，精选门诊常见急危重症80余种，着重阐述疾病处理要点、急救技术、药物用法和临床检验参考值。本书紧扣最新指南，阐述简明，实用性强，是专家团队的智慧结晶，是医务人员诊治常见急诊的工具书、畅销书，也可为人们的就医、出行，乃至日常生活保驾护航。

图书在版编目(CIP)数据

门诊实用急症手册/宋康兴主编. —7版. —郑州：河南科学技术出版社，2020.4(2022.7重印)

ISBN 978-7-5349-9756-3

Ⅰ.①门… Ⅱ.①宋 Ⅲ.①急性病－诊疗－手册 Ⅳ.①R459.7-62

中国版本图书馆CIP数据核字(2020)第034382号

出版发行：河南科学技术出版社

北京名医世纪文化传媒有限公司

地址：北京市丰台区万丰路316号万开基地B座115室 邮编：100161

电话：010-63863186 010-63863168

策划编辑：杨磊石 薛瑞华

文字编辑：刘英杰

责任校对：龚利霞

封面设计：吴朝洪

版式设计：崔刚工作室

责任印制：程晋荣

印　刷：河南省环发印务有限公司

经　销：全国新华书店、医学书店、网店

开　本：787 mm×1092 mm 1/32 **印张**：11 **字数**：230千字

版　次：2020年4月第7版 2022年7月第4次印刷

定　价：39.00元

如发现印、装质量问题，影响阅读，请与出版社联系并调换

编者名单

主　编　宋康兴

副主编　杨　竞　赵晓东

编　者（以姓氏笔画为序）

于心亚　解放军空军特色医学中心　副主任医师

马　强　解放军总医院第二医学中心　副主任医师

王　威　解放军总医院第六医学中心　主管药师

王曙霞　解放军总医院第一医学中心　副主任医师

印明柱　中南大学附属湘雅医院　特聘教授

刘　康　解放军总医院研究生院　硕士研究生

刘洪升　解放军总医院第四医学中心　副主任医师

汪建新　解放军总医院第一医学中心　主任医师

孙永安　北京大学第一医院　副主任医师

孙淑娟　首都医科大学附属北京良乡医院　副主任医师

李文喆　首都医科大学附属北京中医医院　主管药师

李金明　中央军委机关事务管理总局保健处　副主任医师

杨　竞　解放军总医院第一医学中心　副主任医师

宋康兴　解放军总医院第一医学中心　主任医师

张玉霄　解放军总医院第一医学中心　主任医师

张恒足　中央军委机关事务管理总局保健处　主任医师

陈　伟　解放军总医院第一医学中心　主任医师

陈志明　解放军战略支援部队特色医学中心　副主任医师

陈艳明　解放军总医院第一医学中心　副主任医师

罗　丹　中南大学湘雅公共卫生学院　教授

赵晓东　解放军总医院第四医学中心　主任医师

柳　鑫　首都医科大学附属北京妇产医院　主任医师

贾兴旺　南方医科大学深圳医院　副主任技师

郭　搏　解放军总医院第二医学中心　副主任医师

焦　蓉　海南医学院第一临床学院　硕士研究生

颜　伟　解放军总医院第一医学中心　副主任医师

穆大为　解放军空军特色医学中心　副主任医师

魏　民　解放军总医院第一医学中心　副主任医师

第 7 版前言

《门诊实用急症手册》于 1999 年出版以来,先后 5 次修订再版、23 次印刷,累计印数 85 000 册,曾被列为原人民军医出版社畅销书之一。由于军改,人民军医出版社已撤销,故本书从第 6 版开始,改由河南科学技术出版社出版。

第 6 版出版至今又过了 3 年多,为适应门急诊疾病相关学科发展,与时俱进地满足读者需求,我们在第 6 版基础上,重新组织专家进行修订。编写团队以解放军总医院临床骨干为主体,联合北京大学医学院、首都医科大学、中南大学等高校附属三甲医院的资深专家,对本书进行了系统、全面的修订和补充。

这次修订的内容最突出的变化是强调一个"新"字。以近年来国内外的诊疗指南和专家共识为依据,介绍有关新理论、新方法、新技术、新药物。本版尤其重视实用性,力求简明扼要、要点突出、可操作性强。

本书第 7 版主编宋康兴主任医师、副主编杨竞和赵晓东及参编者均长期工作在临床一线,有着精湛的专业技能和丰富的诊疗经验,部分专家为本领域的领军人才。他们在繁忙的工作中为本版修订倾注了大量心血,以高度负责的态度完成了本书的修订再版工作。

本书前 6 版得到了原总参管理局杨华荣副局长的关心支持,由原总参管理局卫生处、原总参管理保障部卫生局、军委机关事务管理总局部分高级职称医师编写,解放军总医院有关专家提供了宝贵的指导意见;本书策划编辑、出版专家杨磊石编审给予了大力支持。值此第 7 版出版之际，一并表示衷心感谢。

孙淑娟副主任医师和焦蓉同志秉承严谨细致的工作精神，为修订工作付出了辛勤劳动。本书得到了全军后勤科研课题(编号 ALB18J002、BHJ15J003)的支持。

本书的再次修订离不开读者的支持和鼓励。由于编者的学识和经验有限，疏误之处，诚请读者批评指正。

本书第 1—6 版主编

张恒足　　马志忠

2019 年 11 月

目　　录

第 1 章　常见急诊症状的诊断与处理

一、发　　热

【诊断要点】

1. 了解有无传染病接触史[包括中东呼吸综合征(MERS)，SARS]、用药及感染史。起病急缓，有无寒战；急性发热是否伴有咽痛、咳嗽、胸痛、腹痛、腹泻、尿频、尿急、尿痛等症状。

2. 评估疾病的严重性与性质，检查体温、神志、呼吸、血压、皮肤、淋巴结、关节及其他体征。

3. 化验血、尿、便常规，血沉，C-反应蛋白等，完善超声及X线检查，有条件时进一步完善病原学及免疫学检测。

【鉴别诊断】

1. 起病急伴寒战者，常见于大叶性肺炎、急性泌尿系感染、败血症、急性胆囊炎、疟疾等。

2. 伴皮疹，常见于发疹性传染病；皮疹在发热后 1～6d 出现者，依次为水痘、猩红热、天花、麻疹、斑疹伤寒、伤寒等。

3. 伴咳嗽、胸痛者，常见于支气管炎、肺炎、胸膜炎等。

4. 伴有出血倾向者，应考虑流行性出血热、钩端螺旋体病、急性白血病、急性血小板减少性紫癜等。

5. 伴淋巴结肿大和脾大者，应考虑传染性疾病(如疟疾)或急性淋巴性白血病、淋巴瘤等。

6. 伴右上腹痛及黄疸,应考虑急性传染性肝炎、急性胆囊炎、肝脓肿等。

7. 伴意识障碍,可见于感染中毒性脑病、脑血管病等。

8. 伴腹痛、腹泻,常见于细菌性食物中毒、细菌性痢疾等肠道疾病。特别警惕腹痛＋外科体征。

9. 伴头痛、呕吐、脑膜刺激征,常见于脑炎、脑膜炎。

10. 伴白细胞计数增高者,多见于细菌性感染和乙型脑炎;白细胞计数减低者,常见于伤寒、结核、布氏杆菌病、部分病毒感染(如流感、麻疹)、原虫感染等。

11. 长期高热者,常见于结缔组织疾病、伤寒、恶性肿瘤、结核、细菌性心内膜炎、布氏杆菌病等。

12. 有些征象可以提示病情严重,有潜在危及生命的可能性,需要立即采取措施。如高热伴有严重的肌痛,咽喉疼痛伴吞咽困难,呼吸急促,神志改变等。

【急救处理】

1. 卧床休息,流食或半流食,多饮水,补充维生素等。

2. 物理降温为主,如头部冷敷、冰枕、温水浴。诊断不明者慎用退热药。诊断明确可采用柴胡注射液 4ml 肌内注射,或阿司匹林赖氨酸盐(赖氨匹林)0.9～1.8g 肌内注射或静脉注射,疗效较好,阿司匹林过敏者禁用。对乙酰氨基酚(泰诺)0.3～0.5g 或尼美舒利 50～100mg 或布洛芬 0.3g,口服。新癀片 2～4 片口服,必要时用吲哚美辛栓肛塞,老年体弱患者和小儿慎用,防止虚脱。

3. 高热不退者可考虑用 5％葡萄糖盐水或 5％～10％葡萄糖液 1500～2000ml 静脉滴注,注意维持水、电解质平衡。

4. 白细胞或中性粒细胞增高者,予以抗生素。

5. 烦躁不安者可予以镇静药,如地西泮(安定)、苯巴比妥口服。

6. 针刺曲池、合谷、大椎等穴。

7. 尽早查明病因,以便针对病因治疗。

二、呼 吸 困 难

【病因分类及诊断要点】

1. **肺源性呼吸困难**　由于呼吸道、肺、胸腔等疾病所致的气管、支气管狭窄,肺呼吸交换面积减少或胸壁运动受限造成的呼吸困难。常伴有咳喘、"三凹"征(吸气时锁骨上窝、胸骨上窝、肋间隙凹陷);肺部常可闻及干、湿啰音和哮鸣音;严重者可出现发绀、呼吸衰竭。常见于急性喉及气管阻塞痰堵(异物)、支气管哮喘、肺炎、肺气肿、肺肿瘤、气胸、胸腔积液等。通过胸部和 X 线检查,多数可明确诊断。

2. **心源性呼吸困难**　由于心功能不全(急性心肌梗死、肺栓塞、心肌病、心瓣膜病、急性心包炎、心肌炎等)所致。左心衰竭特点:有基础心脏病史及体征;呼吸困难,平卧时加重,坐位时减轻;咳泡沫痰或血沫痰;两侧肺底部或全肺有大量湿啰音;X 线检查肺门淤血或兼有肺水肿征。右心衰竭严重时也可引起呼吸困难,但程度较左心衰竭轻。须与支气管哮喘鉴别。

3. **中毒性呼吸困难**

(1)代谢性酸中毒:其特点除有肾病、糖尿病病史外,酸中毒时呼吸表现为深而慢,尿毒症者呼出气有尿氨味,糖尿病酮症酸中毒者呼出气有烂苹果味。

(2)化学毒物中毒:常见于一氧化碳中毒、氰化物中毒和亚硝酸盐中毒等。

（3）药物中毒：多见于吗啡类或巴比妥类中毒。药物抑制呼吸中枢，表现为慢而浅的呼吸困难。

4. **血源性呼吸困难**　常见于重症贫血、大出血、休克等所致的呼吸困难。

5. **神经精神性呼吸困难**　可见于重症脑病（脑梗死），直接累及中枢而引起呼吸节律异常。癔症发作，表现为突然发作的快而浅的呼吸，可因过度换气而出现呼吸性碱中毒和手足搐搦症。

【急救处理】

1. 首先根据病情，维持生命体征稳定。

2. 保持呼吸道通畅，通常为鼻导管或面罩吸氧，若存在气道梗阻，可行气管插管、气管切开或环甲膜穿刺术。

3. 限制活动。气胸者卧床休息；急性左心衰患者取坐位；休克患者采取休克体位；一侧大量胸腔积液者，采取患侧卧位。

4. 心源性与肺源性呼吸困难鉴别困难时，禁用吗啡，可给予氨茶碱或二羟丙茶碱（喘定）静脉滴注。

5. 若为呼吸中枢受抑制所致的呼吸困难或呼吸衰竭，可使用呼吸兴奋药，如尼可刹米、洛贝林等。

6. 病因治疗。化学毒物中毒尽快脱离环境；感染性疾病，使用敏感抗生素等药物；哮喘发作，应用 β_2 受体激动药、氨茶碱、糖皮质激素等；急性左心衰尽快强心、利尿、扩血管治疗等。

三、咯　　血

【诊断要点】

咯血：咳嗽有血或痰中带血，应除外消化道、鼻咽部出血。

大咯血:指每日咯血量 500ml 以上或 1 次咯血 100~500ml。存在窒息危险。

1. 与呕血鉴别

(1)咯血多为鲜红色,泡沫样,混有痰液;呕血多为暗红色或咖啡色,常混有食物残渣或胃液。

(2)咯血伴有咽痒、咳嗽;呕血多伴有恶心、上腹部不适。

(3)咯血大便多正常;呕血大便多呈黑色,隐血试验阳性。

(4)咯血多有肺或心脏病史;呕血多有食管、胃或肝病史。

(5)咯血为咯出;呕血为呕出,可呈喷射状。

2. 与咽、鼻、口腔出血鉴别

(1)咽、鼻、口腔出血,通过鼻咽镜及口腔检查不难诊断。

(2)鼻后部出血量较多时,易误诊为咯血,要特别注意鼻咽癌所致的出血,通过鼻咽镜等检查可确诊。

3. 病史与原发病表现　有低热、盗汗、消瘦常提示为肺结核;咯血伴脓痰者要考虑为肺脓肿和支气管扩张症;咯血伴咳嗽、心悸、气短者提示二尖瓣狭窄;咯血伴胸痛、呼吸困难、气促多见于肺栓塞。大量咯血常见的病因有支气管扩张、空洞性肺结核、肺脓肿、支气管腺瘤、肺脉管炎等。须进行血液、痰、X 线及支气管镜等检查以明确诊断。

【急救处理】

1. 绝对卧床休息,取患侧卧位,禁止拍背。

2. 镇静,消除顾虑。适当应用镇静药,地西泮 10mg 肌内注射或苯巴比妥钠 0.1g 肌内注射。

3. 慎用镇咳药。剧咳者,可用可待因 0.03g 口服或皮下注射。禁用吗啡。

4. 大咯血在紧急情况下,用垂体后叶素 5~10U+葡萄糖液 20～40ml 静脉注射,10～20min 注完,而后 10～20U＋5％～10％葡萄糖液 500ml 静脉滴注。注意血压变化。高血压、冠心病、肺心病患者及孕妇禁用。

对不宜用垂体后叶素者,应首选酚妥拉明 5～10mg＋50％葡萄糖液 20～40ml 静脉推注,10min 注完,然后用 10～20mg 酚妥拉明溶于 5％葡萄糖液 250～500ml 静脉滴注,滴速 3～5ml/min。由于可降血压,故对失血性休克、严重低血压、严重二尖瓣狭窄、肾功能不全患者慎用。

5. 在不宜用垂体后叶素和酚妥拉明时选用普鲁卡因,0.25％普鲁卡因 20ml 静脉缓注,而后以 0.25％普鲁卡因 100ml＋5％葡萄糖液 300ml 静脉滴注。使用普鲁卡因要做皮肤过敏试验。

合并有呼吸衰竭,肺性脑病,二度以上房室传导阻滞者禁用。

6. 对支气管扩张和肺结核咯血可用阿托品 1mg 肌内注射,若 2～3h 后仍咯血,再注射 0.5mg 常有良好效果。对有青光眼、前列腺增生者禁用。

7. 止血药,可选用氨基己酸 4.0～6.0g＋5％葡萄糖液 100ml,15～20min 静脉滴注完毕。酚磺乙胺(止血敏) 4～10g＋10％葡萄糖液 500ml 静脉滴注,或用卡巴克洛(安络血)10mg,2/d,肌内注射。凝血机制障碍者,可用维生素 K 类药物。

8. 大咯血窒息抢救

(1)体位引流。采取头低足高 45°的俯卧位,叩击背部。

(2)用开口器张开口腔,吸出口腔血液。

(3)如血液在气管内,可通过支气管镜、气管插管吸出积血。

(4)咯血不止时可行纤维支气管镜检查,确定出血部位。局部注入冷生理盐水、1∶10 000 肾上腺素、凝血酶或巴曲酶(立止血)等。

(5)高浓度吸氧。

(6)给予呼吸兴奋药,禁用吗啡、可待因。

(7)病因治疗,必要时输血,适当应用抗生素。

四、晕　　厥

【病因分类及诊断要点】

1. 反射性晕厥

(1)血管迷走性晕厥:晕厥由情绪紧张和长时间站立诱发,并有典型表现如伴有出汗、面色苍白、恶心及呕吐等。一般无心脏病史。

(2)情境性晕厥:晕厥发生于特定触发因素之后,如咳嗽、胃肠道刺激、排尿、运动后、餐后等。

(3)颈动脉窦过敏综合征:晕厥伴随转头动作、颈动脉窦受压(如局部肿瘤、剃须、衣领过紧)。

2. 体位性低血压性晕厥

(1)发生在起立动作后;

(2)晕厥时记录到血压降低;

(3)发生在开始应用或调整引起血压降低的药物剂量之后;

(4)存在自主神经疾病或帕金森病;

(5)出血(肠道出血、宫外孕)。

3. 心源性晕厥　危险性最高,预后较差的一类晕厥。

(1)心律失常性晕厥:①清醒状态下持续性窦性心动过缓(<40/min),或反复性窦房传导阻滞或窦性停搏(≥3s);

②莫氏二度Ⅱ型或三度房室传导阻滞;③交替性左束支和右束支传导阻滞;④室性心动过速或快速型阵发性室上性心动过速;⑤非持续性多形性室性心动过速、长 QT 或短 QT 间期综合征等。

(2)器质性心血管疾病性晕厥:晕厥发生在伴有心房黏液瘤、重度主动脉狭窄、肺动脉高压、肺栓塞或急性主动脉夹层、急性心肌缺血或心肌梗死时。

4. 晕厥与眩晕、昏迷的鉴别 晕厥是起病急而短暂的意识丧失;眩晕为感觉自身或周围物体转动、一般不伴有意识丧失;昏迷是持续时间长而严重的意识丧失。

【急救处理】

1. 一般治疗

(1)立即平卧,头稍低足抬高,同时头偏向一侧。松解衣领及裤带,保持呼吸道通畅,必要时吸氧。神志恢复前不能给予食物或饮品。

(2)针刺人中、百会、十宣等穴位。

2. 病因治疗 心源性晕厥须密切观察,对高危患者,有严重结构性心脏病或冠状动脉病(心力衰竭、心肌梗死、LVEF 降低者)治疗原发病;对临床表现和心电图提示心律失常性晕厥,考虑抗心律失常药物、电转复、电除颤等治疗;对严重的缓慢型心律失常,需要安装起搏器;对血容量不足者补充容量,输血输液。

五、昏 迷

【诊断要点】

1. 意识完全丧失,对外界语言、声、光无反应,运动、感觉、反射功能障碍。

2. 先查生命体征,再了解起病情况、伴随症状、周围环境、既往史,而后查内科及神经系统体征,选做心电图、X 线及必要的化验等检查。

3. 应用格拉斯哥昏迷量表(Glasgow coma scale,GCS)评定昏迷程度(表 1-1)。

表 1-1　GCS 评分表

项　目	评分标准	计分
睁眼反应(E)	自主睁眼	4
	呼之睁眼	3
	疼痛刺激睁眼	2
	无睁眼	1
语言反应(V)	言语正常(回答正确)	5
	言语不当(回答错误)	4
	言语错乱	3
	言语难辨	2
	无语言	1
运动反应(M)	遵嘱运动	6
	疼痛定位	5
	对刺激能躲避	4
	疼痛刺激屈曲	3
	疼痛刺激伸直	2
	无动作	1

记录方法:EnVnMn(n 为每项分数)

正常 15 分,预后最好;轻度昏迷≥8 分,中度昏迷 5～7 分,深度昏迷<5 分;8 分以上恢复机会大,3～5 分潜在死亡危险。本表不适用于 5 岁以下儿童。

【鉴别诊断】

1. 伴有偏瘫、瞳孔不等大、病理反射阳性者,多为急性脑血管意外或颅内血肿等。

2. 若脑膜刺激征明显,高热者见于脑炎或脑膜炎,如流行性脑脊髓膜炎、乙型脑炎;无发热者多为蛛网膜下腔出血。

3. 伴有抽搐及肌震颤者,常见于癫痫、子痫、高血压脑病、尿毒症、肝性脑病、低血糖、感染中毒性脑病、肺性脑病等。

4. 无神经系统定位体征

(1)原发病加重且起病较缓者,常见于尿毒症、肝性脑病、糖尿病酮症酸中毒、非酮症高渗性糖尿病昏迷、肺性脑病、甲状腺危象等。

(2)起病急有高热感染者,常见于感染中毒性脑病,如肺炎、中毒性菌痢、败血症等。

(3)起病急无感染者,常见于安眠药中毒、农药中毒、一氧化碳中毒等。

(4)伴有低血压或心律失常,常见于休克、内出血、心肌梗死、肺梗死、心源性脑缺血综合征等。

(5)起病前有头痛、视物不清,或伴有呕吐者为颅内压增高的各种占位性病变。

5. 口腔气味,酮中毒有烂苹果味,尿毒症有尿味,肝性脑病有肝臭味,有机磷中毒有大蒜味,酒精中毒有酒味。

6. 瞳孔改变,脑部疾病引起的昏迷多有颅内压增高,甚至脑疝,其瞳孔变小,有时一侧大一侧小,对光反应迟钝。双瞳孔散大见于阿托品中毒、低血糖昏迷。双瞳孔缩小见于吗啡中毒、有机磷农药中毒、尿毒症,脑桥出血时两侧瞳孔小似针尖。

【急救处理】

1. 维持呼吸功能及保持呼吸道通畅。

（1）除去义齿，头部后仰，偏向一侧，选用舌钳、口腔通气管、气管插管或气管切开。

（2）吸氧（应注意湿化），及时吸痰。

（3）必要时用人工呼吸器及呼吸兴奋药，可选用洛贝林 3～6mg，缓慢静脉注射，尼可刹米 0.25～0.5g，静脉注射等。

2. 有循环衰竭者，应补充血容量，酌情选用升压药，纠正酸中毒。

3. 有颅内压增高者，及早用 20% 甘露醇 250ml 快速静脉滴注，或选用呋塞米（速尿）、地塞米松等。

4. 病因治疗，如阿片类中毒予以纳洛酮 0.01mg/kg；苯二氮䓬类中毒给予氟马西尼 0.2mg 静脉注射。

5. 一般治疗

（1）静脉补液，纠正水、电解质及酸碱平衡紊乱。

（2）加强护理，严密观察病情，防止并发症，高热者物理或药物降温。

（3）抗生素防治感染。

（4）惊厥者选用苯巴比妥、地西泮、水合氯醛等。

6. 酌情选用脑代谢促进药，如细胞色素 C、γ-氨酪酸、乙胺硫脲（克脑迷）及苏醒药甲氯芬酯（氯酯醒）、醒脑静、胞磷胆碱等。

六、眩　　晕

【病因分类及诊断要点】

1. 前庭疾病

（1）急性前庭综合征

①前庭神经元炎：多有上呼吸道感染史，突然起病，表现为眩晕、恶心、呕吐等前庭功能受损症状，听力正常。病

程呈良性发展,症状逐渐减轻。伴眼球震颤与平衡障碍,无其他神经系统体征。

②迷路炎:耳部感染侵入骨迷路或膜迷路所致,伴有恶心、呕吐、眼球震颤;可有听力下降,面神经麻痹和平衡障碍。

③血液循环障碍:后循环缺血见于椎-基底动脉系统短暂缺血性发作、梗死及出血。

(2)发作性前庭综合征

①梅尼埃综合征:发病年龄较轻,多见女性;发作性眩晕、耳鸣、聋是该病特点,伴恶心、呕吐,发作持续数分钟到数小时,除眼震外无其他神经系统体征。

②良性发作性位置性眩晕:眩晕与头部位置有密切关系,常持续几秒,很少超过 30s;体位试验阳性;采取可诱发眩晕体位,经 3～6s 潜伏期出现眼震,此潜伏期对本病有特征性。无耳鸣、聋,各项检查正常,呈良性自限性病程,可持续数周或数月。

③药物中毒性眩晕:链霉素、庆大霉素、乙醇、苯妥英钠、卡马西平等药物中毒。眩晕症状较轻但持续时间长,可伴有听力下降、步态不稳,闭目难立(Romberg)征阳性。

(3)其他:慢性前庭综合征。

2. 肿瘤 小脑和脑干肿瘤、听神经瘤、脑桥小脑角肿瘤等。

3. 晕动病 晕车、晕船等。

4. 全身性疾病引起的眩晕 高血压、低血压、主动脉瓣狭窄、心动过速/过缓、低血糖、糖尿病、尿毒症等。脱髓鞘疾病、多发性硬化、弥散性硬化等。

【急救处理】

1. 一般治疗　卧床休息，因呕吐不能进食者可适当补液。

2. 对症治疗

(1)抗组胺药：①茶苯海明片 50mg，3/d；②异丙嗪 25mg，3/d；③氯苯那敏(扑尔敏)4mg，3/d。

(2)抗胆碱能药物：①阿托品 0.5～1.0mg 皮下注射；②山莨菪碱(654-2)5～10mg 肌内注射，4～6h 重复 1 次。

(3)镇静安定药：①地西泮 2.5～5mg，3/d；②苯巴比妥 0.03～0.06g，3/d；③氯氮䓬(利眠宁)10mg，3/d；④奋乃静 2～4mg，3/d。

(4)血管扩张药：①氟桂利嗪(西比灵)5～10mg，1/晚；②桂利嗪(脑益嗪)25～50mg，3/d；③倍他司汀 6～12mg，3/d。

(5)止吐药：①甲氧氯普胺(灭吐灵)10mg，3/d；②地芬尼多(眩晕停)25mg，3/d。

(6)维生素类：维生素 B_6、维生素 B_{12}、维生素 B_1 和维生素 C 应用。治疗梅尼埃综合征，可 50% 葡萄糖液 40ml，维生素 B_6 100mg，缓慢静脉注射。

(7)脉络宁注射液 20ml 或复方丹参注射液 20ml 或银杏叶提取物注射液 10ml 加入 5% 葡萄糖液 250ml 静脉滴注。

3. 病因治疗　如后循环缺血的急救治疗，溶栓、抗血小板治疗等；手术如迷路切除术、内淋巴囊减压术。

七、上消化道出血

【诊断要点】

1. 病因诊断

(1)消化性溃疡:有溃疡病史,与感染幽门螺杆菌(Hp)有关。上腹周期性发作性疼痛,出血后缓解。

(2)炎症:胃、十二指肠的急性、慢性糜烂性炎症,可由服用非甾体抗炎药、激素等药物和大量饮酒、化学物质等引起。

(3)肿瘤:主要是渗血和间断性小量出血。

(4)血管性因素:食管及胃底静脉曲张出血,由肝内或肝外病变导致门静脉高压所引起。动脉发育异常的恒径动脉综合征(Dieulafoy 病)等。

(5)全身性其他疾病:包括胆道出血、胰腺疾病、食管贲门黏膜撕裂综合征及血小板减少性紫癜、过敏性紫癜等。

2. 呕血与黑粪 一般幽门以上出血先有呕血,后有黑粪;幽门以下出血多表现为黑粪。但幽门以上出血量小,可只表现为黑粪或隐血;幽门以下出血量大时,反流入胃可先有呕血后有黑粪。

呕血与便血的颜色取决于出血量及在胃内停留的时间。

3. 出血量与症状 隐血试验阳性,出血量在 5ml 以上;"柏油"样粪出血量在 50～100ml;呕血出血量在 250～300ml。一般 1 次出血<400ml 不引起全身症状。出血量在 1000ml 以上时出现周围循环衰竭,有头晕、出汗、心悸、血压下降和晕厥。

4. 实验室检查 血红蛋白降低,但出血早期可无变化,一般经 3~4h 以上才出现明显下降。隐血试验阳性。

5. 内镜检查 只要病情允许,应及时行急诊胃镜检查。

【急救处理】

1. 一般治疗 安静少搬动,平卧位,保持呼吸道通畅,防止血液吸入气管。食管静脉曲张破裂出血者禁食。观察神志、血压、脉搏、呼吸、出血量。

2. 建立静脉通道 补充血容量,维持电解质平衡。下列情况时可输血:①收缩压<90mmHg,或较基础收缩压降低幅度>30mmHg;②血红蛋白<70g/L;③Hct<25%;④心率>120/min。

3. 非静脉曲张上消化道出血的治疗

(1)胃内灌注去甲肾上腺素:将去甲肾上腺素 8mg 与100ml 冰盐水混合,分次口服,此法不主张在老年人使用。

(2)5%孟氏液(Monsel 溶液)30ml 从胃管或胃镜注入喷洒。

(3)首选质子泵抑制药(PPI)和 H_2 受体拮抗药。艾司奥美拉唑 40mg,或奥美拉唑 40mg,静脉输注,2/d。或法莫替丁 40mg,2/d,静脉注射。也可应用生长抑素。

(4)内镜下治疗:起效迅速,疗效确切,不明原因者应作首选。推荐在症状出现 24h 内行胃镜检查,检查前后均需使用 PPI。对胃内出血灶进行电凝、激光、微波。局部出血灶用 1:10 000 肾上腺素注射。内镜下金属钛夹止血,主要用于血管直径<2~3mm 的病灶出血,疗效可靠。

(5)其他止血药:巴曲酶(立止血)2~3U,静脉注射,肌内注射或皮下注射。酌情选用凝血酶、云南白药、酚磺乙胺(止血敏)等。

4. **食管胃底静脉曲张出血的治疗** 大量出血可致失血性休克应立即补充血容量,包括输血、新鲜血浆,并要短期应用抗生素,可先静脉给予头孢曲松,1g/d。

(1)垂体后叶素加硝酸甘油:垂体后叶素 0.2～0.4U/min,持续静脉滴注 12～14h,血止后减半量持续 24h 停药。硝酸甘油静脉滴注,剂量 0.2μg/(kg·min),每分钟 15～20 滴。或用垂体后叶素 20U 加入 5% 葡萄糖液 200ml 中快速滴入,必要时可重复。

(2)生长抑素:注射用生长抑素(思他宁)首剂 250μg 静脉注射,继以 250μg/h 持续静脉滴注,连续 36～48h。

(3)奥曲肽(善得定):首剂 100μg 静脉注射,继以 25～50μg/h 持续静脉滴注,连续 36～48h。

(4)内镜下套扎治疗、硬化治疗和组织黏合剂治疗。用三腔二囊管压迫止血。

(5)预防性抗生素治疗:头孢曲松 1g,静脉注射,1/d,疗程 1 周。

(6)48h 仍不能止血者,考虑手术治疗。

八、血　尿

新鲜尿离心沉渣高倍镜下每视野超过 3 个红细胞称镜下血尿,1000ml 尿中有 1ml 血液为肉眼血尿。

【诊断与鉴别诊断】

1. 排除假性血尿

(1)排除子宫、阴道、直肠、痔疮出血及月经混入尿液或人为的血尿。

(2)与红色尿鉴别。血红蛋白尿、肌红蛋白尿呈红色或酱油色,尿隐血阳性,但镜检无红细胞。某些药物如氨基比林、利福平、四环素族抗生素,某些染料如酚红及某些食物如胡萝卜等引起的红色尿,隐血试验阴性,镜检无红细胞。

2. **鉴别血尿来源与病因**

(1)血尿颜色:鲜红者为下尿路出血或上尿路大量出血,暗褐色为上尿路出血。

(2)尿中凝血块形态:扁平状血块来源于膀胱,细长条凝血块来自输尿管,锥形或三角形凝血块来自肾。

(3)血尿与排尿过程关系:初始血尿见于尿道病变;终末血尿见于膀胱颈、膀胱三角区或前列腺病变;全程血尿多见于肾病变。

3. **血尿与伴随症状**

(1)青少年持续性无痛性血尿为肾小球疾病,40 岁以上患者间歇性无痛性血尿多为恶性肿瘤。

(2)伴典型肾绞痛者多为输尿管结石。

(3)伴腰痛多见于肾盂肾炎、肾结核、肾结石、肾肿瘤等。

(4)伴尿频、尿急、尿痛见于膀胱炎、膀胱结核及肿瘤等。

(5)伴脓尿见于泌尿系统感染、肾结核。

(6)运动后血尿多见于结石、肾下垂或运动性血尿。

(7)40 岁以前的血尿患者多见于肾炎、尿结石,40 岁以上血尿患者多见于肿瘤、肾血管病变及前列腺疾病。

(8)伴有其他部位出血者应考虑血液病及感染性疾病。

4. **辅助检查**

(1)尿三杯试验。第一杯有血表示病变于尿道及前列腺,第三杯有血表示病变在膀胱三角区或尿道(终末血尿),三杯均有表示血来自上尿道或膀胱。

(2)尿细胞学检查,尿红细胞位相显微镜检查。

（3）尿细菌学检查。

（4）肾、膀胱、前列腺超声，CT，肾血管造影。

（5）摄腹部 X 线片，静脉肾盂造影。

（6）膀胱镜检查。

【治疗原则】

1. 诊断明确者针对病因治疗，如对尿路感染者进行抗感染治疗。

2. 诊断不明确者做以下处理。

（1）追踪观察：对青少年血尿应每月做尿常规检查，对40 岁以上的血尿除尿常规检查外，应定期做尿病理学检查，每年做 1 次静脉肾盂造影检查，必要时行膀胱镜检查。

（2）血尿严重者应卧床休息，给少量镇静药如地西泮等。

（3）肾绞痛可给解痉药阿托品 0.3～0.5g，肌内注射或山莨菪碱（654-2）5～10mg，肌内注射。

（4）止血药：卡巴克洛（安络血）、维生素 K 等。

（5）必要时输血、补液。

（6）避免使用损害肾的药物。

九、外科急性腹痛

【诊断要点】

1. 炎性腹痛

（1）起病缓，腹痛呈持续性逐渐加重，疼痛与腹部体征常局限于病变部位。

（2）先腹痛后伴发热。

（3）多有压痛、反跳痛（嘱患者咳嗽，若腹痛加重，其意义同于反跳痛）、腹肌紧张、拒按。

(4)白细胞计数及中性粒细胞有不同程度的升高。

根据腹痛部位,多考虑如下疾病:急性阑尾炎在右下腹,急性胆囊炎在右上腹,急性胰腺炎在中上腹稍偏左。

2. 穿孔性腹痛

(1)起病急,发展快,突然出现持续性剧烈腹痛,逐渐波及全腹。

(2)有明显的弥漫性腹膜刺激征。

(3)肠鸣音减弱或消失,肝浊音界缩小或消失(在腋中线检查)。

(4)X线检查,膈下游离气体多见于空腔脏器穿孔。

3. 出血性腹痛

(1)常有外伤史、停经史,以出血性休克为主要表现。

(2)腹部胀痛,有移动性浊音。

(3)腹腔穿刺可抽出不凝血液。

(4)外周血红细胞及血红蛋白均下降。

根据早期腹痛部位多考虑如下疾病:肝破裂在右上腹,脾破裂在左上腹,宫外孕在下腹部。

4. 梗阻性腹痛　突然剧烈腹痛,呈阵发性绞痛,阵痛之间可缓解(早期腹膜刺激征不明显)。

根据症状及体征多考虑如下疾病:胆石症为右上腹痛伴黄疸,发冷发热;肠梗阻为脐周围痛伴腹胀、肠型、肠鸣音亢进、无排气排便(水样便是不完全小肠梗阻早期表现);泌尿系结石为患侧腰痛,放射至同侧大腿根部、会阴,伴血尿。

5. 绞窄性腹痛

(1)起病急,呈持续性绞痛,阵发性加重,阵痛之间不缓解。

（2）腹部有压痛,可触及包块。

（3）严重时可有恶心、呕吐,后期有血性粪便。

（4）腹腔诊断性穿刺,有恶臭味血性液。

（5）摄腹部 X 线片,有阶梯状液平面。

根据部位体征多考虑下列疾病:脐周多为小肠扭转,左下腹多为乙状结肠扭转,右下腹多为肠套叠,女性下腹痛多为卵巢囊肿蒂扭转,儿童除外睾丸扭转。

6. 血管栓塞性腹痛

（1）发病急,中老年患者有冠心病、风湿性心脏病、心房纤颤和动脉硬化病史,特别是房颤患者出现急性腹痛,首先考虑肠系膜动脉栓塞。

（2）突然剧烈的腹痛,但腹部阳性体征很少。症状与体征不符是本病早期的一个特点。

（3）几小时后有腹胀、恶心、呕吐,腹部有压痛,反跳痛,肠鸣音消失,可有腹泻与便血。

（4）白细胞明显升高,多在 $20 \times 10^9 / L$ 以上。

（5）X 线检查可见肠梗阻征象。

根据症状及体征在排除其他常见病因后要考虑肠缺血综合征。它包括一组疾病,特别是急性肠缺血综合征中的急性肠系膜上动脉栓塞和血栓形成、急性肠系膜静脉血栓形成、急性非闭塞性肠系膜血管缺血和急性结肠缺血的诊断。

急性腹痛特殊检查(X 线、超声、心电图、特殊化验、诊断性腹穿)要有选择性地应用。必要时腹部 CT 及 MRI、CTA、MRA、DSA 检查。

【急救处理】

1. 密切观察血压、脉搏、呼吸、体温、尿量、腹痛、神志等变化。及时请外科会诊。

2. 维持水、电解质、酸碱平衡。根据临床各项监测纠正水、电解质、酸碱失衡。

3. 应用抗生素,需尽早、足量、联合应用广谱抗生素及对厌氧菌敏感的甲硝唑等。

4. 针对具体疾病选择性禁食、胃肠减压、吸氧、留置尿管等。

5. 注意纠正休克,预防多器官系统功能衰竭(MOSF)的发生。

6. 急性腹痛有以下情况应考虑外科处理:①既往健康,持续 6h 以上不缓解;②白细胞很高;③腹胀;④肠鸣音改变;⑤有腹膜刺激症状(明显压痛、腹肌紧张、反跳痛);⑥肝浊音界消失;⑦伴有休克;⑧有包块。

7. 外科急腹症原则上均应行手术治疗。

第2章 休 克

一、休克早期诊断和支持性治疗

【诊断要点】

1. 可有感染、失血、脱水、过敏、心脏病、创伤等发生休克的病因。休克的诊断强调的是对休克早期的识别。而早期的本质是局部组织器官已发生低灌注和缺氧。

2. 早期仅有头晕、乏力或神志轻微改变,面色苍白、末梢发绀、皮肤湿冷、呼吸表浅等。

3. 心率>100/min,休克指数升高(心率/收缩压,正常为0.5~0.7)。如休克指数(SI)≥1.0,提示存在休克。

4. 动脉血碱<−4mmol/L或乳酸>4mmol/L,提示组织灌注不良。混合静脉血氧饱和度(SvO_2)正常值为0.65~0.75,低于正常提示循环容量不足、心源性休克、贫血、呼吸功能不全。上腔静脉血氧饱和度($ScvO_2$)和SvO_2有一定相关性,并比SvO_2高5%~15%,其变化亦反映组织灌注状态。

5. 尿量<0.5ml/(kg·h),提示内脏灌注明显减少。

6. 收缩压<80mmHg,脉压<20mmHg,原有高血压者收缩压较原有水平下降30%以上或原有高血压史,收缩压较基础血压降低至40mmHg以下。应注意的是在

休克早期血压并不敏感,即使低灌注状态血压仍可正常。

【急救处理】 治疗总则:积极去除病因,改善组织灌注,保护脏器功能。

1. 改善低氧血症 首先保证气道通畅。轻到中度的低氧血症,通过氧疗解决。鼻导管或面罩给氧,流量 4~6L/min,重度低氧血症特别是急性危及生命的必须开通气道,必要时用呼吸机辅助呼吸,保持血氧饱和度 $SaO_2>0.90$,氧分压 $>60mmHg$。危重患者主要以血红蛋白丢失,则应输注浓缩红细胞。

2. 补充血容量 首先要补充晶体和胶体,这是恢复组织灌注的先决条件。容量监测指标可以通过中心静脉压(CVP)和肺动脉楔压(PAWP)了解,经积极液体复苏 MAP 仍 $\leq65mmHg$[平均动脉压(MAP)=舒张压+(收缩压-舒张压)/3]或者存在威胁生命的低血压应早期应用血管活性药物,维持重要脏器的灌注。可选用生理盐水、平衡盐溶液(生理盐水 1000ml+5%葡萄糖液 500ml+5%碳酸氢钠 100ml)、右旋糖酐-40、5%人血清蛋白、人血浆等。输液速度开始可快些(无心力衰竭时),每日 2500~3000ml。对老年或心肾疾病者应注意肺水肿。

3. 纠正酸中毒 常用 5%碳酸氢钠液 150~200ml 静脉滴注,依病情变化和化验结果酌情重复使用。

4. 血管活性药物 经积极治疗原发病和适当的扩容治疗及纠正酸中毒后,血压仍不稳定,末梢循环未见改善,则应使用升压药物。

(1)多巴胺:$2~5\mu g/(kg \cdot min)$ 的小剂量时,主要兴奋多巴胺受体,使肾与肠系膜血管及脑与冠状动脉扩张;$5~10\mu g/(kg \cdot min)$剂量时主要兴奋 β 受体,心肌收缩力增强,心排血量增加;10～20μg/(kg·min)剂量时,β_1 受体和 α 受体兴奋,升压;剂量超过 20μg/(kg·min)时,兴奋 α 受体,在多数血管床引起血管收缩,一般不要超过此剂量。常用剂量为 20～100mg 加入 5% 葡萄糖液 500ml 内,以 1～10μg/(kg·min)的速度静脉滴注。

(2)多巴酚丁胺:经适当补液,心排血量仍低者,兴奋 β_1 受体为主,故增加心肌收缩力与心率。常用剂量为 40～80mg 加入 250～500ml 液体内,以 2～20μg/(kg·min)的速度静脉滴注。该药以其强心作用更适合于心源性休克。

(3)去氧肾上腺素:选择性 α_1 受体兴奋药 20～200μg/min 或 0.5～2.0μg/(kg·min),收缩动脉,起效快,可通过外周静脉给药。应用于血管舒张性休克,尤适用于伴发室上性心动过速。

(4)肾上腺素:α_1 和 β_1、β_2 受体兴奋药 1～20μg/min 或 0.5～2.0μg/(kg·min)用于难治性休克,伴发心动过缓的休克,过敏性休克。

(5)酚妥拉明(瑞基丁):α 受体阻滞药,有血管舒张作用,应用于高血压危象、心力衰竭、感染性休克。10mg 加入 250ml 5% 葡萄糖液或生理盐水中静脉滴注,80～160μg/min。

(6)去甲肾上腺素:主要兴奋 α 受体,强烈血管收缩。适应证是严重的低血压(收缩压＜70mmHg)和周围血管低阻力,多用于感染性休克、心源性休克,不宜用于失血性休克。用法:1～2mg 加入 500ml 5% 葡萄糖液或生理盐水中开始(0.5～1μg/min)静脉滴注,一般用 2～8μg/min,顽固性休克需要 8～30μg/min。切忌大量和长期应用,尿量不少于 25ml/h。使用去甲肾上腺素要先补足血容量是感染性休克一线用药。

(7)血管加压素：0.01～0.05U/min，感染性休克的二线药物，联合其他血管活性药物治疗顽固性低血压。

5. 维持正常的心脏泵功能　主要通过联合补液，血管收缩药、血管扩张药和正性肌力药，从而增加心排血量(CO)和氧供目的。如容量负荷已足够，MAP 仍低则应加用针对心脏泵功能衰竭药物，如正性肌力药或血管扩张药。

二、感染性休克

【相关定义】

1. 全身炎症反应综合征(SIRS)　以下 4 条至少具备 2 条。

(1)体温(T)＞38℃或＜36℃。

(2)心率(HR)＞90/min。

(3)呼吸(R)＞20/min 或 $PaCO_2$＜32mmHg。

(4)白细胞(WBC)＞$12×10^9$/L，或＜$4×10^9$/L，或杆状核＞0.1。

2. 脓毒症(sepsis)　又名全身性感染。指由感染引起的全身炎症反应。即有可疑或明确感染＋SIRS。

3. 严重全身性感染(severe sepsis)　全身性感染＋器官功能障碍(低氧血症、急性少尿、血肌酐升高、凝血功能异常、肠梗阻、血小板减少、高胆红素血症)。

4. 感染性休克(septic shock)　全身性感染＋充分液体复苏不能纠正的低血压。

【诊断要点】

1. 病原学诊断　患者的血、尿、痰及各种积液培养有明确的致病菌。

2. **诊断标准** ①临床上有明确的感染;②有 SIRS 存在;③低血压:成人收缩压(SBP)<90mmHg,平均动脉压(MAP)<70mmHg,或 SBP 下降大于 40mmHg,或低于正常年龄相关值的 2 个标准差;④组织低灌注:高乳酸血症(血清乳酸>2mmol/L),毛细血管再充盈时间延长,皮肤花斑或瘀斑;⑤器官功能障碍的证据。

【急救处理】

1. 吸氧,心电监测,建立静脉通道,意识监测

2. **病因治疗** 一旦诊断感染性休克 1h 内给予经验性广谱抗生素治疗,用药前血培养,48~72h 后评估,根据细菌学结果调整抗生素。总疗程 7~10d。

3. **补充血容量** 最初 6h 的治疗目标是中心静脉压(CVP)8～12mmHg,平均动脉压≥65mmHg,尿量>0.5ml/(kg·h),中心静脉血氧饱和度≥0.7。对于重症患者特别是老年人和有心脏病史的患者应在有监护的条件下补液。首选晶体液(30ml/kg,3h 内)。有利于防止胶体从血管渗漏导致肺水肿和心力衰竭发生。低蛋白血症患者推荐清蛋白。容量复苏的途径包括胃肠道和静脉。准确记录出入量,每小时监测 CVP,并维持 CVP 8～12mmHg,MAP≥65mmHg。

4. **血管活性药** 使用原则:充分液体复苏后,中心静脉压达到 8～12mmHg,但平均动脉压仍<60mmHg;在致命性低血压状态,亦可在液体复苏的同时使用血管升压药,从小剂量开始。目前认为去甲肾上腺素为感染性休克的首选药物。只有当患者发生心律失常风险低,且低心输出量时,才考虑使用多巴胺。

5. 控制血糖　当血糖＞10mmol/L 应给予胰岛素治疗。

6. 输血指征　当血红蛋白＜70g/L 时,输血使 Hb 升至 70～90g/L;当血小板计数＜10×10⁹/L 时,输入血小板。

三、过敏性休克

【诊断要点】

1. 本病发生突然,半数患者发生于 5min 内,多见于注射药物后,如青霉素等。5min 以上发病者称之延缓型,40% 发生于 20min 内,10% 发生 30min 内,发生越早症状越重。

2. 血压急剧下降,一旦血压(BP)＜80/50mmHg,患者出现意识障碍,轻则蒙眬,重则昏迷。

3. 各系统出现过敏症状。①皮肤黏膜出现皮疹、荨麻疹、血管神经性水肿;②呼吸系统有喉痉挛、支气管痉挛、气道水肿;③循环衰竭,肢冷发绀、血压下降、心搏停止;④意识不清、抽搐、昏迷等。

【急救处理】

1. 立即停用致敏药物,如为静脉给药,换掉输液器及管道,不要拔针,接上生理盐水快速滴入,平卧吸氧。

2. 首剂肾上腺素 0.3～0.5mg 肌内注射或皮下注射,必要时 15～20min 后重复,不超过 3 次。如无效或极危重患者可将肾上腺素 0.1mg 稀释在 10ml 生理盐水中,5～10min 缓慢静脉推注,同时观察心律和心率;亦可肾上腺素 1mg 加入 250ml 生理盐水中静脉滴注,1～20μg/min。

3. 积极液体复苏,视病情快速输入等渗晶体液,如生理盐水。

4. 肌内注射异丙嗪(非那根)25mg 或 10％葡萄糖酸钙 10～20ml 稀释后静脉缓慢注射。

5. 对于顽固性低血压,可应用去甲肾上腺素、间羟胺等以维持血压稳定。

6. 糖皮质激素。若休克持续不见好转应尽早静脉滴注地塞米松 10～20mg、琥珀酸氢化可的松 200～400mg 或甲泼尼龙 120～240mg。糖皮质激素对速发相反应无明显治疗效果,但可阻止迟发相过敏反应的发生。

7. 肌内注射肾上腺素不能缓解的支气管痉挛,可吸入硫酸沙丁胺醇(万托林);伴喉头水肿者,立即气管切开,心搏骤停者行心肺复苏。

四、心源性休克

【诊断要点】

1. 急性心肌梗死(AMI)的左心衰竭　心源性休克最常见原因,还有心肌病、心瓣膜病、快速性心律失常等。

2. 全身低灌注表现　肢体湿冷,尿量减少＜20ml/h,神志改变等。

3. 血流动力学　收缩压＜90mmHg,肺动脉楔压(PAWP)＞18mmHg,心脏指数(CI)＜2.2L/(min · m²)。

【急救处理】

1. 维持循环和呼吸功能　根据病因,进行针对性治疗。

2. 维持血压　升压或增加心排血量的药物可选用多巴胺,5μg/(kg · min)开始,并迅速加量到预期血压。去甲肾上腺素的用量为 0.01～3.0μg/(kg · min);多巴酚丁胺初始剂量 2～5μg/(kg · min),逐渐加量,一般不超

$20\mu g/(kg \cdot min)$。

3. 血管扩张药的应用 如心排血量降低及肺充血时用硝酸甘油,降低前后负荷,剂量为 $15\sim30\mu g/min$ 静脉滴注。硝酸异山梨酯 10mg 溶于 5% 葡萄糖 100ml 静脉滴注,$30\sim100\mu g/min$。

4. 强心苷的应用 强心苷对心源性休克的作用意见颇不一致。一般认为有休克而无充血性心力衰竭,使用强心苷并无明显裨益,在急性心肌梗死早期还易引起心律失常,故不宜常规应用。

5. 代谢性酸中毒 休克很重应用升压药不能很快见效者,可静脉滴注 5% 碳酸氢钠 $100\sim200ml$。注意电解质紊乱。

五、低血容量性休克

【诊断要点】

1. 判断病因 从病史可以找到出血、体液丢失显性或非显性的证据和原因。

2. 临床表现 包括对皮肤、甲床、心率、血压、尿量和意识变化,反映出休克严重程度。

3. 监测血流动力学 中心静脉压反映右室舒张期压力的指标,可反映血容量和右心功能,正常值 $6\sim12cmH_2O$。肺毛细血管楔压(PCWP)反映左房平均压,有助了解左心功能。

4. 血乳酸增高较其他休克征象更早出现

【急救处理】

1. 吸氧,补充血容量 可选用林格液或 5% 葡萄糖生理盐水 $1000\sim1500ml$ 于 $1\sim2h$ 输完。轻度休克以晶体液首选,中、重度非出血性休克一般情况下补充平衡液为主,右旋糖酐、血浆有利于血容量维持。急性出血性休克先给予晶体液、配血,根据失血程度,适当补充全血是必要的。

2. **血管活性药物**　一般不宜早期、过多使用,如血容量基本补足,血压仍不回升,常用 β 受体兴奋药多巴酚丁胺 2.5~10μg/(kg·min),多巴胺 2~20μg/(kg·min);α 受体兴奋药去甲肾上腺素和间羟胺。

3. **输血**　一般情况下,如血红蛋白>100g/L 不须输血,血红蛋白<60g/L 须输血,血红蛋白在 60~100g/L 视情况而定,一般保持血红蛋白在 80g/L 以上。目前提倡成分输血,应使用新鲜血。

4. **外伤者视情况适当给予镇痛药、抗生素**

5. **查明原因,及时病因治疗**

六、神经源性休克

【诊断要点】

1. 有引起神经源性休克的病因,如强烈神经刺激,多见严重创伤、剧痛等。

2. 急性反射性循环障碍,如刺激颈动脉窦,排尿性晕厥、压迫眼球等。

3. 有头晕、面色苍白、出汗、恶心、胸闷、心悸、呼吸困难和血压下降等。

【急救处理】

1. 立即平卧吸氧,皮下注射 0.1%肾上腺素 0.5~1mg,必要时隔 5~15min 再次皮下注射。

2. 扩充有效血容量应用右旋糖酐。酌用肾上腺皮质激素和血管活性药物。如地塞米松 5~10mg 或琥珀酸氢化可的松 50～100mg,以葡萄糖溶液稀释静脉注射。间羟胺或少量去甲肾上腺素静脉滴注。

3. 由剧痛引起的休克,应给予吗啡或哌替啶止痛。

4. 祛除诱因,治疗原发病。

第3章　心搏骤停与心肺复苏

心搏骤停(cardiac arrest,CA)是指心脏泵血功能机械活动的突然停止,造成全身血液循环中断、呼吸停止和意识丧失。心搏骤停是多种疾病或疾病状态的终末表现,也可以是某些疾病的首发症状,常常是心源性猝死的直接首要因素。CA是临床上最危急的病症,如不能及时进行有效的救治,常导致患者即刻死亡。

心肺复苏(cardiopulmonary resuscitation,CPR)是针对心搏、呼吸骤停所采取的抢救措施。包括以下环节:立即识别CA并启动急救系统、着重胸外按压的早期CPR、快速除颤、有效的高级生命支持(advanced cardiovascular life support,ACLS)、综合的心搏骤停后治疗。前三个环节构成了基础生命支持(basic life support,BLS)的主要内容。

【诊断要点】

1. 临床表现

(1)突然意识丧失。

(2)大动脉(颈动脉或股动脉)搏动消失。

(3)呼吸停止或叹息样呼吸。

(4)双侧瞳孔散大。

(5)面色苍白、发绀。

其中以"突然意识丧失、大动脉搏动消失、呼吸停止"

尤为重要,一旦临床判断为心搏骤停,需立即进行 CPR。

2. 心电图表现

(1)心室颤动(ventricular fibrillation,VF)。

(2)无脉性室性心动过速(pulseless ventricular tachycardia,VT)。

(3)心室停顿(ventricular asystole)。

(4)无脉性电活动(pulseless electric activity,PEA)。

【急救处理】　心肺复苏包括基础生命支持(BLS)、高级生命支持(ACLS)、心搏骤停后治疗(post cardiac arrest treatment,PCAT)。

1. 基础生命支持

(1)立即识别心搏骤停

1)判断患者意识:发现突然意识丧失倒地者,现场人员(first responder,或 lay rescuer)首先要判断是否有威胁患者及抢救者安全的因素,如有应及时躲避或处置危险,在没有危险的环境中尽可能防止移动患者。采用动作和呼叫来判断患者有无意识,如轻拍其双肩部并在双侧耳边大声呼叫:"您怎么了?"观察患者有无意识或动作反应。对有反应者使其采取自动恢复体位;无反应患者应采取平卧位,立即启动急救医疗服务系统。如怀疑患者有颈椎受伤,翻转身体时应保持头颈部和躯干在一个轴面上,以避免脊髓受到损伤。

2)判断患者呼吸和脉搏:检查有无呼吸或是否为叹息样呼吸(即濒死的无效呼吸),同时检查大动脉搏动,时间限制在10s 之内。我们通过直接观察患者胸廓的起伏及鼻、口部有无气流来确定呼吸状况。检查颈动脉搏动时,患者头后仰,抢救者找到甲状软骨,沿甲状软骨外侧 0.5～1.0 cm 处,气管与胸锁乳突肌间沟内即可触及颈动脉。

（2）启动急救医疗服务系统（emergency medical service system，EMSS）

1）判定为 CA 后，如只有 1 人在现场，应首先拨打当地急救电话（120），启动 EMSS，然后立即开始 CPR。

2）现场有其他人在场时，第一反应者应该指定现场某人拨打急救电话，获取自动体外除颤器（AED），自己马上开始实施 CPR。

3）对于院外心搏骤停（OHCA）的患者，高效、完善的EMSS 应该包括专业的调度系统、快速反应的院前急救队伍和优秀的转运、抢救体系。

4）对于院内心搏骤停（IHCA）患者，启动院内应急反应体系包括呼救，组织现场医务人员 CPR 的同时，启动院内专有的应急体系代码，呼叫负责院内 CPR 的复苏小组或团队。

（3）早期实施高质量的 CPR

CPR 施救顺序为 C-A-B，即胸外按压（Compression）—开放气道（Airway）—人工呼吸（Breathing）。

1）胸外按压（Compression）（图 3-1）

①按压部位和方法：患者应仰卧平躺于硬质平面，施救者位于其旁侧。若胸外按压在床上进行，应在患者背部垫以硬板。按压部位在胸骨中下部，按压点位于双乳头连线中点。用一只手掌根部置于按压部位，另一手掌根部叠放其上，双手指紧扣，以手掌根部为着力点进行按压。身体稍前倾，使肩、肘、腕位于同一轴线上，与患者身体平面垂直。用上身重力按压，按压与放松时间相同。

②按压深度：成人不少于 5 cm，但不超过 6 cm，每次

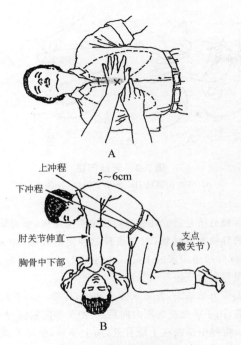

A

上冲程

5～6cm

下冲程

肘关节伸直

胸骨中下部

支点
（髋关节）

B

图 3-1　胸外心脏按压

A. 按压部位在胸骨中下部；B. 抢救者的正确姿势

按压后胸廓完全回弹，但放松时掌根不离开胸壁。

③按压频率：100～120/min。尽量避免胸外按压中断，按压分数（即胸外按压时间占整个 CPR 时间的比例）应≥60%。

2)开放气道（Airway）（图 3-2）

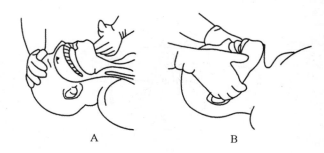

图 3-2　开放气道

A. 仰头抬颏法；B. 推举下颌法(托颌法)

舌根后坠是造成呼吸道阻塞最常见原因，要清除患者口中的异物和呕吐物(对气道异物梗阻的处理，详见第7章"排除呼吸道阻塞的 Heimlich 手法")。如无颈部创伤，可采用仰头抬颏法开放气道。

①仰头抬颏法：为完成仰头动作，应把一只手放在患者前额，用手掌把额头用力向后推，使头部向后仰，另一只手的示指和中指放在下颏骨处，向上抬颏，使得下颌尖与耳垂的连线垂直于地面。勿用力压迫下颌部软组织，避免用拇指抬颏。

②推举下颌法(托颌法)：此法适用于怀疑有头颈外伤者。把双手放置患者头部两侧，肘部支撑在患者躺的平面上，握紧下颌角，用力向上托下颌，如患者紧闭双唇，可用拇指把其口唇分开。如需行口对口呼吸，则将下颌持续上托，用面颊贴紧患者鼻孔。

3)人工呼吸(Breathing)(图 3-3)

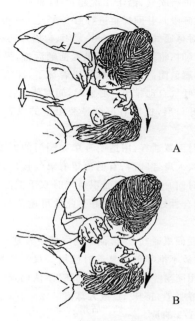

图 3-3　人工呼吸

A. 口对口通气；B. 口对鼻通气

各种通气方式包括口对口、口对鼻、面罩通气和高级气道通气，均推荐吹气时间持续 1s，给予有效潮气量，看到患者胸部起伏，理想的潮气量为 500～600ml（6～7ml/kg）。避免快速或用力吹气。

①口对口通气：用保持患者头向后仰的一只手的拇、示两指捏住患者鼻孔，急救者用口唇把患者的口全罩住，

呈密封状,进行吹气,给予 1 次超过 1s 的呼吸,正常呼吸(而不是深呼吸),并同样再进行第 2 次人工呼吸。

②口对鼻通气:适用于牙关紧闭、口唇外伤和溺水者。口对鼻通气时,将一只手置于患者前额后推,另一只手抬下颏,使口唇紧闭。用嘴封罩住患者鼻子,深吹气后口离开鼻子,让呼气自动排出。必要时,间断使患者口开放,或用拇指分开口唇,这对有部分鼻腔阻塞的患者呼气非常重要。

③口对面罩通气:用透明有单向阀门的面罩,可将急救者呼气吹入患者肺内,有的面罩有氧气接口,以便口对面罩呼吸时同时供氧。用面罩通气时双手把面罩紧贴患者面部,闭合性好,通气效果好。此法可避免与患者口唇直接接触。

④球囊面罩通气:球囊面罩通气因单人复苏时易出现通气不足,故不推荐单人复苏时使用。双人复苏时,一名施救者应用简易呼吸器,一手以"CE"手法固定面罩,一手挤压简易呼吸器,挤压 1L 成人球囊 1/2~2/3 的量或 2L 成人球囊 1/3 的量。

4)按压与通气比率:成人在建立高级气道之前,单人 CPR 与双人 CPR 按压/通气比均为 30:2,每 5 组 30:2 的 CPR 为一个周期,时间约 2min。在建立高级气道以后,按压与通气可以同时进行,通气频率为 10/min(每 6 秒 1 次)。

(4)尽早电除颤

1)先给予电击还是先进行心肺复苏:自动体外除颤仪除颤可作为 BLS 的部分由非专业施救者和医务人员使用。院外目击的 CA 最常见初始心律是心室颤动(VF),

而心室颤动最有效的治疗方法是除颤。对于 VF 患者每延迟 1min 除颤,抢救成功率降低 7%～10%。因此,早期电除颤是 CA 患者复苏成功的关键。《2018 年 AHA 指南更新》要求当可以立即取得 AED 时,对于有目击的成人心搏骤停,应尽快使用除颤器。若成人在未受监控的情况下发生心搏骤停,或不能立即取得 AED 时,应该在他人前往获取及准备 AED 的时候开始心肺复苏,而且视患者情况,应在设备可供使用后尽快尝试进行除颤。

2)推荐 1 次除颤策略:急救人员在 1 次电击后应立即继续 CPR,5 组(约 2min)CPR 后再分析心律,如心律分析证实为 VF 或无脉性 VT 应立即再次行电除颤,之后继续做 5 组 CPR,再次检查心律。有证据表明单次除颤方案比连续 3 次方案有显著的存活益处,假如 1 次电击不能消除 VF,再次电击增加的益处少,而继续 CPR 比再一次电击有更大价值。

3)除颤波形和能量:除颤仪分单相波和双相波 2 种。使用单相波除颤时首次除颤能量为 360J,如需要继续除颤能量仍然为 360J。双相波除颤器首次电击能量选择应根据除颤仪的品牌或型号推荐,一般为 120～200J,如需要继续除颤应与初始能量相当。双相波安全,与单相波相比,具有相等和更高的终止心室颤动的效率。如果不知道制造商推荐的能量剂量,应考虑使用最大能量除颤。

儿童除颤能量:初始能量为 2J/kg,第二次电击 4J/kg,后续电击≥4J/kg,最大能量可用至 10J/kg 或者成人剂量。

4)电极位置:因为便于摆放和进行培训,前-侧电极位置是合适的默认电极片位置。可以根据个别患者的特征,考虑使用任意 3 个替代电极片位置（前-后、前-左肩胛及前-右肩胛）。将 AED 电极片贴到患者裸露的胸部上任意 4 个电极片位置中的 1 个都可以进行除颤。

BLS 人员进行高质量 CPR 的要点总结见表 3-1。

表 3-1　BLS 人员进行高质量 CPR 的要点总结

内容	成人和青少年	儿童（1 岁至青春期）	婴儿（不足 1 岁除新生儿以外）
现场安全	确保现场对施救者和患者均是安全的		
识别心搏骤停	检查患者有无反应 无呼吸或仅是喘息（即呼吸不正常） 不能在 10s 内明确感觉到脉搏 （10s 内可同时检查呼吸和脉搏）		
启动应急反应系统	如果您是独自一人且没有手机，则离开患者 启动应急反应系统并取得 AED，然后开始心肺复苏；在 AED 可用后尽快使用	**有人目击的猝倒** 对于成人和青少年，遵照左侧的步骤 **无人目击的猝倒** 给予 2min 的心肺复苏 离开患者去启动应急反应系统并获取 AED 回到该儿童身边并继续心肺复苏； 在 AED 可用后尽快使用	
没有高级气道的按压-通气比	**1 或 2 名施救者** 30:2	**1 名施救者** 30:2 2 名以上施救者 15:2	

有高级气道的按压-通气比	以 100 至 120 次每分钟的速率持续按压 每 6 秒给予 1 次呼吸(每分钟 10 次呼吸)		
按压速率	每分钟 100～120 次		
按压深度	至少 2 英寸(5cm)但不应超过 2.4 英寸(6cm)	至少为胸部前后径的 1/3 大约 2 英寸(5cm)	至少为胸前后径的 1/3 大约 1.5 英寸(4cm)
手的位置	将双手放在胸骨的下半部	将双手或一只手(对于很小的儿童可用)放在胸骨的下半部	**1 名施救者** 将 2 根手指放在婴儿胸部中央,乳线正下方 **2 名施救者** 将双手拇指环绕放在婴儿胸部中央,乳线正下方
胸廓回弹	每次按压后使胸廓充分回弹;不可在每次按压后倚靠在患者胸上		
尽量减少中断	中断时间限制在 10s 以内		

注:转载自 2015 年 AHA CPR 及 ECC 指南更新

BLS 医务人员成人心搏骤停处理流程图——2015 年更新,见图 3-4。

BLS 医务人员单一施救者的儿童心搏骤停处理流程图——2015 年更新,见图 3-5。

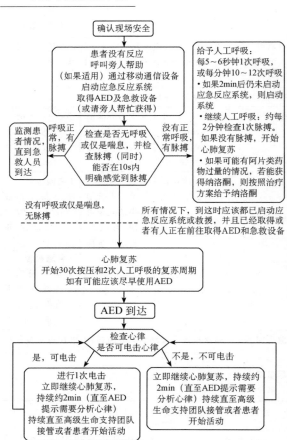

图 3-4　BLS 医务人员成人心搏骤停处理流程图——2015 年更新

注:转载自 2015 年 AHA CPR 及 ECC 指南更新

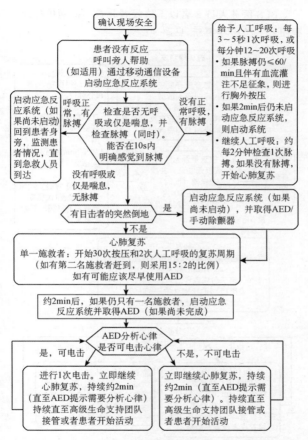

图 3-5　BLS 医务人员单一施救者的儿童心搏骤停处理流程图——2015 年更新

　　注：转载自 2015 年 AHA CPR 及 ECC 指南更新

BLS 医务人员 2 名以上施救者儿童心搏骤停处理流程图——2015 年更新,见图 3-6。

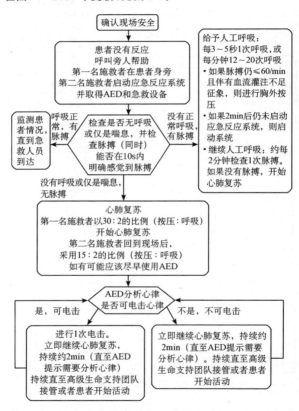

图 3-6　BLS 医务人员 2 名以上施救者儿童心搏骤停处理流程图——2015 年更新

注:转载自 2015 年 AHA CPR 及 ECC 指南更新

2. 高级生命支持 高级生命支持(advanced cardio-vascular life support,ACLS)是在基本生命支持的基础上,对已自主循环恢复或未恢复的心搏骤停患者,使用人工气道或机械通气,建立静脉液体通道并给予复苏药物的进一步支持治疗。

(1)通气与氧供:如果患者自主呼吸没有恢复,应尽早行气管插管机械通气。机械通气是目前临床上使用确切而有效的呼吸支持手段,其目的在于:纠正低氧血症,缓解组织缺氧;纠正呼吸性酸中毒;降低颅内压,改善脑循环;保障镇静药使用安全,减少全身及心肌氧耗。院外患者通常用面罩、简易球囊维持通气,医院内患者在呼吸机可用之前,使用球囊-面罩通气,呼吸机可用后,需要根据血气分析结果进行呼吸机参数调整。

建立高级气道后,建议使用体格检查(五点听诊法等)和呼吸末二氧化碳(end-tidal carbon dioxide,ETCO$_2$)监测等方法确认高级气道位置,并对气道位置进行连续监测。妥善固定通气导管,防止导管滑脱,同时给予必要的气道清洁和管理。

对于 CA 患者先给予 100% 吸入氧浓度,然后根据患者的脉搏血氧饱和度(pulse oxygen saturation,SpO$_2$)调整吸入氧浓度,直至可维持 SpO$_2 \geqslant 0.94$ 的最小吸氧浓度。

(2)电除颤、复律与起搏治疗

1)大多数成人突发非创伤性 CA 的原因是 VF,电除颤是救治 VF 最为有效的方法。研究证实,对于 VF 患者每延迟 1 min 除颤,抢救成功率降低 7%～10%,因此早期电除颤是 CA 患者复苏成功的关键之一。心律分析证实为 VF/无脉性 VT 应立即行电除颤,之后做 5 组 CPR,再检查心律,必要时再次除颤。心室停搏与无脉性电活动患者不可除颤。

2)起搏治疗:对心搏停止患者不推荐使用起搏治疗,而对有症状的心动过缓患者则考虑起搏治疗。如果患者出现严重症状,尤其是当高度房室传导阻滞发生在希氏束以下时,则应该立即施行起搏治疗。

(3)复苏药物的应用:在心肺复苏时应尽早开通静脉通道,并使用药物进行复苏。如果无法建立静脉通道,可以采用气管内给药或骨髓腔给药。

1)给药时机

复苏抢救程序如下:在 1 次电击和 CPR 后,如 VF/VT 持续存在,推荐给予血管加压药物,但不能因给药而中断 CPR。应当在 CPR 过程中和检查心律后尽快给药,其流程为 CPR——检查心律——给药——电除颤。

反复电除颤、CPR 和应用血管加压药后,如果 VF/VT 仍持续存在,可使用抗心律失常药物,首选胺碘酮300mg;对有长 QT 间期的尖端扭转型室性心动过速,可选用镁剂。

2)复苏药物

① 肾上腺素:肾上腺素作为 CPR 基本用药已有 40多年的历史,是复苏的一线选择用药,可用于电击无效的VF/无脉性 VT、心室停搏或 PEA。主要药理作用:增强心肌收缩力;增加冠脉及脑血流量;增加心肌自律性和使VF 易被电复律等。

用法:1mg 静脉推注,每 3～5 min 重复 1 次。每次从周围静脉给药后应使用 20ml 生理盐水冲管,以保证药物能够到达心脏。

②胺碘酮(可达龙):属Ⅲ类抗心律失常药物。胺碘酮是治疗各种心律失常的主流选择,更适宜于严重心功能不全患者的治疗,如射血分数＜0.4或有充血性心衰征象时,胺碘酮应作为首选的抗心律失常药物。因为在相同条件下,胺碘酮作用更强,且比其他药物致心律失常的可能性更小。当 CPR、2 次电除颤及给予血管加压素后,如VF/无脉性 VT 仍持续时,应考虑给予抗心律失常药物,优先选用胺碘酮静脉注射。

用法:CA 患者如为 VF/无脉性 VT,初始剂量为300mg 溶入 20～30 ml 葡萄糖液内快速推注,3～5min后再推注 150 mg,维持剂量为 1mg/min 持续静脉滴注(静滴)6h。非 CA 患者,先静推负荷量 150 mg(3～5 mg/kg),10 min 内注入,后按 1.0～1.5 mg/min 持续静滴 6h。对反复或顽固性 VF/VT 患者,必要时应增加剂量再快速推注 150mg。一般建议每日最大剂量不超过2g。胺碘酮的临床药物中含有负性心肌收缩力和扩血管作用的成分,可引起低血压和心动过缓。这常与给药的量和速度有关,预防的方法就是减慢给药速度,尤其是对心功能明显障碍或心脏明显扩大者,更要注意注射速度,监测血压。

③利多卡因:利多卡因仅作为无胺碘酮时的替代药物。

用法:初始剂量为 1.0～1.5 mg/kg 静推。如 VF/VT 持续,可给予额外剂量 0.50～0.75mg/kg,5～10 min 1 次,最大剂量为 3mg/kg。

④硫酸镁:硫酸镁仅用于尖端扭转型 VT(Ⅱb 类推

荐)和伴有低镁血症的 VF/VT 及其他心律失常 2 种情况。

用法:对于尖端扭转型 VT,紧急情况下可用硫酸镁 1～2 g 稀释后静脉注射,5～20 min 注射完毕;或 1～2 g 加入 50～100 ml 液体中静脉滴注。必须注意,硫酸镁快速给药有可能导致严重低血压和 CA。

⑤碳酸氢钠:只有在特定的情况下,应用碳酸氢盐才有效,如患者原有代谢性酸中毒、高钾血症或三环类或苯巴比妥类药物过量。此外,对于 CA 时间较长的患者,应用碳酸氢盐治疗可能有益,但只有在除颤、胸外心脏按压、气管插管、机械通气和血管收缩药治疗无效时方可考虑应用该药。

用法:应根据患者的临床状态应用碳酸氢盐,使用时以 1 mmol/kg 作为起始量,在持续 CPR 过程中每 15min 给予 1/2 量,最好根据血气分析结果调整补碱量,防止产生碱中毒。

ACLS 成人心搏骤停处理流程图见图 3-7。

ACLS 成人心搏骤停处理环形图见图 3-8。

3. 心搏骤停后治疗 患者在恢复有效的自主循环(ROSC)后机体进入由全身缺血-再灌注损伤引起的病理生理状态,称之为"心脏骤停后综合征"(post-cardiac arrest syndrome,PCAS),是复苏后院内死亡的主要原因。积极的心搏骤停后治疗包括识别与治疗心搏骤停的诱因,评估与缓和多器官的缺血-再灌注损伤。

(1)心血管系统治疗

1)急性心血管系统干预:急性冠脉综合征是成人 CA 患者,尤其是 OHCA 的常见病因之一。CA 患者 ROSC

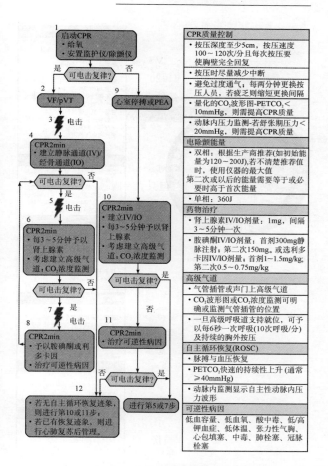

图 3-7 ACLS 成人心搏骤停处理流程图

注：转载自 2018AHA 指南更新版

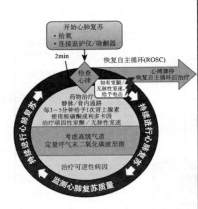

心肺复苏质量

- 用力(深度至少5cm)并快速(速度100～120/min)按压,并让胸廓完全回弹
- 尽量减少按压的中断
- 避免过度通气
- 每2分钟更换1次按压员,如出现疲劳,可更早更换
- 如果未建立高级气道,按压-通气比率为30∶2
- 定量二氧化碳波形图
  - 如果PᴇTCO₂<10mmHg,应设法改进心肺复苏质量
- 动脉内血压监测
  - 如果舒张期血压<20mmHg,应设法改进心肺复苏质量

除颤电击能量

- 双相波除颤器:制造商推荐能量(如初始剂量为120～200J);如果未知,请使用可用的最高能量/第二次和随后的能量应与初始能量相当,可考虑使用更高能量。
- 单相波除颤器:360J

药物治疗

- 静脉/骨内肾上腺素给药剂量:每3～5分钟给药1mg
- 静脉/骨内胺碘酮药剂量:第一剂300mg推注,第二剂150mg。
  或者
  利多卡因静脉/骨内注射剂量:第一剂1～1.5mg/kg。第二剂0.5～0.75mg/kg。

高级气道

- 气管内插管或声门上高级气道
- 通过二氧化碳波形图描记或二氧化碳检查仪确认及监测气管内插管的位置
- 建立高级气道后,每6秒给予1次呼吸(10次呼吸/分),进行持续胸外按压

心脏骤停后自主循环恢复(ROSC)

- 脉搏和血压
- PᴇTCO₂突然持续升高(通常≥40mmHg)
- 动脉内血压监测到自主动脉压波形

可逆性病因

- 低血容量 · 张力性气胸
- 缺氧 · 心包填塞
- 氢离子(酸中毒) · 毒素
- 低/高钾血症 · 肺栓塞
- 低体温症 · 冠状动脉血栓

©2018 American Heart Association

图 3-8   ACLS 成人心搏骤停处理环形流程图

注:转载自 2018AHA 指南更新版

后应尽快完成 12 或 18 导联心电图检查,以帮助判断是否存在 ST 段抬高。研究表明对怀疑有心源性病因或心电图有 ST 段抬高的 OHCA 患者,无论昏迷抑或清醒都应尽快行急诊冠脉造影。对怀疑有心源性病因的OHCA 且昏迷的特定成人患者(如心电或血流动力学不稳定),即使心电图未见 ST 段抬高,急诊冠脉造影仍是合理的。

2)血流动力学目标:心搏骤停后患者常伴有血流动力学的不稳定。维持复苏后患者的收缩压不低于 90 mmHg,平均动脉压(mean arterial pressure,MAP)不低于 65 mmHg。对于血压值低于上述目标值,存在休克表现的患者,应该积极通过静脉或骨通路给予容量复苏,同时注意患者心功能情况确定补液量,也应该及时纠正酸中毒。在容量复苏效果不佳时,应该考虑选择适当的血管活性药物,维持目标血压。

(2)目标体温管理:在有条件的医疗机构,所有在 CA后恢复自主循环的昏迷的成年患者都应采用目标体温管理,目标温度选定在 32～36℃之间,并稳定维持至少 24h,复温时应将升温速度控制在 0.25～0.5℃/h。控制低温的方法包括降温毯、冰袋、新型体表降温设备、冰生理盐水输注、鼻咽部降温设备和血管内低温设备等。

(3)神经功能的监测与保护:复苏后神经功能损伤是CA 致死、致残的主要原因,应重视对复苏后 CA 患者的神经功能连续监测和评价,积极保护神经功能。目前推荐使用的评估方法有临床症状体征(瞳孔、昏迷程度、肌阵挛等)、神经电生理检查(床旁脑电图、体感诱发电位等)、影像学检查(CT、MRI)及血液标志物[星形胶质源性蛋白

(SB100)、神经元特异性烯醇化酶（neuron-specific eno-lase，NSE)]等。

（4）呼吸治疗

1）氧合：CA 后循环恢复时成人应避免低氧血症，在测定 SaO_2 或 PaO_2 前，吸入较高浓度氧。如吸氧后检测 SaO_2 为 100%，可降低吸入氧浓度，维持 SaO_2 为 94% 或稍高。循环恢复后短时间内，患者有外周血管收缩，测定脉搏 SaO_2 较困难，此时需要根据动脉血气调整吸入氧浓度。

2）通气：通气的目标是维持正常的通气[动脉血二氧化碳分压（alveolar partial pressure of carbon dioxide，$PaCO_2$)35～45 mmHg] 和氧合指标，$ETCO_2$ 维持于 30～40 mmHg。呼吸机参数应根据患者的血气分析、$ETCO_2$ 及是否存在心功能不全等因素进行设置和调节，避免出现过度通气。

（5）病因和诱因治疗

CA 的病因可分为两大类：心源性因素和非心源性因素疾病。复苏成功后，应尽快明确患者的诊断，除了心脏本身的原因，注意鉴别是否存在诱发 CA 的 5H 和 5T 可逆病因，其中 5H 指低血容量（hypovolemia)、缺氧（hypox-ia)、酸中毒（hydrogenion)、低钾血症/高钾血症（hypokale-mia/hyperkalemia)和低体温（hypothermia）；5T 指张力性气胸（tension pneumothorax)、心包填塞（tamponade cardi-ac)、中毒（toxins)、肺栓塞（thrombosis pulmonary)和冠脉血栓形成（thrombosis coronary)，并对 CA 的病因和诱因进行积极的治疗和处理。

第 4 章 内科常见急症

一、急性冠状动脉综合征

急性冠状动脉综合征（ACS）是指冠心病中急性发病的临床类型，包括 ST 段抬高型心肌梗死、非 ST 段抬高型心肌梗死和不稳定型心绞痛。ST 段抬高型 ACS 约占 1/4（包括小部分变异型心绞痛），后两者合称为非 ST 段抬高型 ACS，约占 3/4。它们主要涵盖了以往分类中的 Q 波性急性心肌梗死（AMI）、非 Q 波性 AMI 和不稳定型心绞痛。

随着冠状动脉造影的普及和冠状动脉介入治疗的广泛应用，心电图已从心肌梗死的定位诊断进展到梗死相关动脉分析。传统心电图曾以有无病理性 Q 波将 AMI 分"透壁性"和"非透壁性"心肌梗死。2000 年 ACC/ESC 提出"ST 段抬高型"与"非 ST 段抬高型"的早期分类，将 AMI 的分类从急性期提前到早期，有助于指导治疗。前者多为纤维蛋白和红细胞构成的"红血栓"，后者血栓为以血小板为主要成分的"白血栓"。STEMI 的梗死相关血管常呈"完全闭塞"，心肌损伤重、梗死面积大，早期有效的再灌注治疗可明显缩小梗死面积，改善预后。NSTEMI 的梗死相关血管多为"不完全闭塞"，对心功能影响相对较小。

（一）不稳定型心绞痛和非 ST 段抬高心肌梗死（UA/NSTEMI）

【诊断要点】

1.UA 的临床表现

（1）静息或夜间发生心绞痛，并且持续时间通常在 20min 以上。

（2）1～2 个月内新发心绞痛，且程度严重。

（3）既往有心绞痛病史，近 1 个月内心绞痛恶化加重，发作次数频繁、时间延长和疼痛放射到新的部位。发作时可有出汗、皮肤苍白、湿冷、恶心、呕吐、心动过速、呼吸困难。

目前认为 UA 和 NSTEMI 关系密切，病理生理和临床表现近似，只是严重程度不同。两者的差别主要在于缺血程度是否引起心肌坏死。因此亦称之为非 ST 段抬高急性冠状动脉综合征（NSTEACS）。

NSTEMI 的临床表现与 UA 相似，但是比 UA 更严重，持续时间更长。UA 可发展为 NSTEMI 或 ST 段抬高的心肌梗死。

2. 体征 大部分 UA/NSTEMI 可无明显体征。高危患者心肌缺血引起的心功能不全可有新出现的肺部啰音或原有啰音增加，出现第 3 心音（S_3）、心动过缓或心动过速，以及新出现二尖瓣关闭不全等体征。

3. 心电图表现 静息心电图是诊断 UA/NSTEMI 的最重要的方法。心电图应在患者到达 10min 内完成。初始心电图未能诊断者，应每隔 15～30 分钟再做，必要时加做 V_7～V_9 导联。ST-T 动态变化是 UA/NSTEMI 最可靠的心电图表现，UA 发作时心电图可出现 2 个或更多的相邻导联 ST 段下移≥0.1 mV 和对称性 T 波倒置。静息状态下症状发作时记录到一过性 ST 段改变,症状缓解后 ST 段缺血改变改善,或者发作时倒置 T 波呈伪性改变(假性正常化),发作后恢复原倒置状态更具有诊断价值,提示急性心肌缺血。发作时心电图显示胸前导联对称的T 波深倒置并呈动态改变,多提示前降支严重狭窄。心肌缺血发作时偶有一过性束支阻滞。变异型心绞痛 ST 段常呈一过性抬高。心电图正常并不能排除 ACS 的可能性。胸痛明显发作时心电图完全正常,应该考虑到非心源性胸痛。NSTEMI 的心电图 ST 段压低和 T 波倒置比UA 更明显和持久,持续 12h 以上,并有系列演变过程,如T 波倒置逐渐加深,再逐渐变浅,部分 R 波电压还会进行性降低或 $V_1 \sim V_5$ 导联递增不良。两者鉴别除了心电图外,还要根据胸痛症状及是否检测到心肌损伤标志物。

4. 实验室检查 心肌损伤标志物可以帮助诊断 NSTE-MI;UA 时,心肌标志物一般无异常增高。血清肌钙蛋白增高是诊断 NSTEMI 的金指标。对于所有疑似 ACS 的患者,症状发生时和 3~6h 后,行心肌肌钙蛋白检测。ACS 时常规采用的心肌损伤标志物及其检测时间见表 4-1。

表 4-1　心肌损伤标志物及其检测时间

检测时间	肌红蛋白	肌钙蛋白		CK-MB
		cTnT	cTnI	
开始升高时间(h)	1~2	2~4	2~4	4
峰值时间(h)	4~8	10~24	10~24	18~24
持续时间(d)	0.5~1.0	7~10	7~14	3~4

cTnT. 心脏肌钙蛋白 T;cTnI. 心脏肌钙蛋白 I;CK-MB. 肌酸激酶同工酶

尽管 cTnT 和 cTnI 诊断心肌损伤有很高的特异性,但是在做出 NSTEMI 诊断时,还是应当结合临床实际、体征及心电图变化一并考虑。如果症状或心电图有中高风险 ACS,但肌钙蛋白测定结果为阴性,6h 后再测定肌钙蛋白。检测高敏肌钙蛋白 T(hs-cTnT)可以在 1h 内有效排除 AMI。

肌红蛋白既存在于心肌中,也存在于骨骼肌中。它的分子量较小,从损伤心肌中释放的速度快于 CK-MB 或肌钙蛋白,在心肌坏死后 2h 即可从血液中检出,但其增高持续时间短(<24h)和缺乏心脏特异性。胸痛发作 4~8h 内只有肌红蛋白增高而心电图无特异性改变时,不能确诊为急性心肌梗死(AMI)。但是,由于肌红蛋白敏感性高,症状发作后 4~8h 内的阴性结果有助于排除心肌梗死。

心肌损伤标志物的比较:肌钙蛋白能发现少量心肌坏死的患者,诊断敏感性高,对于预后的评估比其他方法价值大。CK-MB 特异性和敏感性不如肌钙蛋白,但仍是发现较大范围心肌坏死的有用的标志物。CK-MB 正常不能除外微灶心肌损害。

根据典型的心绞痛症状、缺血性心电图改变(新发或一过性 ST 段压低≥ 0.1mV,或 T 波倒置≥ 0.2mV)及心肌损伤标志物(cTnT、cTnI)测定,可以做出 UA/NSTEMI 诊断。诊断未明确的不典型患者而病情稳定者,可以行负荷心电图,或负荷超声心动图、核素心肌灌注显像、冠状动脉造影等检查。冠状动脉造影仍是诊断冠心病的金指标,可以直接显示冠状动脉狭窄程度,对决定治疗策略有重要意义。在此基础上,血管内超声(IVUS)和光学相干断层成像(OCT)可提供精确细致的冠脉病变信息。

【急救处理】　UA 或 NSTEMI 的治疗目标是保持冠脉血流、稳定斑块、治疗残余心肌缺血、进行长期的二级预防。溶栓治疗不宜用于 UA 或 NSTEMI。

1. 一般治疗　患者应住院治疗,卧床休息至少 12～24h,给予持续心电监护。病情稳定或血供重建后症状控制,应鼓励早期活动。下肢做被动运动可防止静脉血栓形成。活动量的增加应循序渐进。应对患者进行必要的解释和鼓励,使其积极配合治疗,解除焦虑和紧张,可以应用镇静药和抗焦虑药物(常用苯二氮䓬类),使患者得到充分休息,减轻心脏负担。保持大便通畅,如便秘可给予缓泻药。有明确低氧血症(动脉血氧饱和度低于 0.9)或左心室功能衰竭时需补充氧气。饮食应以易消化的流食、半流食为主,少量多餐,钠盐和液体的摄入量应根据汗量、尿量、呕吐量及有无心力衰竭做适当调节。

2. 抗栓治疗

(1)抗血小板治疗

①环氧化酶抑制药:阿司匹林可降低 ACS 患者的短期和长期死亡率。若无禁忌证,ACS 患者应接受阿司匹林治疗,起始负荷剂量为 100～300mg,以后改用小剂量的维持治疗。除非对阿司匹林过敏或有其他禁忌证外,主张长期服用小剂量 75～100mg/d。对有胃肠道出血或消化道溃疡病史者联合应用质子泵抑制药。

②二磷腺苷(ADP)受体拮抗药:氯吡格雷能拮抗血小板 ADP 受体,从而抑制血小板聚集,可用于对阿司匹林不能耐受患者的长期口服治疗。氯吡格雷起始负荷剂量为 300mg,以后 75mg/d 维持。对于非 ST 段抬高型 ACS 患者不论是否行介入治疗,阿司匹林加氯吡格雷均为常规治

疗,应联合应用 12 个月,对于置入药物支架的患者这种联合治疗时间应更长。

替格瑞洛(Ticagrelor)是新型 ADP P2Y12 受体拮抗药,与氯吡格雷相比,具有抗血小板聚集作用更强、起效快、作用更持久的特点。对所有中、高危缺血事件者(无论初始治疗策略如何,以及是否接受了氯吡格雷预处理),推荐替格瑞洛(倍林达)(负荷剂量 180mg,维持剂量 90mg,2/d)。

替格瑞洛可作为氯吡格雷的替代用药,在 PCI 前与阿司匹林合用,在 PCI 后给予维持剂量治疗 12 个月。有颅内出血病史、活动性出血、严重肝损害者禁用。

③血小板膜糖蛋白Ⅱb/Ⅲa(GPⅡb/Ⅲa)受体拮抗药:阿昔单抗能有效地与血小板表面的 GPⅡb/Ⅲa 受体结合,从而抑制血小板的聚集;一般使用方法是先静脉注射冲击量(bolus)0.25mg/kg,然后 $10\mu g/(kg \cdot h)$ 静脉滴注 12～24h,PCI 术前 6h 内开始应用该类药物疗效更好。合成的该类药物还包括替罗非班(Tirofiban)和依替巴肽(Eptifibatide)。替罗非班用法为 ACS 非手术治疗:负荷量 $0.4\mu g/(kg \cdot min)$,30min;维持量 $0.1\mu g/(kg \cdot min)$,48～108h;ACS 介入治疗:负荷量 $10\mu g/(kg \cdot min)$,静推 >3min;维持量 $0.15\mu g/(kg \cdot min)$,静脉泵入 24～36h。肌酐清除率 <30ml/min 者减半。依替巴肽用法:诊断后及早快速静脉推注 $180\mu g/kg$,继之持续静脉输注 $2.0\mu g/(kg \cdot min)$,直至出院或 PCI 术后 18～24h,治疗总时程可达 72～96h。

目前各种指南均建议 GPⅡb/Ⅲa 受体拮抗药可应用于接受 PCI 的 NSTE-ACS 患者和选用非手术治疗策略的

中高危 NSTE-ACS 的患者。在 PCI 治疗中不推荐造影前常规使用 GPⅡb/Ⅲa 受体拮抗药。阿昔单抗仅用于 24h 内计划行 PCI 的患者，否则依替巴肽或替罗非班是 GPⅡb/Ⅲa 受体拮抗药的首选。阿昔单抗不推荐用于不准备行 PCI 的患者。

(2)抗凝治疗：除非有禁忌证(如活动性出血或已应用链激酶或复合纤溶酶链激酶)，所有患者应在抗血小板治疗的基础上常规接受抗凝治疗。

①肝素和低分子肝素：肝素的推荐剂量是先给予 85U/kg 静脉注射，然后以 18U/(kg·h)的速度静脉滴注维持，治疗过程中须注意开始用药或调整剂量后 6h 测定部分激活凝血酶时间(APTT)，根据 APTT 调整肝素用量，使 APTT 控制在 50～70s。低分子肝素与普通肝素相比，具有更合理的抗Ⅹa 因子及Ⅱa 因子活性的作用，可以皮下应用，不需要实验室监测，低分子肝素较普通肝素有疗效肯定、使用方便的优点。使用低分子肝素的参考剂量：依诺肝素(Enoxaparin)40mg、那曲肝素(Fraxiparin 或 Nadroparin)0.4ml 或达肝素(Dalteparin)5000～7500U，皮下注射，每 12 小时 1 次，通常在急性期用 5～6d。

②磺达肝癸钠：是选择性Ⅹa 因子间接抑制药。用于 NSTE-ACS 的抗凝治疗不仅能有效减少心血管事件，而且大大降低出血风险。因此，ESC 指南建议无论是药物治疗或介入治疗，抗凝治疗优先推荐使用磺达肝癸钠(2.5mg/d，皮下注射)；当没有磺达肝癸钠时，推荐给予依诺肝素(1mg/kg，2/d)；如果没有磺达肝癸钠或依诺肝素，则推荐给予普通肝素[活化部分凝血活酶时间(APTT)为 50～70s]或其他特定推荐剂量的 LWMH。而 AHA 指南

则建议采用保守策略的患者尤其出血风险增加时推荐使用磺达肝癸钠。

③直接抗凝血酶的药物:在接受介入治疗的 NSTEACS 人群中,用直接抗凝血酶药物比伐卢定较联合应用肝素/低分子肝素和 GP Ⅱ b/Ⅲ a 受体拮抗药的出血并发症少,安全性更好,临床效益相当。因此,在对拟行紧急或早期 PCI 治疗的患者,尤其出血风险高时,比伐卢定联合 GP Ⅱ b/Ⅲ a 受体拮抗药可替代普通肝素联合 GP Ⅱ b/Ⅲ a 受体拮抗药。比伐卢定的用法:先静脉推注 0.75mg/kg,再静脉滴注 1.75mg/(kg·h),不需监测 ACT,操作结束时停止使用。

3. 抗心肌缺血治疗

(1)硝酸酯类药物:硝酸甘油为短效硝酸酯类,对有持续性胸部不适、高血压、急性左心衰竭的患者,在最初 24~48h 的治疗中,静脉内应用有利于控制心肌缺血发作。先给予舌下含服 0.3~0.6mg,继以静脉滴注,开始 5~10μg/min,每 5~10 分钟增加 5~10μg,直至症状缓解或平均压降低 10% 但收缩压不低于 90mmHg。一般不宜超过 100μg/min。目前推荐静脉应用硝酸甘油的患者症状消失 24h 后,改用口服制剂或应用皮肤贴剂。药物耐受现象可能在持续静脉应用硝酸甘油 24~48h 内出现。由于在 NSTEMI 患者中未观察到硝酸酯类药物具有减少死亡率的临床益处,因此在长期治疗中此类药物应逐渐减至停用。

(2)镇痛药:如硝酸酯类药物不能使疼痛迅速缓解,应立即给予吗啡,10mg 稀释成 10ml,每次 2~3ml 静脉注射,必要时 5min 重复 1 次,总量不宜超过 15mg。吗啡的不良反应有恶心、呕吐、低血压和呼吸抑制。如出现呼吸抑制,应给予纳洛酮 0.4mg(最多 3 次)拮抗。

(3)β受体阻滞药:可用于无禁忌证(如心动过缓、心脏传导阻滞、低血压或哮喘)的 UA 和 NSTEMI 患者。可减少心肌缺血发作和心肌梗死的发展。β受体阻断药及早口服应用,急性期一般不静脉应用,除非患者有剧烈的缺血性胸痛或伴血压显著升高且其他处理未能缓解时。一般首选心脏选择性的药物,如阿替洛尔、美托洛尔和比索洛尔,口服应用从小剂量开始(相当于目标剂量 1/4),逐渐递增,使静息心率降至 55~60/min。静脉用药多选择美托洛尔,静脉推注每次 5mg,共 3 次,如果心率低于 60/min 或收缩压低于 100mmHg,则停止给药,静脉注射总量为 15mg。末次静脉给药后应以口服制剂维持。

(4)钙通道阻滞药:目前仅用于全量硝酸酯和 β受体阻滞药之后仍有持续性心肌缺血的患者或对 β受体阻滞药有禁忌的患者,应选用心率减慢型的非二氢吡啶类钙通道阻滞药。对心功能不全的患者,应用 β受体阻滞药后再加用钙通道阻滞药应特别谨慎。

(5)血管紧张素转换酶抑制药(ACEI)和血管紧张素受体拮抗药(ARB):如果不存在低血压(收缩压<100mmHg 或较基线下降 30mmHg 以上)或其他已知的禁忌证(如肾衰竭、双侧肾动脉狭窄和已知的过敏),对于伴有肺淤血或左心室 EF≤40%的 NSTE-ACS 患者应在第一个 24h 内给予口服 ACEI。不能耐受 ACEI 者可用 ARB 替代。

(6)调脂治疗:他汀类药物可以稳定斑块,改善内皮细胞功能,因此如无禁忌证,无论血基线 LDL-C 水平和饮食控制情况如何,均建议早期应用他汀类药物,使 LDL-C 水平降至＜70mg/dl。常用的他汀类药物有辛伐他汀 20～40mg/d,普伐他汀 10～40mg/d,氟伐他汀 40～80mg/d,阿托伐他汀 10～80mg/d 或瑞舒伐他汀 10～20mg/d。

4. 血供重建治疗　　目前由于技术进步、手术即刻成功率提高和并发症率降低,经皮冠状动脉介入治疗(PCI)在 UA/NSTEMI 患者的应用不断增加。依据对 NSTE-ACS 患者危险分层决定是否行早期介入治疗。早期介入性的策略分为急诊(＜2h)、早期(＜24h)及 72h 内。①急诊介入指征:伴有很高的缺血危险,包括顽固性心绞痛、伴有心力衰竭、威胁生命的室性心律失常及血流动力学不稳定;②早期介入指征:GRACE 评分＞140 分或至少有一个最基本的危险标准(心电图 ST-T 动态改变或肌钙蛋白有升高或降低的动态变化);③72h 介入指征:症状反复出现、至少有一个危险标准(包括心电图 ST-T 动态改变、肌钙蛋白有升高或降低的动态变化、糖尿病、肾功能不全、左心室功能降低、早期出现梗死后心绞痛、近期行 PCI、CABG 史及 GRACE 评分中、高分)。不推荐对于低危的患者行介入性诊断和治疗。

(二)急性 ST 段抬高心肌梗死(STEMI)

【诊断要点】

1. 典型的缺血性胸痛　　STEMI 引起的胸痛通常位于胸骨后或左胸部,可向左上臂、下颌、颈、背、肩部或左前臂尺侧放射;胸痛持续＞10～20min,呈剧烈的压榨性疼痛或压迫感、烧灼感,常伴有恶心、呕吐、大汗、呼吸困难、有恐惧濒死感等;含硝酸甘油不能完全缓解。

一些患者疼痛的性质及部位不典型,如位于上腹部,常被误认为胃溃疡穿孔或急性胰腺炎等急腹症;位于下颌或颈部,常被误认为牙病或骨关节病。部分患者无疼痛,多为糖尿病患者或老年人,一开始即表现为休克或急性心力衰竭;少数患者在整个病程中都无疼痛或其他症状。

2. **体征** AMI 时心脏体征大多无特征性:心脏可有轻至中度增大;心率增快或减慢;心尖区第一心音减弱,可出现第三或第四心音奔马律。前壁心肌梗死的早期,可能在心尖区和胸骨左缘之间扪及迟缓的收缩期膨出,是由心室壁反常运动所致。二尖瓣乳头肌功能失调者,心尖区可出现粗糙的收缩期杂音;心室间隔穿孔者,胸骨左下缘出现响亮的收缩期杂音,常伴有震颤。右心室梗死较重者可出现颈静脉怒张,深吸气时更为明显。除发病早期可出现血压一过性增高外,几乎所有患者在病程中都会有血压降低,且不会恢复到起病前水平。

观察患者生命体征,特别是有无皮肤湿冷、面色苍白、烦躁不安、颈静脉怒张。听诊有无肺部啰音、心律不齐、心脏杂音和奔马律,建议采用 Killip 评估心功能,见表 4-2。

表 4-2 Killip 心功能分级法

分级	症状与体征
Ⅰ 级	无明显的心力衰竭
Ⅱ 级	有左心衰竭,肺部啰音<50%肺野,奔马律,窦性心动过速或其他心律失常,静脉压升高,有肺淤血的 X 线表现
Ⅲ 级	肺部啰音>50%肺野,可出现急性肺水肿
Ⅳ 级	心源性休克,有不同阶段程度的血流动力学障碍

3. **心电图** 对胸痛患者一定要做 ECG 检查,如心电图正常而胸痛持续不缓解应每隔 15min 重复 1 次。STEMI 发生严重心律失常的概率高,要进行持续心电监测。

STEMI 的心电图表现为损伤性 ST 段抬高呈弓背向上型[指相邻两个导联新发生的 ST 段抬高,J 点抬高的界限值:在 $V_2 \sim V_3$ 导联≥0.2mV(男性),≥0.15mV(女性),或其他导联≥0.1mV],病理性 Q 波、缺血性 T 波改变。其动态演变为心肌梗死最初几分钟后 T 波高尖,随后出现 ST 段抬高。数小时后 T 波倒置,R 波振幅降低,Q 波形成。数天后 ST 段恢复正常。数周 T 波可能直立但 Q 波一般不消失。

心电图的变化通常限于面向梗死的导联,在 STEMI 的超急性期和早期多不能显示心肌梗死的典型心电图变化,往往只有 ST-T 改变,其中 ST 段抬高是 AMI 的最早期心电图表现之一,ST 段抬高特性和规律性演变过程是诊断 STEMI 的重要标准。

标准 12 导联心电图的系列观察(必要时 18 导联),仍然是临床上对 STEMI 检出和定位的有用方法(表 4-3)。

表 4-3 STEMI 心电图定位诊断

梗死部位	特征性(ST 段)变化的导联
前间壁	V_1、V_2、V_3
前壁	V_3、V_4、V_5
前侧壁	V_4、V_5、V_6、Ⅰ、aVL
广泛前壁	V_1、V_2、V_3、V_4、V_5、Ⅰ、aVL
下壁	Ⅱ、Ⅲ、aVF
高侧壁	Ⅰ、aVL
正后壁	V_7、V_8、V_9
右室	V_{3R}、V_{4R}、V_{5R}

左束支传导阻滞患者发生心肌梗死时，心电图诊断困难，需结合临床情况仔细判断。

STEMI 发生数小时所做的冠状动脉造影显示，90%以上的 MI 相关动脉发生完全闭塞。左冠状动脉前降支闭塞最多见，可引起左心室前壁、心尖部、下侧壁、前间隔和前内乳头肌梗死；左冠状动脉回旋支闭塞可引起左心室高侧壁、膈面及左心房梗死，并可累及房室结；右冠状动脉闭塞可引起左心室膈面、后间隔及右心室梗死，并可累及窦房结和房室结。右心室及左、右心房梗死较少见。左冠状动脉主干闭塞则引起左心室广泛梗死。

4. 心脏标志物测定　主要指血清生化标志物。敏感的心脏标志物测定可发现无心电图改变的小灶性梗死。cTnT 在健康人血清浓度＜0.03ng/ml，肌钙蛋白是诊断心肌坏死最特异和敏感的首选标志物，AMI 症状发生后 2～4h 开始升高，2～5d 达到峰值，并可持续 7～14d。肌钙蛋白超过正常上限结合心肌缺血证据即可诊断 AMI。cTnI 也是对心肌损伤坏死具有高度特异性的血清学指标，AMI 后 4～6h 或更早即可增高，24h 后达到峰值，约 1周后降至正常。肌酸激酶同工酶（CK-MB）对判断心肌坏死的临床特异性较高，AMI 时其测值超过正常上限并有动态变化。由于首次 STEMI 后肌钙蛋白将持续升高一段时间（7～14d），CK-MB 适于诊断再发心肌梗死。连续测定 CK-MB 还可判定溶栓治疗后梗死相关动脉开通，此时 CK-MB 峰值前移（14h 以内）。由于磷酸肌酸激酶（CK）广泛分布于骨骼肌，缺乏特异性，因此不再推荐用于诊断 AMI。天门冬氨酸氨基转移酶、乳酸脱氢酶和乳酸脱氢酶同工酶对诊断 AMI 特异性差，也不再推荐用于诊断 AMI。肌红蛋白测定有助于早期诊断,但特异性较差。

必须指出,不应该因等待血清心脏生化标志物测定结果,而延迟 PCI 和溶栓治疗。

【诊断和鉴别诊断】 WHO 的 AMI 诊断标准依据典型的临床表现、特征性的心电图改变、血清心肌坏死标志物水平动态改变。3 项中具备 2 项特别是后 2 项即可确诊,一般并不困难。无症状的患者,诊断较困难。凡年老患者突然发生休克、严重心律失常、心力衰竭、上腹胀痛或呕吐等表现而原因未明者,或原有高血压而血压突然降低且无原因可寻者,都应想到 AMI 的可能。此外有较重而持续较久的胸闷或胸痛者,即使心电图无特征性改变,也应考虑本病的可能,并在短期内反复进行心电图观察和血清肌钙蛋白或心肌酶等测定,以确定诊断。存在左束支传导阻滞图形时,MI 的心电图诊断较困难,因它与 STEMI 的心电图变化相类似,此时与 QRS 波同向的 ST 段抬高和至少 2 个胸导联 ST 段抬高>5mm,强烈提示 MI。一般来说,有疑似症状并新出现的左束支传导阻滞应按 STEMI 来治疗。无病理性 Q 波的心内膜下 MI 和小的透壁性或非透壁性或微型 MI,血清肌钙蛋白和心肌酶测定的诊断价值更大。

STEMI 应与主动脉夹层、心包炎、急性肺动脉栓塞、气胸和消化道疾病等引起的胸痛相鉴别。向背部放射的严重撕裂样疼痛伴有呼吸困难或晕厥,但无 STEMI 心电图变化者,应警惕主动脉夹层。后者也可延伸至心包,导致心脏压塞或冠状动脉开口撕裂。急性肺栓塞常表现为突发呼吸困难,可伴胸痛、咯血及严重低氧血症,心电图、D-二聚体检测及螺旋 CT 有助于鉴别。急性心包炎表现胸膜刺激性疼痛,向肩部放射,前倾坐位时减轻,可闻及心包摩擦音,心电图表现除 aVR 导联外的其余导联 ST 段呈弓背向下型抬高,无镜像改变。气胸可以表现为急性呼吸困难、胸痛和患侧呼吸音减弱。消化性溃疡可有剑突下或上腹部疼痛,有时向后背放射,可伴晕厥、呕血或黑粪。急性胆囊炎可有类似 STEMI 症状,但有右上腹触痛。

【急救处理】

1. 一般治疗　参见前文"UA/NSTEMI"段。

2. 溶栓治疗　溶栓治疗具有快速、简便、易操作的特点,在发病 3h 内行溶栓治疗,梗死相关血管的开通率增高,病死率明显降低,其临床疗效与直接 PCI 相当。发病 3~12h 内行溶栓治疗,其疗效不如直接 PCI,但仍能获益。发病 12~24h 内,如果仍有持续或间断的缺血症状和持续 ST 段抬高,溶栓治疗仍然有效。溶栓的生存获益可维持长达 5 年。左束支传导阻滞、大面积梗死(前壁心肌梗死、下壁心肌梗死合并右心室梗死)患者,溶栓获益最大。

STEMI 发生后,血管开通时间越早,则挽救的心肌越多。为此,应创造条件在基层卫生单位或救护车上进行院前溶栓。

(1)适应证:①发病 12h 以内到不具备急诊 PCI 治疗条件的医院就诊、不能迅速转运、无溶栓禁忌证的 STEMI 患者均应进行溶栓治疗;②患者就诊早(发病≤3h)而不能及时进行介入治疗者,或虽具备急诊 PCI 治疗条件,但就诊至球囊扩张时间与就诊至溶栓开始时间相差>60min,且就诊至球囊扩张时间>90min 者应优先考虑溶栓治疗;③对再梗死患者,如果不能立即(症状发作后

60min 内)进行冠状动脉造影和 PCI,可给予溶栓治疗;④对发病 12～24h 仍有进行性缺血性疼痛和至少 2 个胸导联或肢体导联 ST 段抬高＞0.1mV 的患者,若无急诊 PCI条件,在经过选择的患者也可溶栓治疗。STEMI 患者症状发生超过 12h,症状已缓解或消失,不应采取溶栓治疗。

(2)禁忌证:①近期(14d 内)有活动性出血(胃肠道溃疡出血、咯血、痔疮出血等),做过外科手术或活体组织检查,心肺复苏术后(体外心脏按压、心内注射、气管插管),不能实施压迫的血管穿刺,以及外伤史者;②高血压患者血压＞180/110mmHg,或不能排除主动脉夹层分离者;③有出血性脑血管意外史,或 6 个月内有缺血性脑血管意外(包括 TIA)史者;④对扩容和升压药无反应的休克;⑤妊娠、感染性心内膜炎、二尖瓣病变合并心房颤动且高度怀疑左心房内有血栓者;⑥糖尿病合并视网膜病变者;⑦出血性疾病或有出血倾向者,严重的肝肾功能障碍及进展性疾病(如恶性肿瘤)者。由于中国人群的出血性卒中发病率高,因此年龄≥75 岁患者应首选 PCI,选择溶栓治疗时应慎重,酌情减少溶栓药物剂量。

(3)治疗步骤:①溶栓前检查血常规、血小板计数、出凝血时间、APTT 及血型,配血备用;②即刻口服阿司匹林300mg,以后 100mg/d,长期服用;③进行溶栓治疗。

(4)溶栓药物:①非特异性纤溶酶原激活药,对血栓部位或体循环中纤溶系统均有作用,常导致全身性纤溶活性增高,常用的有尿激酶(UK 或 rUK);②特异性纤溶酶原激活药(建议优先采用),可选择性激活血栓中与纤维蛋白结合的纤溶酶原,对全身纤溶活性影响较小,无抗原性。其半衰期短,需要同时使用肝素。最常用的为人重组组织型纤溶酶原激活药(rtPA)阿替普酶(Alteplase)。其他特异性纤溶酶原激活药已用于临床的有瑞替普酶(Reteplase)、兰托普酶(Lanetoplase)和替奈普酶(Tenecteplase,TNK-PA)等,均需要联合肝素(48h),以防止再闭塞。

(5)给药方案:STEMI 确诊后应当尽早用药(就诊至溶栓开始时间<30min),同时规范用药方法和剂量,以获得最佳疗效:①尿激酶 150 万 U 溶于 100ml 生理盐水,30min 内静脉滴入;②重组人尿激酶原:20mg 溶于 10ml 生理盐水,3min 内静脉推注,继以 30mg 溶于 90ml 生理盐水,30min 内静脉滴完;③阿替普酶:首先静脉推注 15mg,随后 0.75mg/kg 在 30min 内持续静脉滴注(最大剂量不超过 50mg),继之 0.5mg/kg 于 60min 持续静脉滴注(最大剂量不超过 35mg);④瑞替普酶:10U 溶于 5～10ml 注射用水,2min 以上静脉推注,30min 后重复上述剂量;⑤替奈普酶:一般为 30～50mg 溶于 10ml 生理盐水静脉推注,根据体重调整剂量:体重<60kg,剂量为 30mg;体重每增加 10kg,剂量增加 5mg,最大剂量为 50mg。

(6)溶栓治疗期间的辅助抗凝治疗:尿激酶为非选择性的溶栓药,溶栓有效的患者,溶栓结束后 12h 皮下注射普通肝素 7500U 或低分子肝素,共 3～5d。对于溶栓治疗失败者,辅助抗凝治疗则无明显临床益处。对于阿替普酶、瑞替普酶和替奈普酶等选择性的溶栓药,血管再通后仍有再次血栓形成的可能,因此在溶栓治疗前后均应给予充分的肝素治疗。溶栓前先给予 5000U 肝素冲击量,然后以 1000U/h 的肝素持续静脉滴注 24～48h,以出血时间延长 2 倍为基准,调整肝素用量。亦可选择低分子量肝素替代普通肝素治疗,其临床疗效相同,如依诺肝素,首先静脉推注 30mg,然后以 1mg/kg 的剂量皮下注射,每 12 小时 1 次,用 3～5d 为宜。

(7)溶栓再通的判断指标

①直接指征:冠状动脉造影检查观察血管再通情况,冠状动脉造影所示血流情况通常采用 TIMI(thrombolysis in myocardial infarction)分级:根据 TIMI 分级达到 2 级、3 级者表明血管再通,但 2 级者通而不畅,TIMI3 级为完全性再通,溶栓失败则梗死相关血管持续闭塞(TIMI 0～1 级)。

②间接指征:60～90min 内抬高的 ST 段至少回落 50%;cTnT 峰值提前至发病 12h 内,CK-MB 酶峰值提前到 14h 内出现;2h 内胸痛症状明显缓解;治疗后的 2～3h 内出现再灌注心律失常,如加速性室性自主心律、房室传导阻滞或束支传导阻滞突然改善或消失,或下壁 MI 患者出现一过性窦性心动过缓、窦房传导阻滞伴或不伴低血压。上述 4 项中,心电图变化和心肌损伤标志物峰值前移最重要。

(8)出血并发症及其处理:溶栓治疗的主要风险是出血,尤其是颅内出血(0.9%～1.0%)。65%～77%颅内出血发生在溶栓治疗 24h 内。表现为意识状态突然改变、单或多部位神经系统定位体征、昏迷、头痛、恶心、呕吐和抽搐发作,高血压急症,部分病例可迅速死亡。高龄、低体重、女性、既往脑血管疾病史、入院时收缩压和舒张压升高是颅内出血的明显预测因子。一旦发生,应当采取积极措施:①立即停止溶栓、抗血小板和抗凝治疗。②影像学检查(急诊 CT 或磁共振)排除颅内出血。③测定血细胞比容、血红蛋白、凝血酶原、活化部分凝血活酶时间、血小板计数和纤维蛋白原、D-二聚体,并化验血型及交叉配血。④降低颅内压,包括适当控制血压、抬高床头 30°、静脉滴注甘露醇,气管插管和辅助通气,必要时外科脑室造口术、颅骨切除术及抽吸血肿等。⑤必要时使用逆转溶栓、抗血小板和抗凝的药物,24h 内每 6 小时给予新鲜冰冻血浆 2U;4h 内使用过普通肝素的患者,推荐用鱼精蛋白中和(1mg 鱼精蛋白中和 100U 普通肝素);如果出血时间异常,可输入 6～8U 血小板。⑥适当控制血压。

3. PCI 治疗　直接 PCI(primary PCI)是指 AMI 患者未经溶栓治疗直接进行冠状动脉血管成形术,其中支架置入术的效果优于单纯球囊扩张术。目前直接 PCI 已被公认为首选的最安全有效的恢复心肌再灌注的治疗手段,梗死相关血管的开通率高于药物溶栓治疗,尤其对就诊时发病已超过 3h 或对溶栓治疗有禁忌证的患者。直接 PCI 的指征还包括:① 能及时进行(就诊至球囊扩张时间＜90min),症状发病＜12h(包括正后壁心肌梗死)或伴有新出现或可能新出现完全性左束支传导阻滞(LBBB)者;急诊 PCI 应当由有经验的医师(每年至少独立完成 50 例 PCI),并在具备条件的导管室(每年至少完成 100 例 PCI)进行;②发病 36h 内出现休克,病变适合血管重建,并能在休克发生 18h 内完成者;③症状发作＜12h,伴有严重心功能不全和(或)肺水肿(Killip Ⅲ级)者;④常规支架置入;⑤发病 12～24h 内具备以下 1 个或多个条件时:a. 严重心力衰竭;b. 血流动力学或心电不稳定;c. 持续缺血的证据。发病＞12h、无症状、血流动力学和心电稳定的患者不宜行直接 PCI 治疗。

溶栓治疗失败者则应考虑做补救性 PCI(rescue

PCI),起病后 90min 内即能开始 PCI 者获益较大,否则应重复应用溶栓药,但重复给予溶栓药物增加严重出血并发症。直接 PCI 后,尤其是放置支架后,可应用 GpⅡb/Ⅲa 受体拮抗药辅助治疗,持续用 24～36h。无条件施行介入治疗的医院宜尽早迅速转运至有介入治疗能力的医疗机构。如测算转送后患者无法在 6h 内接受 PCI,则宜就地进行溶栓治疗或溶栓后转送。

4. 其他药物治疗

(1)双联抗血小板治疗:抗血小板治疗能减少 STEMI 患者的主要心血管事件(死亡、再发致死性或非致死性 MI 和卒中)的发生,因此除非有禁忌证,所有患者应给予本项治疗。AMI 抗血小板药物:阿司匹林所有无禁忌证患者立即口服水溶性阿司匹林或嚼服肠溶性阿司匹林 300mg。氯吡格雷用于阿司匹林禁忌者或与阿司匹林合用,口服负荷剂量。替格瑞洛作为氯吡格雷替代药与阿司匹林合用,口服负荷剂量。溶栓治疗和 PCI 术前给予负荷剂量的阿司匹林＋负荷剂量的氯吡格雷或替格瑞洛。其用法见前文"UA/NSTEMI"段。

(2)抗凝治疗:除非有禁忌证,所有 STEMI 患者无论是否采用溶栓治疗,都应在抗血小板治疗的基础上常规接受抗凝治疗。抗凝治疗能建立和维持梗死相关动脉的通畅,并能预防深静脉血栓形成、肺动脉栓塞及心室内血栓形成。对于接受溶栓或不行再灌注治疗的患者,磺达肝癸钠有利于降低死亡和再梗死,而不增加出血并发症,无严重肾功能不全的患者[血肌酐＜265μmol/L(3mg/dl)],初始静脉注射 2.5mg,随后每天皮下注射 1 次(2.5mg),最长 8d。不主张磺达肝癸钠单独用于 STEMI 直接 PCI 时,需联合普通肝素治疗,以减少导管内血栓形成发生。直接PCI尤其出血风险高时推荐应用比伐卢定,无论之前是否用肝素治疗,先静脉推注 0.75mg/kg,再静脉滴注1.75mg/(kg·h),不需监测 ACT,操作结束时停止使用。STEMI 急性期后,超声心动图提示心腔内有活动性血栓,需口服华法林 3~6 个月;合并心房颤动,不能耐受阿司匹林和氯吡格雷者,可长期服用华法林,维持 INR 2~3。若需在阿司匹林和氯吡格雷的基础上加用华法林时,需注意出血的风险,严密监测 INR,缩短监测间隔。其他抗凝治疗用法见前文"UA/NSTEMI"段。

(3)硝酸酯类药物:对于有持续性胸部不适、高血压、大面积前壁 MI、急性左心衰竭的患者,在最初 24~48h 的治疗中,静脉内应用硝酸甘油有利于控制心肌缺血发作。缩小梗死面积,降低短期甚至可能长期病死率。其用法见前文"UA/NSTEMI"段。有下壁 MI,可疑右心室梗死或明显低血压的患者(收缩压低于 90mmHg),尤其合并明显心动过缓或心动过速时,硝酸酯类药物能降低心室充盈压,引起血压降低和反射性心动过速,应慎用或不用。无并发症的 MI 低危患者不必常规给予硝酸甘油。

(4)镇痛药:选择用药和用法见前文"UA/NSTEMI"段。

(5)β受体阻断药:无禁忌证时,应于发病后 24h 内常规口服,以减少心肌耗氧量和改善缺血区的氧供需失衡,限制 MI 面积,减少复发性心肌缺血、再梗死、心室颤动及其他恶性心律失常,对降低急性期病死率有肯定的疗效。其用法见前文"UA/NSTEMI"段。

(6)ACEI 和 ARB:ACEI 主要通过影响心肌重构、减轻心室过度扩张而减少充血性心力衰竭的发生,降低病死率。对于合并 LVEF≤40% 或肺淤血,以及高血压、糖尿病和慢性肾病的 STEMI 患者,如无禁忌证,应该尽早并长期应用。给药时应从小剂量开始,逐渐增加至目标剂量。如患者不能耐受 ACEI,可考虑给予 ARB,不推荐常规联合应用 ACEI 和 ARB;对能耐受 ACEI 的患者,不推荐常规用 ARB 替代 ACEI。

(7)调脂治疗:见前文"UA/NSTEMI"段。

(8)钙通道阻断药:非二氢吡啶类钙通道阻断药维拉帕米或地尔硫革用于急性期,除了能控制室上性心律失常,对减少梗死范围或心血管事件并无益处。因此,不建议对 STEMI 患者常规应用非二氢吡啶类钙通道阻断药。但非二氢吡啶类钙通道阻断药可用于硝酸酯和 β 受体阻断药之后仍有持续性心肌缺血或心房颤动伴心室率过快的患者。血流动力学表现在 Killip Ⅱ 级以上的 MI 患者应避免应用非二氢吡啶类钙通道阻断药。不推荐使用短效二氢吡啶类钙通道阻断药。

5. 右心室梗死的处理 右心室梗死可导致低血压、休克,其处理原则不同于严重左心室功能障碍引起的心源性休克,因此对其及时识别颇为重要。下壁 STEMI 患者出现低血压、肺野清晰、颈静脉压升高临床三联征时,应怀疑右心室梗死。此三联征特异性高,但敏感性低。临床上,通常因血容量减低,而缺乏颈静脉充盈体征,主要表现为低血压。右胸前导联(尤为 V_{4R})ST 段抬高≥0.1mV 高度提示右心室梗死,因此所有下壁 STEMI 和休克患者均应记录右胸前导联。超声心动图检查可能有助于其诊断。$ST_{Ⅲ}↑/ST_{Ⅱ}↑>1$,并有典型右心衰竭的表现,对诊断下壁心肌梗死合并右心室梗死既简单又准确。

一旦右心室梗死合并低血压或休克,主要处理原则是维持右心室前负荷。应避免使用利尿药和血管扩张药(如阿片类、硝酸酯类和 ACEI/ARB)。积极经静脉扩容治疗对多数患者有效,此时最好进行血流动力学监测。若补液 1000～2000ml 血压仍不回升,应静脉滴注正性肌力药(如多巴胺)。合并房颤时,应迅速复律,以保证心房收缩,加强右心室的充盈。合并高度房室传导阻滞(AVB)时,应予以起搏。尽早施行直接 PCI,迅速改善血流动力学状态。如无条件行 PCI,可行溶栓治疗。

【并发症及处理】

1. 心律失常

(1)室性心律失常:STEMI 急性期持续性和(或)伴血流动力学不稳定的室性心律失常需要及时处理。心室颤动(室颤)或持续多形性室速应立即行非同步直流电除颤。单形性室速伴血流动力学不稳定或药物疗效不满意时,也应尽早采用同步直流电复律。有效的再灌注治疗、早期应用 β 受体阻滞药、纠正电解质紊乱,可降低 STEMI 患者 48h 内室颤发生率。除非是尖端扭转型室性心动过速,镁剂治疗并不能终止室性心动过速,也并不降低死亡率,因此不建议在 STEMI 患者中常规补充镁剂。对于室性心动过速经电复律后仍反复发作的患者建议静脉应用胺碘酮联合 β 受体阻滞药治疗。室性心律失常处理成功后不需长期应用抗心律失常药物,但长期口服 β 受体阻滞药将提高 STEMI 患者远期生存率。对无症状的室性期前收缩、非持续性室速(持续时间＜30s)和加速性室性自主心律不需要预防性使用抗心律失常药物。

(2)心房颤动:STEMI 时心房颤动发生率为 10%～20%,可诱发或加重心力衰竭,应尽快控制心室率或恢复窦性心律。但禁用ⅠC类抗心律失常药物转复心房颤动。心房颤动的转复和心室率控制过程中应充分重视抗凝治疗。

(3)房室传导阻滞:STEMI 患者 AVB 发生率约为7%,持续束支阻滞发生率为 5.3%。下壁心肌梗死引起的 AVB 通常为一过性,其逸搏位点较高,呈现窄 QRS 波逸搏心律,心室率的频率往往＞40/min。前壁心肌梗死引起 AVB 通常与广泛心肌坏死有关,其逸搏位点较低,心电图上呈现较宽的 QRS 波群,逸搏频率低且不稳定。STEMI 急性期发生影响血流动力学的 AVB 时应立即行临时起搏术。STEMI 急性期后,永久性起搏器置入指征:发生希氏-浦肯野纤维系统交替束支传导阻滞的持续二度AVB,或希氏-浦肯野纤维系统内或之下发生的三度AVB;一过性房室结下二度或三度 AVB 患者,合并相关的束支阻滞,如果阻滞部位不明确,应行电生理检查;持续性、症状性二度或三度 AVB 患者;没有症状的房室结水平的持续二度或三度 AVB 患者。下列情况不推荐起搏器治疗:无室内传导异常的一过性 AVB;仅左前分支阻滞的一过性 AVB;无 AVB 的新发束支传导阻滞或分支传导阻滞;合并束支传导阻滞或分支传导阻滞的无症状持续一度 AVB。

2.**心力衰竭** 患者有不同程度的呼吸困难、窦性心动过速、第三心音、肺底部或全肺野湿啰音及末梢灌注不良表现。

心力衰竭的一般处理包括吸氧、连续监测氧饱和度及定时血气测定、心电监护,摄胸片评估肺淤血情况,超声心电图检查可了解心肌损害范围及存在的机械并发症(二尖瓣反流或室间隔穿孔)。

(1)轻度心力衰竭(Killip Ⅱ级):缓慢静脉注射呋塞米20～40mg,必要时 1～4h 重复 1 次。合并肾衰竭或长期应用利尿药者,可能需要较大剂量。无禁忌证可静脉应用硝酸酯,但应注意避免低血压发生。无低血压、低血容量或明显肾衰竭,应在 24h 内开始应用 ACEI 或 ARB 类药物。

(2)严重心力衰竭(Killip Ⅲ级)或急性肺水肿:尽早使用机械通气治疗,用适量利尿药。无低血压患者均应静脉滴注硝酸酯类药物,如硝酸甘油初始剂量 $0.25\mu g/(kg \cdot min)$,每 5 分钟增加 1 次剂量,并根据收缩压调整剂量。肺水肿合并高血压首选硝普钠,先从小剂量($10\mu g/min$)开始,并根据血压逐渐增加至合适剂量。血压明显降低时,静脉滴注多巴胺[$5～15\mu g/(kg \cdot min)$]和(或)多巴酚丁胺。肾灌注不良时,可使用小剂量多巴胺[$<3\mu g/(kg \cdot min)$],考虑早期血供重建治疗。

STEMI 发病 24h 内不主张用洋地黄制剂,以免增加室性心律失常危险。合并快速房颤时可选用胺碘酮治疗。

3. 心源性休克 通常由大面积心肌梗死(坏死心肌占左心室心肌 35％～40％或以上)、合并右心室梗死或严重机械并发症所致。在排除其他原因引起的低血压(如低血容量、血管迷走反应、电解质紊乱、药物不良反应、心脏压塞、心律失常等)和升主动脉夹层伴主动脉关闭不全后,临床上肺淤血和低血压同时存在时,方可诊断为心源性休克。主要表现:①持续低血压,收缩压<90mmHg,或平均动脉压较基础值下降≥30mmHg;②组织低灌注状态,如

四肢湿冷、苍白或发绀；心动过速＞110/min；尿量减少＜20ml/h；低氧血症、代谢性酸中毒和(或)精神状态改变。血流动力学特征 PCWP≥18mmHg，右心室舒张末压＞10mmHg，CI 明显降低[无循环支持时＜1.8L/(min·m²)，辅助循环支持时＜2.0～2.2L/(min·m²)]。血流动力学异常的严重程度与临床表现及近期预后直接相关。

心源性休克的处理原则：吸氧、根据血气做辅助通气、漂浮导管测定血流动力学、使用正性肌力药物。多巴胺＜3μg/(kg·min)可增加肾血流量。严重低血压时静脉滴注多巴胺的剂量 5～15μg/(kg·min)，必要时可同时静脉滴注正性肌力药物[如多巴酚丁胺 3～5μg/(kg·min)]，大剂量多巴胺无效时也可以静脉滴注去甲肾上腺素 2～8μg/min。

二、慢性稳定型心绞痛(CSA)

心绞痛是由于暂时性心肌缺血引起的以胸痛为主要特征的临床综合征，是冠状动脉粥样硬化性心脏病(冠心病)的最常见表现。通常见于冠状动脉至少 1 支主要分支管腔直径狭窄在 50％以上的患者，当体力或精神应激时，冠状动脉血流不能满足心肌代谢的需要，导致心肌缺血，而引起心绞痛发作，休息或含服硝酸甘油可缓解。

慢性稳定型心绞痛是指心绞痛发作的程度、频度、性质及诱发因素在数周内无显著变化的患者。

【诊断要点】

1. 病史与胸痛的特征

(1)部位：典型的心绞痛部位是在胸骨后或左前胸，范围常不局限，可以放射到颈部、咽部、颌部、上腹部、肩背部、左臂及左手指内侧,也可以放射至其他部位,心绞痛还可以发生在胸部以外如上腹部、咽部、颈部等。每次心绞痛发作部位往往是相似的。

(2)性质:常呈紧缩感、绞窄感、压迫感、烧灼感、胸憋、胸闷或有窒息感、沉重感,有的患者只述为胸部不适,主观感觉个体差异较大,但一般不会是针刺样疼痛,有的表现为乏力、气短。

(3)持续时间:呈阵发性发作,持续数分钟,一般不会超过 10min,也不会转瞬即逝或持续数小时。

(4)诱发因素及缓解方式:慢性稳定型心绞痛的发作与劳力或情绪激动有关,如走快路、爬坡时诱发,停下休息即可缓解,多发生在劳力当时而不是之后。舌下含服硝酸甘油可在 2~5min 迅速缓解症状。

在收集与胸痛相关的病史后,还应了解冠心病相关的危险因素,如吸烟、高脂血症、高血压、糖尿病、肥胖、早发冠心病家族史等。

2. 体格检查 稳定型心绞痛体检常无明显异常,心绞痛发作时可有心率增快、血压升高、焦虑、出汗,有时可闻及第4心音、第3心音或奔马律,或出现心尖部收缩期杂音,第2心音逆分裂,偶闻双肺底啰音。体检尚能发现其他相关情况,如心脏瓣膜病、心肌病等非冠状动脉粥样硬化性疾病,也可发现高血压、脂质代谢障碍所致的黄色瘤等危险因素,颈动脉杂音或周围血管病变有助于动脉粥样硬化的诊断。体检尚须注意肥胖(体重指数及腰围),以助了解有无代谢综合征。

3. 基本实验室检查

(1)了解冠心病危险因素:空腹血糖、血脂检查,包括

TC、HDL-C、LDL-C 及 TG。必要时查糖耐量试验。

(2)行尿常规、肝肾功能、电解质、肝炎相关抗原、人类免疫缺陷病毒(HIV)检查及梅毒血清试验,须在冠状动脉造影前进行。

(3)胸痛较明显患者,须查血心肌肌钙蛋白(cTnT 或 cTnI)、肌酸激酶(CK)及同工酶(CK-MB),以与急性冠状动脉综合征相鉴别。

4. 心电图检查

(1)所有胸痛患者均应行静息心电图检查。

(2)在胸痛发作时争取心电图检查,缓解后立即复查。

静息心电图正常不能除外冠心病心绞痛,但如果在疼痛发作时检出以 R 波为主的导联 ST 段压低,T 波平坦或倒置,发作过后数分钟内逐渐恢复,则支持心绞痛的诊断。心电图显示陈旧性心肌梗死时,则心绞痛可能性增加。静息心电图有 ST 段压低或 T 波倒置但胸痛发作时呈"假性正常化",也有利于冠心病心绞痛的诊断。24h 动态心电图表现如有与症状相一致 ST-T 变化,则对诊断有参考价值。

静息心电图 ST-T 改变要注意相关鉴别诊断。

静息心电图无明显异常者须进行心电图负荷试验。

5. 心电图运动试验

(1)适应证:适于静息心电图无改变者,对有心绞痛症状怀疑冠心病者可进行运动试验。

(2)运动试验禁忌证:急性心肌梗死、不稳定型心绞痛、未控制的严重心律失常或高度房室传导阻滞、心力衰竭、急性肺动脉栓塞或肺梗死、主动脉夹层、已知左冠状动脉主干狭窄、重度主动脉瓣狭窄、肥厚型梗阻性心肌病、严重高血压、活动性心肌炎、心包炎、电解质异常等等。

（3）采用 Bruce 方案：运动试验的阳性标准为运动中出现典型心绞痛，运动中或运动后出现 ST 段水平或下斜型下降≥1mm(J 点后 60～80ms)，或运动中出现血压下降者。

（4）须终止运动试验的情况：有下列情况一项者须终止运动试验。①出现明显症状（如胸痛、乏力、气短、跛行）；症状伴有意义的 ST 段变化。②ST 段明显压低（压低>2mm 为终止运动相对指征；≥4mm 为终止运动绝对指征）。③ST 段抬高≥1mm。④出现有意义的心律失常；收缩压持续降低>10mmHg(1mmHg＝0.133kPa)或血压明显升高（收缩压＞250mmHg 或舒张压＞115mmHg）。⑤已达目标心率者。

6.CT 造影 CT 造影为显示冠状动脉病变及形态的无创检查方法。有较高阴性预测价值，若 CT 冠状动脉造影未见狭窄病变，一般可不进行有创检查。但 CT 冠状动脉造影对狭窄病变及程度的判断仍有一定限度，特别当钙化存在时会显著影响狭窄程度的判断，而钙化在冠心病患者中相当普遍，因此仅能作为参考。

7. 冠状动脉造影术 有创性检查方法，对心绞痛或可疑心绞痛患者，冠状动脉造影可以明确诊断及血管病变情况并决定治疗策略。

8. 胸痛的鉴别诊断 食管胃疾病、胸壁疾病、肺栓塞、高血压、甲状腺功能亢进症等引起的胸痛。

【急救处理】

1. 改善预后的药物

（1）阿司匹林：只要没有用药禁忌证（如胃肠道活动性出血、阿司匹林过敏或不能耐受者）都应该服用。研究证实了慢性稳定型心绞痛患者服用阿司匹林可降低心肌梗死、脑卒中或心血管性死亡的风险。阿司匹林的最佳剂量范围为 75～150mg/d。

(2)氯吡格雷:主要用于冠脉支架植入以后及阿司匹林有禁忌证的患者。该药起效快,顿服 300mg 后 2h 即能达到有效血药浓度。常用维持剂量为 75mg/d,1 次口服。

(3)β 受体阻滞药:心肌梗死后稳定型心绞痛或心力衰竭患者使用。

β 受体阻滞药的使用剂量应个体化,从较小剂量开始,逐级增加剂量,以心率不低于 50/min 为宜。常用 β 受体阻滞药剂量见表 4-4。

表 4-4　常用 β 受体阻滞药

药品 名称	常用剂量 （mg）	服用 方法	选择性
普萘洛尔	10～20	2～3/d,口服	非选择性
美托洛尔	25～100	2/d,口服	β_1 选择性
美托洛尔缓释片	50～200	1/d,口服	β_1 选择性
阿替洛尔	25～50	2/d,口服	β_1 选择性
比索洛尔	5～10	1/d,口服	β_1 选择性
阿罗洛尔	5～10	2/d,口服	α,β 选择性

(4)他汀类药物:所有冠心病稳定型心绞痛患者接受他汀类药物治疗,LDL-C 的目标值应 < 1.8mmol/L(70mg/dl)。对于调脂治疗 3 个月后,难以使 LDL-C 降至目标值,则可考虑将 LDL-C 降低 50% 作为替代目标。临床上也有部分冠心病患者 LDL-C 基线值已在目标值内,这时可将其 LDL-C 从基线值降低 30% 左右。

在应用他汀类药物时,应严密监测转氨酶及肌酸激酶等生化指标,及时发现药物可能引起的肝损害和肌病。采用强化降脂治疗时,更应注意监测药物的安全性。

临床常用的他汀类药物剂量参见表 4-5。

表 4-5 临床常用他汀类药物

药品名称	常用剂量(mg)	服用方法
洛伐他汀	25~40	晚上 1 次,口服
辛伐他汀	20~40	晚上 1 次,口服
阿托伐他汀	10~20	1/d,口服
普伐他汀	20~40	晚上 1 次,口服
氟伐他汀	40~80	晚上 1 次,口服
瑞舒伐他汀	5~10	晚上 1 次,口服
血脂康	600	2/d,口服

(5)血管紧张素转化酶抑制药(ACEI):在稳定型心绞痛患者中,合并糖尿病、心力衰竭或左心室收缩功能不全、高血压、心肌梗死后左室功能不全患者使用 ACEI。所有冠心病患者均能从 ACEI 治疗中获益。

临床常用的 ACEI 剂量见表 4-6。

表 4-6 临床常用的 ACEI 剂量

药品名称	常用剂量(mg)	服用方法	分类
卡托普利	12.5~50	3/d,口服	巯基
依那普利	5~10	2/d,口服	羧基
培哚普利	4~8	1/d,口服	羧基
雷米普利	5~10	1/d,口服	羧基
贝那普利	10~20	1/d,口服	羧基
西那普利	2.5~5	1/d,口服	羧基
赖诺普利	10~20	1/d,口服	羧基
福辛普利	10~20	1/d,口服	磷酸基

2. 减轻症状、改善缺血的药物

(1)β受体阻滞药:β受体阻滞药能抑制心脏β肾上腺素能受体,从而减慢心率、减弱心肌收缩力、降低血压,以减少心肌耗氧量,可以减少心绞痛发作和增加运动耐量。用药后要求静息心率降至 55~60/min,严重心绞痛患者如无心动过缓症状,可降至 50/min。

只要无禁忌证,β受体阻滞药应作为稳定型心绞痛的初始治疗药物。β受体阻滞药能降低心肌梗死后稳定型心绞痛患者死亡和再梗死的风险。目前可用于治疗心绞痛的β受体阻滞药有很多种,当给予足够剂量时,均能有效预防心绞痛发作。更倾向于使用选择性β₁受体阻滞药,如美托洛尔、阿替洛尔及比索洛尔。当β受体阻滞药作为初始治疗不满意时,可联合使用长效二氢吡啶类钙拮抗药。

在有严重心动过缓和高度房室传导阻滞、窦房结功能紊乱、有明显的支气管痉挛或支气管哮喘的患者,禁用β受体阻滞药。外周血管疾病及严重抑郁是应用β受体阻滞药的相对禁忌证。慢性肺心病的患者可小心使用高度选择性β₁受体阻滞药。没有固定狭窄的冠状动脉痉挛造成的缺血,如变异型心绞痛,不宜使用β受体阻滞药,这时钙拮抗药是首选药物。

推荐使用无内在拟交感活性的β受体阻滞药。β受体阻滞药的使用剂量应个体化,从较小剂量开始,逐步增加至最大耐受剂量,选择的剂量及给药次数应能 24h 抗心肌缺血。常用药物剂量见表 4-4。

(2)硝酸酯类:硝酸酯类为内皮依赖性血管扩张药,能减少心肌需氧和改善心肌灌注,从而改善心绞痛症状。硝酸酯类药会反射性增加交感神经张力使心率加快。因此，常联合负性心率药物如β受体阻滞药或非二氢吡啶类钙拮抗药治疗慢性稳定型心绞痛。联合用药的抗心绞痛作用优于单独用药。

舌下含服或喷雾用硝酸甘油仅作为心绞痛发作时缓解症状用药，也可在运动前数分钟使用，以减少或避免心绞痛发作。长效硝酸酯制剂用于降低心绞痛发作的频率和程度，并可能增加运动耐量。长效硝酸酯类不适宜用于心绞痛急性发作的治疗，而适宜用于慢性长期治疗。每天用药时应注意给予足够的无药间期，以减少耐药性的发生。如劳力型心绞痛患者日间服药，夜间停药，皮肤敷贴片白天敷贴，晚上除去。

硝酸酯类药物的不良反应包括头痛、面色潮红、心率反射性加快和低血压，以上不良反应以给予短效硝酸甘油更明显。第1次含用硝酸甘油时，应注意可能发生直立性低血压。使用治疗勃起功能障碍药物西地那非者24h内不能应用硝酸甘油等硝酸酯类制剂，以避免引起低血压，甚至危及生命。对由严重主动脉瓣狭窄或肥厚型梗阻性心肌病引起的心绞痛，不宜用硝酸酯类制剂，因为硝酸酯类制剂降低心脏前负荷和减少左心室容量能进一步增加左心室流出道梗阻程度，而严重主动脉瓣狭窄患者应用硝酸酯类制剂也因前负荷的降低进一步减少心搏出量，有造成晕厥的危险。

临床常用硝酸酯类药物剂量见表4-7。

（3）钙通道阻滞药：临床研究显示，在缓解心绞痛症状方面，β受体阻滞药比钙通道阻滞药更有效；而在改善运动耐量和改善心肌缺血方面，β受体阻滞药和钙通道阻滞药相当。二氢吡啶类和非二氢吡啶类钙通道阻滞药同样有效,非二氢吡啶类钙通道阻滞药的负性肌力效应较强。

表 4-7　常用硝酸酯类药物剂量

药物名称	剂型	常用剂量(mg)	服用方法
硝酸甘油	舌下含服片	0.5~0.6	一般连用不超过 3 次,每次相隔 5min
	喷雾剂	0.4	15min 内不超过 1.2mg
	皮肤贴片	5	1/d,注意要定时揭去
二硝酸异山梨酯	普通片	10~30	3~4/d,口服
	缓释片或胶囊	20~40	1~2/d,口服
单硝酸异山梨酯	普通片	20	2/d,口服
	缓释片或胶囊	40~60	1/d,口服

钙通道阻滞药通过改善冠状动脉血流和减少心肌耗氧起缓解心绞痛作用,对变异型心绞痛或以冠状动脉痉挛为主的心绞痛,钙通道阻滞药是一线药物。地尔硫䓬和维拉帕米能减慢房室传导,常用于伴有心房颤动或心房扑动的心绞痛患者,这两种药不应用于已有严重心动过缓、高度房室传导阻滞和病态窦房结综合征的患者。

长效钙通道阻滞药能减少心绞痛的发作。对合并高血压的冠心病患者,氨氯地平每日早晨口服 1 次,降压作用维持 24h 安全有效。

外周水肿、便秘、心悸、面部潮红是所有钙通道阻滞药常见的不良反应,低血压也时有发生,其他不良反应还包括头痛、头晕、虚弱无力等。

当稳定型心绞痛合并心力衰竭必须应用长效钙通道阻滞药时,可选择氨氯地平或非洛地平。

β受体阻滞药和长效钙通道阻滞药联合用药比单用一种药物更有效。此外,两药联用时,β受体阻滞药还可减轻二氢吡啶类钙通道阻滞药引起的反射性心动过速不良反应。非二氢吡啶类钙通道阻滞药地尔硫䓬或维拉帕米可作为对β受体阻滞药有禁忌患者的替代治疗。但非二氢吡啶类钙拮抗药和β受体阻滞药的联合用药能使传导阻滞和心肌收缩力的减弱更明显,要特别警惕。老年人、已有心动过缓或左心室功能不良的患者应避免合用。

临床常用钙通道阻滞药剂量见表 4-8。

表 4-8 临床常用钙通道阻滞药剂量

药品名称	常用剂量(mg)	服用方法
硝苯地平控释片	30~60	1/d,口服
氨氯地平	5~10	1/d,口服
非洛地平	5~10	1/d,口服
尼卡地平	40	2/d,口服
贝尼地平	2~8	1/d,口服
地尔硫䓬普通片	30~90	3/d,口服
地尔硫䓬缓释片或胶囊	90~180	1/d,口服
维拉帕米普通片	40~80	3/d,口服
维拉帕米缓释片	120~240	1/d,口服

(4)其他治疗药物

①代谢性药物:曲美他嗪(Trimetazidine)通过调节心肌能量底物,抑制脂肪酸氧化,优化心肌能量代谢,能

改善心肌缺血及左心功能,缓解心绞痛。可与 β 受体阻滞药等抗心肌缺血药物联用。常用剂量为 60mg/d,分 3 次口服。

②尼可地尔(Nicorandil)是一种钾通道开放药,与硝酸酯类制剂具有相似药理特性,对稳定型心绞痛治疗可能有效。常用剂量为 15mg/d,分 3 次口服。

3. 血管重建治疗(PCI,CABG) 慢性稳定型心绞痛在有效药物治疗的基础上仍有症状及有明确较大范围心肌缺血证据的患者可施行 PCI。但在严重左主干病变、3 支主要血管近端严重狭窄,包括左前降支近端高度狭窄的 1~2 支血管病变,且伴有可逆性心肌缺血及左室功能受损而伴有存活心肌的严重冠心病患者行冠状动脉旁路移植术(CABG)可改善预后。

三、阵发性室上性心动过速

临床上 90% 的阵发性室上性心动过速为房室结折返性心动过速(AVNRT)和房室折返性心动过速(AVRT)。分别由房室结双径路(快径路和慢径路)和房室旁路折返诱发。

【诊断要点】

1. 常有突发、突止的反复发作史,多为情绪激动或体位改变诱发。多数见于无器质性心脏病。

2. 心悸、胸闷感,发作持续较久者可有晕厥、血压下降、心绞痛等。

3. 心率在 140~250/min,匀齐。刺激迷走神经多可立即中止。

4. 心电图特征

（1）AVNRT

①QRS 频率 140～250/min，节律规则。

②QRS 波群形态与时限均正常，但如心室率过快发生室内差异性传导或窦性心律时即有束支传导阻滞时，QRS 波群可宽大畸形。可为房性或室性期前收缩诱发。

③慢快型者，逆行 P 波可落在 QRS 波群中或起始部或终末部，此时 RP＜PR；快慢型者，逆行 P 波可落在 ST 段或在 T 波上，此时 RP＞PR，临床上此型少见。

（2）AVRT

①QRS 频率 160～250/min，节律规则。

②QRS 波群形态与时限正常时，为正向型 AVRT（通过房室结前向传导，经旁道逆向传导）。

QRS 波群宽大畸形和有 delta 波时，为逆向型 AVRT〔经旁道前向传导，房室结或另一条旁道逆向传导（＜1%）〕。

③可见逆行 P 波，R-P 间期＞70ms。RP＜PR，位于 QRS 波群和 T 波之间。

【急救处理】

1. AVNRT 的治疗

（1）吸氧、镇静、心电监护。

（2）刺激迷走神经法：如做深吸气后屏住气，用力做呼气动作；刺激咽喉引吐；按摩颈动脉窦（先右后左，各按 10～30s，不可同时按摩两侧，有脑血管病者禁用）。

（3）腺苷或 ATP：首选腺苷 6～12mg，快速静脉推注（最多 0.25mg/kg）。目前多使用三磷腺苷（ATP）10～20mg 快速静脉推注。

此类药物适用于有低血压、心功能不全、应用β受体阻滞药或维拉帕米无效的患者。对有哮喘、房室传导阻滞、病态窦房结综合征及老年人禁用。

(4)维拉帕米(异搏定)5mg 加 5％葡萄糖液 20ml 缓慢静脉注射(共 5min)。必要时 15min 可重复,病态窦房结综合征和房室传导阻滞禁用。

(5)普罗帕酮(心律平)70mg 加 5％葡萄糖液 20ml 缓慢静脉注射(5min),无效时 20min 后重复 1 次。

(6)伴有充血性心力衰竭者:毛花苷 C(西地兰)0.4mg 加 25％葡萄糖液 20ml 缓慢静脉注射,无效时 2h 后可重复 0.2mg。目前洋地黄已较少应用,但对心功能不全仍作首选。

(7)胺碘酮 150mg 加 5％葡萄糖液 10～20ml 液体静脉缓慢注射,如无效可 15min 后再次静脉注射 150mg,或用 300mg 加 5％葡萄糖液 250ml 静脉滴注,1～1.5mg/min,转复后停用。24h 总量不超过 2000mg。严重肝损伤患者禁用。考虑到有较高的致心律失常毒性,一般情况较少选择。

2. AVRT 的治疗

(1)预激综合征患者发作正向型 AVRT(QRS 波群形态与时限正常)规则的窄 QRS 波群心动过速,注射腺苷 6～12mg 可终止发作,也可应用维拉帕米或地尔硫草静脉注射,其终止发作的一般措施与 AVNRT 处理相同。以上药物均选择性作用于房室结,对旁道无直接影响。

但洋地黄可缩短旁道的不应期和加速某些心房纤颤患者的心室反应,因此不应用于曾经发生房颤或扑动的患者,由于许多 AVRT 患者在发生反复心动过速时转化为心房颤动或扑动,故预激综合征伴心动过速的患者,不建议使用洋地黄。宜改用延长旁道不应期的药物,如胺碘酮、索他洛尔,可有效终止正向型 AVRT 的发作。

(2)逆向型 AVRT 的药物治疗不同于正向型 AVRT。单纯抑制房室结传导的药物对正向型 AVRT 有良好疗效,但对逆向型 AVRT 的治疗作用较差甚至有害。而 Ⅰa、Ⅰc 和Ⅲ类抗心律失常药,如普鲁卡因胺、普罗帕酮、胺碘酮均可抑制房室旁道的传导,还可抑制房室结的传导,终止逆向型 AVRT 发作。

由于逆向型 AVRT 常对血流动力学有影响,引起血压下降、心力衰竭、心绞痛,当药物不能有效及时终止发作,应尽快采用同步直流电复律。

对于鉴别有困难的宽 QRS 心动过速,不应选择洋地黄和维拉帕米。选用胺碘酮无疑是最安全的选择。

胺碘酮的用法:150mg 加 5% 葡萄糖注射液 10～20ml 静脉注射 10min 以上,必要时重复,然后 1mg/min 输注 6h,再后 0.5mg/min。24h 总量不超过 2000mg。

四、心 房 颤 动

心房颤动简称房颤(AF),其发病率为 0.4%～1%,随年龄增加。主要危害是缺血性脑卒中及长期快速心室率引起的心力衰竭。

【分型】

1. 初发心房颤动(或首次诊断的心房颤动) 首次明确诊断的 AF(既往无 AF 记录)。无论患者有无症状、是否能自行终止。可能为阵发性 AF,也可能为持续性 AF。

2. **阵发性心房颤动**   发作 2 次或 2 次以上的 AF 为复发性 AF,能够自行终止的复发性 AF 称为阵发性 AF。阵发性心房颤动每次发作持续时间不超过 1 周,大多在 24～48h 之内。超过 48h 不能自行终止,须考虑抗凝治疗。

3. **持续性心房颤动**   AF 持续 1 周以上,经药物(直流电)转复仍可终止的房颤。

4. **长程持续性心房颤动**   心房颤动持续时间＞1 年,有适应证者可尝试导管消融治疗。导管消融使心房颤动治愈成为可能。

5. **永久性心房颤动**   不能终止或终止后又复发,不再考虑转复的房颤。

6. **孤立性心房颤动**   年龄＜65 岁,AF 发生在无心肺疾病基础者。

【诊断要点】

1. **症状**   有心悸、气短、胸痛、晕厥少见但较严重。心室率快且持续时间长者可伴心力衰竭。

2. **体征**   心律和脉律绝对不齐,第 1 心音强弱不等,心室率快时脉搏短绌。

3. **心电图**   正常 P 波消失,代之不规则的 f 波,频率 350～600/min。QRS 波群形态正常,R-R 绝对不齐,心室率多为 120～160/min。当心室率过快,发生室内差异性传导,QRS 波群增宽。如果存在旁路传导 QRS 波群也可增宽(＞120ms)。

【急救处理】   心房颤动的治疗原则:治疗基础心脏疾病和触发因素,控制快速的心室率;转复并维持窦性心律;预防血栓栓塞。

1. **室率控制** 药物控制心室率的目标为静息心率 60～80/min，活动后心率为 90～115/min。阵发性心房颤动是指窦性心律者突然发生的心房颤动。常有明显症状和快速的心室率，需要积极治疗。新近发生的心房颤动首先是控制心室率。部分阵发性心房颤动减慢心室率后可自行恢复窦性心律。

对于已不适合药物转复或药物及电转复失败的老年人，治疗目的是控制心室率，预防栓塞。常用药物如下。

(1)洋地黄：对于症状明显或伴血流动力学变化的快速心房颤动者，应及时控制心室率，洋地黄是最常用减慢心率的药物。

①毛花苷 C：0.2～0.4mg＋5％葡萄糖液 20ml 缓慢静脉注射至心室率达到满意程度，30min 后酌情重复 1次。毛花苷 C 有加速旁道传导功能的作用，预激综合征伴心房颤动要慎用，确诊逆向型 AVRT 者禁用。

②地高辛：0.125～0.25mg/d，1 次口服。适用于慢性心房颤动控制心室率，是常用的药物。主要通过迷走神经作用于房室结，从而减慢房室传导，降低心室率。

(2)β受体阻断药：主要用于增强运动时心房颤动心室率的控制，可与地高辛合用。推荐口服美托洛尔，根据心室率选择合适剂量。

(3)钙通道阻滞药：维拉帕米 5～10mg 缓慢静脉注射，口服 40mg，3/d；地尔硫䓬 30～60mg，3/d，口服。

(4)胺碘酮：上述治疗无效或合并旁道的患者心室率的控制考虑应用胺碘酮 150mg 缓慢静脉注射，必要时重复 1 次。随后以每分钟 1～2mg 静脉滴注，待心室率控制满意，改为口服。

预激综合征伴心房纤颤心室率极快,心律极不规则,QRS 波宽大畸形、形态多变,须与室性心动过速相鉴别。如预激伴心房纤颤的心室率＞200/min,或已发生血流动力学障碍时,应立即用同步直流电复律,建议双相波能量首剂是 150～200J,单相波首剂能量是 200J,如电击失败应逐渐提高能量。如心室率＜200/min,无明显血流动力学障碍,可应用延长房室旁路不应期药物,如胺碘酮静脉注射。禁用洋地黄类、钙通道阻滞药、β 受体阻滞药。

2. 节律控制 对孤立性心房颤动、阵发性心房颤动、不伴器质性心脏病的心房颤动、年龄较小患者的心房颤动都应积极治疗,首选复律治疗,同步电复律或药物复律,并积极维持窦律。临床常用复律的药物有胺碘酮、普罗帕酮、多菲利特和伊布利特等。

(1)药物复律适应证:①持续心房颤动＜48h,或＞48h但经超声检查证实心房内无血栓;②阵发性心房颤动患者在发作或间歇期均可治疗;③电复律后用药物维持窦性心律。

(2)药物的选择。①首选胺碘酮,无器质性心脏病的阵发性心房颤动者可选普罗帕酮,次选索他洛尔,伊布利特。②有器质性心脏病或心力衰竭者首选胺碘酮。③迷走神经介导性心房颤动首选胺碘酮,也可用丙吡胺。

3. 预防心房颤动的复发 所有用于复律的药物均可作为预防心房颤动复发,用药选择如下。

(1)无器质性心脏病首选 I c 类抗心律失常药,次选索他洛尔、多菲利特、丙吡胺、决奈达隆。

(2)若伴高血压选择同(1),若有左心室肥厚,胺碘酮可作为第二选择;但对有显著心室肥厚,I 类抗心律失常药不适宜。

（3）伴心肌缺血、避免使用Ⅰ类抗心律失常药物，可选胺碘酮、索他洛尔、多菲利特与β受体阻断药合用。

（4）伴心衰应慎用抗心律失常药，必要时应用胺碘酮，或多菲利特与β受体阻断药。

（5）若合并预激综合征，首选对房室旁路行射频消融治疗。

（6）对迷走神经性心房颤动丙吡胺有效。

（7）对孤立性心房颤动可选用β受体阻断药，如普罗帕酮、索他洛尔。

近年来流行的心房颤动"上游治疗"对预防复发有一定作用，即通过预防高血压、心功能不全、炎症或外科术后心房颤动等心肌重构，阻止心房颤动发生，延缓发展为持续性心房颤动的进程。主要应用 ACEI、ARB、醛固酮拮抗药和他汀类药物。

4. 抗凝治疗　心房颤动最大的并发症就是血栓栓塞，原则上，对 $CHADS_2$ 或 CHA_2DS_2-VASC 评分＞1 分的患者，均需抗凝治疗。

（1）对心瓣膜病、人工瓣膜、肾功能不全者，年龄＜75岁，INR 控制在 2～3；＞75 岁者，INR 控制在 1.6～2.5。

目前新型抗凝药物有达比加群酯，常用剂量 110～150mg，2/d，口服；阿派沙班 2.5～5mg，2/d；利伐沙班 10～20mg，1/d，口服。由于不需常规监测凝血功能，大出血发生率与华法林相仿，便于患者长期服用。

（2）复律期的抗凝问题：凡 AF 持续 48h 以上或不能确定时间者，应在复律前 3 周到复律后 4 周接受有效的抗凝治疗。对新近发生 AF 如食管超声检查左心房无血栓，在予以肝素治疗后直接复律。如急性 AF 引起血流动力学不稳定,需要立即复律者,复律前须静脉给肝素或低分子肝素抗凝。所有 AF 转复后都要继续至少抗凝 4 周。对卒中风险高的患者,可能需要长期抗凝。

(3)随着射频消融技术的广泛开展和治疗效果的提高,房颤治疗的选择原则已经发生巨大变化,建议患者看电生理专科门诊,请专科医生给出个体化治疗方案。

5. 非药物治疗

(1)同步直流电复律:AF 患者若出现快速心室率相关的心肌缺血、低血压、心绞痛或心力衰竭时,应尽快同步直流电转复。

(2)射频消融治疗:最新指南建议对有适应证的房颤患者应首选射频消融治疗。

(3)起搏治疗:对一些慢性心房颤动患者,特别是老年合并慢-快和快-慢综合征者,需植入起搏器治疗。对快速心室率(药物不易控制)合并心功能不全患者,通过消融房室结置入起搏器治疗取得较好疗效。最新研究发现,对心率控制不满意又合并心衰的持续房颤患者,消融房室结+希氏术或左束支起搏疗效满意。

五、室性心动过速

【诊断要点】

1. 室性心动过速(VT)多见于器质性心脏病,如冠心病急性心肌梗死等,也见于药物所致、电解质紊乱、脑血管病和心胸外科手术后患者。

2. 症状取决于 VT 持续时间、心室率快慢与心功能状态。轻者心悸、胸闷、头晕、低血压;重者晕厥、心力衰竭和休克,甚至猝死。兴奋迷走神经不能中止发作。

3. 心电图特征

(1)连续发生 3 个或 3 个以上室性期前收缩,QRS 波宽大畸形,时限>0.12s。常有继发性 ST-T 改变。

(2)心室率 140~200/min,房室分离,室率>房率。当室率<140/min 时可见室性融合波。

(3)VT 的频率和形态一般很规则,但亦可多形,节律轻微不规则。非持续性 VT 持续时间<30s,能自行终止。持续性单形性 VT 发作时间>30s,单一形态,突发突停,临床上阵发性室速多属此型。

(4)尖端扭转型 VT:Q-T 间期延长,在同一个导联上 QRS 波的振幅和形态不断变化,每隔 3~10 个 QRS 波群围绕基线主波方向扭转,心室率常不规则,频率较快,多呈短阵发作。

4. VT 须与室上性心动过速伴差异传导、室上性快速心律失常伴旁道的前向传导相鉴别。QRS 波群宽度>120ms 的心动过速,称为宽 QRS 心动过速,其中 80% 为 VT。VT 与室上性心动过速伴差异传导鉴别较困难,Brugada 提出分步诊断的心电图标准。

第 1 步,如全部胸导联均无 RS(Rs,rS,RS)图形,则 VT 诊断成立。如至少一个胸导联有 RS 波,则进入第 2 步,测定 QRS 波起点至 S 波最低点的间期,如至少在一个胸导联上 R-S 间期>100ms,则 VT 诊断成立。如所有胸导联 R-S 间期均≤100ms,则进入第 3 步,查找有无房室分离,如 QRS 波多于 P 波,则 VT 诊断成立。否则进入第 4 步,检查 V₁ 和 V₆ 导联有无表现 VT 的图形,即 V₁ 和 V₆ 导联 QRS 形态是否同时符合以下标准:① 发作时

QRS 波呈右束支阻滞型,V_1 单相或双相呈 R 或 QR(qR) 或 RS 型,且 V_6 呈 QS 或 R/S<1。②发作时 QRS 波呈左束支阻滞型,V_1(V_2)R 波宽>30ms,R-S 间期>70ms,且 V_6 呈 qR 或 QS 型。如符合 VT 图形,则 VT 诊断成立。如不符合则诊断 SVT 伴差异传导。

鉴别 VT 与 SVT 伴差异传导的 Brugada 标准图示,见图 4-1。

在应用上述标准后,Brugada 标准又被用来鉴别 VT 和室上性快速性心律失常伴旁道的前向传导,见图 4-2。

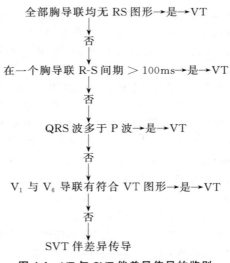

图 4-1 VT 与 SVT 伴差异传导的鉴别

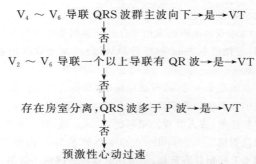

$V_4 \sim V_6$ 导联 QRS 波群主波向下→是→VT

否

$V_2 \sim V_6$ 导联一个以上导联有 QR 波→是→VT

否

存在房室分离,QRS 波多于 P 波→是→VT

否

预激性心动过速

（室上性快速性心律失常伴旁道的前向传导）

图 4-2　VT 与室上性快速性心律失常伴旁道前向传导的鉴别

该方案应用简单方便,准确率可达 90%。

【急救处理】

1. 吸氧,心电、血压监护,建立静脉通道,做好除颤及心肺复苏准备。

2. 伴有严重血流动力学障碍的室性心动过速必须立即进行同步直流电转复,能量 100~200J。无脉 VT 应非同步电复律,开始能量为 200J。恢复窦性心律后用药物维持。洋地黄中毒者禁用。

3. 药物治疗用于血流动力学稳定的患者。

(1)利多卡因 50~100mg 加 5% 葡萄糖液 20ml 静脉注射,无效时每隔 5min 加用 50mg,直至室性心动过速终止或总量达 300mg 为止,转复后用 1~4mg/min 静脉滴注维持。

(2)胺碘酮用法同室上性心动过速。冠心病或合并心衰的患者首选。

(3)β受体阻滞药常用于合并交感风暴时反复发作的室速,美托洛尔 5mg 稀释后静脉缓注,如无效改用胺碘酮。

盐酸尼非卡兰,该药适应证为"其他药物无效或不能使用的危及生命的室性心动过速、心室颤动"。负荷量单次静脉注射:成人常规用量每次 0.3mg/kg,溶入 0.9%氯化钠注射液 10~20ml 中,在心电监护下 5min 内注射完。禁用 QT 间期显著延长;不可同时输注胺碘酮注射剂。

4. 获得性扭转型室性心动过速禁用奎尼丁、普鲁卡因胺、普罗帕酮、胺碘酮等,可用 10%硫酸镁 20ml 加 5%葡萄糖液稀释后静脉缓注,然后 0.5~1g/h 静脉滴注。补钾纠正电解质失调。

5. 特发性室性心动过速,较少见,多为青年无明显器质性心脏病患者。室性心动过速发作时呈 RBBB 型伴电轴左偏,预后好,维拉帕米有效,方法同室上性心动过速。

6. 洋地黄中毒引起的室性心动过速,首选苯妥英钠 100mg 加注射用水 20ml 缓慢静脉注射。必要时 5~10min 后重复,总量<500mg,并补钾。

7. 有休克、心力衰竭者应积极处理。

8. 病因治疗。

9. 特发性室速,可考虑射频消融治疗。

六、二度Ⅱ型和三度房室传导阻滞

【诊断要点】

1. 心悸、气短、头晕、黑矇及晕厥,三度房室传导阻滞(三度 AVB)可出现阿-斯综合征。

2. 二度 AVB 有脉搏和心音脱漏。

3. 三度 AVB 心率慢而规则,30～40/min,第 1 心音强弱不等,强的心音又称"大炮音"。

4. 心电图特征如下。

(1)二度Ⅱ型 AVB,P-R 间期固定(正常或延长),但有间断的 QRS 波群脱漏。如房室传导比例为 3∶1 或以上时称高度 AVB。QRS 波群正常或增宽。

(2)三度 AVB 的 P-P 间隔与 R-R 间隔各有其固定频率,P 波与 QRS 波群无固定关系,心房率大于心室率。QRS 波群形态正常或宽大畸形。

【急救处理】　心室率<40/min 或患者有心动过缓相关症状时,应选用下述药物。

1. 阿托品 0.5mg 静脉注射,每 6～8 小时 1 次,适用于急性心肌梗死、低血压、心力衰竭或伴室性期前收缩的心动过缓者。

2. 异丙肾上腺素(喘息定)预防或治疗房室传导阻滞引起的阿-斯综合征发作,宜用 0.5～1mg 异丙肾上腺素加葡萄糖液 250～500ml 静脉滴注,每分钟 8～15 滴,以后逐步调整剂量达到最合适的心率(60～70/min)。此药不宜过量,急性缺血性心脏病、严重高血压和甲亢的患者禁用。

3. 氢化可的松 100mg 或地塞米松 5mg 加葡萄糖液 100ml 静脉滴注,适用于急性心肌炎或急性心肌缺血所致的心律失常,但不宜久用。

4. 病情危重,上述方法无效时,可及时转院采用人工心脏起搏治疗。

七、急性左心衰竭

急性左心衰竭（ALHF）是最常见的心脏急症。急性肺水肿为急性左心衰竭的主要表现，多因突发严重的左心室排血不足或左心房排血受阻引起肺静脉及肺毛细血管压力急剧升高所致。

【诊断要点】

1. 多有高血压、冠心病、瓣膜病、心肌病、慢性心力衰竭急性加重等病史，大部分急性左心衰竭是由冠心病引起，常有血压波动、感染、心肌缺血加重等诱因。

2. 突发严重呼吸困难，每分钟呼吸可达 30～40 次，呈端坐呼吸，常于夜间阵发性发作，大汗淋漓，口唇青紫，面色苍白，烦躁不安，窒息感，频繁咳嗽，喘鸣，咳出粉红色"泡沫"样痰。严重者可出现休克。

3. 心界可扩大，心率快，奔马律，两肺布满湿啰音及哮鸣音。

4. X 线检查可见肺门蝴蝶状阴影向周围扩展。

5. 血浆 B 型利钠肽（BNP）及 N 末端 B 型利钠肽原（NT-proBNP）：其临床意义如 BNP＜100ng/L 或 NT-proBNP＜400ng/L，心力衰竭可能性很小，其阴性预测值为 90%；如 BNP＞400ng/L 或 NT-proBNP＞1500ng/L，心力衰竭可能性很大，其阳性预测值为 90%。诊断急性心力衰竭时 NT-proBNP 水平应根据年龄和肾功能不全分层：50 岁以下＞450ng/L，50 岁以上＞900ng/L，75 岁以上应＞1800ng/L，肾功能不全肾小球滤过率＜60ml/min 时应＞1200ng/L。急诊就医的明显气急患者，如 BNP/NT-proBNP 水平正常或偏低，几乎可以除外急性心力衰竭的可能性。

6. 超声心动图可测定左室射血分数（LVEF），检测急性心力衰竭时的心脏收缩/舒张功能相关的数据。超声多普勒成像可间接测量肺动脉压、左右心室充盈压等。此法为无创性，应用方便，有助于快速诊断和评价急性心力衰竭，还可用来监测患者病情的动态变化，对于急性心力衰竭是不可或缺的监测方法。

【急救处理】　急性肺水肿的治疗。

1. 半卧位或坐位，下垂双腿（急性心肌梗死及休克者除外）。有低氧血症和明显呼吸困难者应尽早氧疗，尤其指端血氧饱和度＜0.9 者，鼻导管或面罩吸氧。

2. 出入水量管理。肺淤血，体循环淤血及水肿明显者，每日摄入液体量一般在 1500ml 以内，不要超过 2000ml，保持每天出入量负平衡约 500ml，严重肺水肿者水负平衡为 1000～2000ml/d。在负平衡下防止发生低血容量、低血钾、低血钠。同时限制钠摄入＜2g/d。

3. 烦躁不安、高度气急的患者，首选吗啡 3～5mg＋25％葡萄糖液 20ml 静脉注射或莫菲管（滴壶）加入。伴 CO_2 潴留不宜应用，可产生呼吸困难。老年、严重呼吸道疾病和休克患者忌用。亦可用哌替啶 50～100mg 肌内注射。

4. 呋塞米 20～40mg＋25％葡萄糖液 20ml 缓慢静脉注射，继以静脉滴注 5～40mg/h，其总量起初 6h 不超过 80mg，24h 不超过 200mg。亦可应用托拉塞米 10～20mg 静脉注射。襻利尿药效果不佳时，加大剂量仍有良好反应及容量负荷过重的急性心力衰竭患者，应加用氢氯噻嗪 25～50mg，2/d，或螺内酯 20～40mg，2/d。但需要注意：

①血压＜90mmHg，AMI 和主动脉狭窄者慎用，以免引起休克。严重低血钾或酸中毒不宜应用，且对利尿药反应差。②大剂量长时间应用或发生低血容量和低血钾，低钠血症。③应用中监测尿量，并根据尿量及症状的改善调整用药。④应用增加肾血流的药物，如小剂量多巴胺或奈西立肽。

常规利尿药治疗效果不佳，有低钠血症或肾衰竭可应用托伐普坦 7.5～15.0mg/d 开始，疗效欠佳者逐渐加量至 30mg/d。

5. 血管扩张药可应用急性心力衰竭早期阶段，收缩压水平是评估是否适宜的重要指标。收缩压＞110mmHg 可安全使用；收缩压在 90～110mmHg 应谨慎使用；收缩压＜90mmHg 禁忌使用。

（1）硝酸甘油：急性左心衰竭时硝酸酯类在不减少每搏量和增加心肌氧耗的情况下能减少肺淤血，特别适用 ACS。0.5mg 或硝酸异山梨酯（消心痛）2.5mg 舌下含服，每 5 分钟测血压后重复给药。静脉滴注可用硝酸甘油 5mg＋5％葡萄糖液 500ml，起始剂量 $10\mu g/min$，在血压监测下每 5 分钟递增 5～$10\mu g$，最大剂量 $200\mu g/min$，直至症状缓解，有效量维持，收缩压＜95mmHg 不宜使用。

（2）硝普钠：用于高血压性心脏病引起的肺水肿，25～50mg＋5％葡萄糖液 250～500ml 静脉滴注，开始 $10\mu g/min$，每 5 分钟递增 5～$10\mu g/min$，直至症状缓解或收缩压达 95mmHg 为止，最大剂量 $250\mu g/min$。静脉滴注时应注意避光，疗程＜72h。

（3）奈西立肽（Nesiritide）：静脉推注 $1.5\mu g/kg$，继以静脉滴注 0.0075～$0.015\mu g/(kg \cdot min)$，近期被用于治疗

急性左心衰竭，以降低前后负荷。疗程一般 3d，不超过7d。

6. 应用正性肌力药物。

(1)毛花苷 C 0.4mg＋25％葡萄糖液 20ml 缓慢静脉注射，必要时 2～4h 后可再给 0.2～0.4mg。急性心肌梗死最初 24h 内不宜使用。洋地黄制剂对室上性快速心律失常引起的肺水肿可使室率减慢，改善左心室充盈，降低左心房压。但 ALHF 合并快速性心房颤动的有效治疗是急诊行电击复律并配合胺碘酮静脉注射。

(2)多巴胺与多巴酚丁胺对血压偏低者适宜，多巴胺 2～10μg/(kg·min)和(或)多巴酚丁胺 2～20μg/(kg·min)静脉滴注，根据血压心律改变调整剂量，保持收缩压在 100mmHg。正在应用 β 受体阻滞药的患者不推荐应用。

(3)米力农首剂 25～50μg/kg，＞10min 静脉注射，继以 0.375～0.75μg/(kg·min)，常见不良反应有低血压和心律失常。

(4)左西孟旦首剂 6～12μg/kg，＞10min 静脉注射，继以 0.1μg/(kg·min)静脉滴注，可酌减半或加倍。对于收缩压＜100mmHg 者不需负荷量，可直接用维持量，防止发生低血压。

急性心力衰竭应用正性肌力药物须全面权衡，血压正常又无组织器官灌注不足患者不宜使用。而当血压降低伴低心输出量或低灌注时应尽早使用。而当器官灌注恢复和循环淤血减轻时则应尽快停用。

7. 一时尚难肯定为心源性或支气管性哮喘，可用氨茶碱(供静脉用)250mg＋葡萄糖液 20ml，缓慢静脉注射

10～15min 或静脉滴注。不宜应用急性心肌梗死、不稳定型心绞痛所致急性心力衰竭,也不可用于伴心动过速或心律失常的患者。由于对 ALHF 并无治疗作用,现已不予推荐。

8. 应用改善预后的药,HF-REF 患者出现失代偿和心力衰竭恶化,如无血流动力学不稳定或禁忌证可继续原有的优化药物治疗方案。

慢性心力衰竭的治疗已发生重大转变,从最初旨在改善短期血流动力学状态,转变为阻止或延缓心室重构进展,延缓病程,降低死亡率。因此神经内分泌抑制药(如 ACEI/ARB,β 受体阻断药,醛固酮受体拮抗药)足量长期应用是非常重要及必须的。

附 慢性 HF-REF(收缩性心力衰竭)和慢性 HF-PEF (舒张性心力衰竭)的诊断和治疗要点

【慢性 HF-REF 的治疗】

1. 一般治疗

(1)去除诱发因素,尤其是上呼吸道和肺部感染。

(2)监测体重,如 3d 内体重突然增加 2kg 以上,应考虑已有钠、水潴留,需要利尿。

(3)调整生活方式,限钠摄入＜2g/d;限水,血钠＜130mmol/L 时,液体摄入量应＜2L/d。

2. 药物治疗

(1)利尿药:有液体潴留证据的所有患者均应给予利尿药,从小剂量开始,逐渐增加直至体重每天减轻 0.5～1.0kg 为宜,呋塞米 20～40mg 静脉注射或口服 20～40mg/d;氢氯噻嗪 12.5～25mg,1～2/d。

（2）血管紧张素转换酶抑制药（ACEI）：ACEI 是公认的治疗心力衰竭首选药物，所有 LVEF 下降的心力衰竭患者必须终身使用，除非有禁忌证或不能耐受。从小剂量开始逐渐递增，一般每隔 1～2 周剂量倍增 1 次，直至目标剂量终身维持。

（3）血管紧张素受体脑啡肽酶抑制药（ARNI）：ARNI 有 ARB 和脑啡肽酶抑制药的作用。ARNI 的代表药物为沙库巴曲缬沙坦。对 NYAH 心功能 Ⅱ～Ⅲ 级有症状的 HF-REF 患者，若能耐受 ACEI/ARB，推荐以 ARNI 代替 ACEI/ARB，以进一步减少心衰发病率及死亡率。推荐用量 25～100mg，2/d，可以从更小剂量开始，2～4 周剂量加倍，血压不耐受者（收缩压＜95mmHg）禁用。

（4）β受体阻滞药：凡结构性心脏病伴 LVEF 下降的无症状心力衰竭患者，无论有无 MI 均可应用。有症状或曾有症状的 NYHA Ⅱ～Ⅲ 级、LVEF 下降，病情稳定的慢性心力衰竭患者必须终身应用。NYHA Ⅳ 级心力衰竭患者在监护下也可应用。推荐用琥珀酸美托洛尔 11.875mg，1/d 开始，每隔 2～4 周递增 1 次，心率降至 55～60/min 的剂量为目标剂量或最大耐受剂量。

（5）醛固酮受体拮抗药：适应证为 LVEF≤35%，NYHA Ⅱ～Ⅳ 级的患者；已使用 ACEI（或 ARB）和 β受体阻断药仍有症状的患者；AMI 后，LVEF≤40% 有心力衰竭症状或有糖尿病病史者。常用螺内酯 10～20mg，1/d。

（6）血管紧张素受体拮抗药（ARB）：适应证同 ACEI，推荐用于不能耐受 ACEI 的患者，从小剂量起用，逐步增至目标剂量或可耐受的最大剂量。

（7）地高辛：适用于慢性 HF-REF 已应用利尿药，

ACEI(或 ARB)、β 受体阻滞药和醛固酮受体拮抗药，LVEF≤45%，仍持续有症状的患者，伴有快速心室率的心房颤动患者尤为合适。心功能 NYHA Ⅰ级患者不宜应用。

(8)伊伐布雷定：适用于窦性心律的 HF-REF 患者，使用 ACEI 或 ARB，β 受体阻滞药，醛固酮受体拮抗药已达到最大耐受量，心率仍然≥70/min 的有症状患者。起始 2.5mg，2/d，最大剂量 7.5mg，2/d。心率不宜低于 55/min。

(9)神经内分泌抑制药的联用

①ACEI 和 β 受体阻滞药联用称之为"黄金搭档"，产生相加或协同效益。β 受体阻滞药治疗前，不应使用较大剂量 ACEI。

②ACEI 和 β 受体阻滞药，再加上醛固酮受体拮抗药称之为"金三角"，成为慢性 HF-REF 的基本治疗方案。

③不能耐受 ACEI、ARB 可以代替应用。

【HF-PEF 诊断标准】

1. 有典型心力衰竭症状和体征。

2. LVEF 正常或≥45%，且左室不大。

3. 有相关结构性心脏病证据(如左心室肥厚、左房扩大)和舒张功能不全。

4. 超声心动图检查无心瓣膜病，并可除外心包疾病、肥厚型和限制型心肌病。

本病 LVEF 标准尚未统一：LVEF>50%作为临床诊断标准可能更好。

5. 大多为老年患者、女性，心衰病因多为高血压。

6. BNP 和 NT-pro BNP，轻至中度升高。

【HF-PEF 治疗要点】

1. 积极控制血压,血压<130/80mmHg,优选 β 受体阻滞药、ACEI 或 ARB。

2. 应用利尿药,消除液体潴留和水肿,改善心功能。

3. 控制和治疗基础疾病和并发症,地高辛不能增加心肌松弛性不推荐使用。

4. 血供重建治疗。

5. 同时有 HF-REF,以治疗后者为主。

八、病毒性心肌炎

病毒性心肌炎是病毒感染引起的局限性或弥散性心肌炎性病变,大多数可以自愈。少数可迁延而遗留有各种心律失常、心肌病,导致心力衰竭。主要病理改变为心肌细胞变性、溶解、坏死伴非特异性间质炎症,但缺乏特异性。

【诊断要点】

1. 临床表现 心肌炎好发于年轻患者,但任何年龄均可发病。疾病的早期(1～3 周内)有上呼吸道感染和胃肠道感染病史。临床表现具有多样性,从乏力、活动耐力降低、轻微胸痛、心悸到重症/暴发性心肌炎的急性心衰、心源性休克、严重心律失常甚至猝死。本病无特异性阳性体征。

2. 心电图改变 上述感染后 3 周内新出现下列心律失常或心电图改变。

(1)窦房或房室或束支传导阻滞。

(2)窦性心动过速、自主性房性或交界性心动过速、多源或成对室性期前收缩或室性心动过速、心房扑动或心室

扑动或心室颤动。

（3）2 个以上导联 ST 段呈水平型或下降型下移≥0.05mV 或 ST 段抬高或出现异常 Q 波。

3. 心肌损伤指标 病程中血清肌钙蛋白 I 或肌钙蛋白 T,CK-MB 定量测定增高最有诊断价值。超声心动图显示心腔扩大或室壁活动异常和 LVEF 减低。核素心功能检查证实左心室收缩或舒张功能减弱。

4. 病原学依据

（1）在急性期从心内膜、心肌、心包中检测出病毒、病毒基因片段或病毒蛋白抗原。

（2）病毒抗体,第 2 份血清中同型病毒抗体滴度较第 1 份血清升高 4 倍（2 份血清应相隔 2 周以上）或 1 次抗体效价≥1:640 者为阳性,1:320 者为可疑阳性（如以 1:32 为基础者则宜以≥1:256 为阳性,1:128 为可疑阳性,按不同实验室标准做决定）。

（3）病毒特异性 IgM≥1：320 为阳性（按各实验室诊断标准）。如同时血中肠道病毒核酸阳性者更支持有近期病毒感染。

对同时具有 1 和 2 中的任意 1 项、3 中的任意 2 项,在排除其他原因心肌疾病后,可诊断为急性病毒性心肌炎;如同时具有 4 中（1）项者,可以在病原学上确诊急性病毒性心肌炎;如仅具有 4 中第（2）、第（3）项者,在病原学上只能拟诊为急性病毒性心肌炎。如患者有阿-斯综合征发作、充血性心力衰竭或不伴心肌梗死样心电图改变、心源性休克、急性肾衰竭、持续性室性心动过速伴低血压或心肌炎、心包炎等 1 项或多项表现,可诊断重症病毒性心肌炎。如仅在病毒感染 3 周内出现少数期前收缩或轻度 T

波改变,不宜轻易诊断为急性病毒性心肌炎。

【急救处理】

1. 一般处理 卧床休息,限制体力活动,一般需要6个月左右。

2. 支持性治疗

(1)血流动力学不稳定者尽快收入监护室,进行呼吸循环支持,必要时应用 IABP 和(或)ECMO 支持。

(2)有心衰症状,应用利尿药,ACEI(ARB),β受体阻断药,必要时给予醛固酮拮抗药。

(3)合并心律失常的治疗:心肌炎为自限性疾病,若完全性房室传导阻滞可植入临时起搏器;严重室性心律失常(室速、室颤),可使用穿戴式除颤器。

3. 抗病毒治疗 α干扰素(IFN-α)具有广谱抗病毒能力,可抑制病毒的繁殖。用量为 300U/ml,1/d,肌内注射,1周为1个疗程,必要时可再用1~2个疗程。胸腺素 10mg,1/d,肌内注射2~3周。

4. 肾上腺皮质激素 由于可抑制干扰素的合成,促进病毒繁殖和炎症扩散,一般患者不必应用。但对严重心力衰竭、高度房室传导阻滞等重症可用氢化可的松。通常可大剂量氢化可的松 200~300mg/d 或地塞米松 20~30mg/d 冲击 3d,然后改口服泼尼松龙 10~30mg/d,稳定后逐渐减量,疗程不应大于1个月。

九、肺血栓栓塞症

肺血栓栓塞症(PTE)是来自静脉系统或右心的血栓,阻塞了肺动脉或其分支所引起的疾病,以肺循环和呼吸功能障碍为其主要临床和病理生理特征,通常也简称肺栓塞

（PE）。肺动脉发生栓塞后若其支配的肺组织发生坏死，称为肺梗死。其血栓主要来源于下肢深静脉及盆腔静脉血栓形成。本症临床并不少见，易被误诊、漏诊。

【诊断要点】

1. **诱发因素** 年老者长期卧床，深静脉血栓症史（DVT）、创伤、下肢骨折（骨盆、股骨、胫骨）、手术、心力衰竭、炎性肠病、糖尿病、肿瘤和口服避孕药等，包括任何可以导致静脉血液淤滞、静脉系统内皮损伤和血液高凝状态的因素。

2. **症状** PTE 的症状多种多样，有不同的组合缺乏特异性。可突然发生呼吸困难和气促；胸痛可表现胸膜炎性或心绞痛样；咳嗽和咯血（常为小量咯血，大咯血少见）。烦躁不安、焦虑、惊恐甚至濒死感；晕厥可为唯一或首发症状等。小的栓塞可无明显症状，而所谓呼吸困难、咯血、胸痛三联征者不足 30％。

3. **体征** 呼吸急促（呼吸频率＞20/min）最为常见，尚有发热、发绀、心动过速，重症者血压下降甚至休克，四肢湿冷。少数患者肺部可闻细湿啰音、哮鸣音、胸腔积液相应体征。P_2 分裂，$P_2＞A_2$，三尖瓣区有收缩期杂音。右心衰竭时可出现舒张早期奔马律，颈静脉怒张，肝大；肝颈反流征阳性。

深静脉血栓的体征：主要表现为患肢肿胀、周径增粗、浅静脉扩张、皮肤色素沉着、行走后患肢易疲劳或肿胀加重。下肢静脉检查发现一侧下肢周径较对侧增加 1cm 或下肢静脉曲张，应高度怀疑静脉血栓栓塞症（VTE）。

4. **检查**

(1)常规实验室检查：可有白细胞升高，血沉加快，心肌酶谱正常。

（2）动脉血气分析：多数为低氧血症、低碳酸血症，肺泡-动脉血氧分压差增大。

（3）心电图：多有非特异性 ST-T 改变，部分病例出现 $S_I Q_{III} T_{III}$ 征（即 I 导 S 波加深，III 导出现 Q/q 波及 T 波倒置）；也可有右束支传导阻滞、肺型 P 波、电轴右偏等。

（4）胸部 X 线片：可表现为区域性肺血管纹理变细、稀疏或消失，肺野透亮度增加；肺野局部浸润性阴影；尖端指向肺门的楔形阴影；肺不张；肺动脉段膨隆及右心室扩大征；患侧横膈抬高；少至中量胸腔积液征等。

（5）超声心动图：可见右室壁局部运动幅度降低；右心室右心房扩大；近端肺动脉扩张；三尖瓣反流，下腔静脉扩张。这些征象说明肺动脉高压，提示或高度怀疑 PTE。若在右心房或右心室发现血栓，同时临床表现符合 PTE，可以做出诊断。

（6）D-二聚体检测：D-二聚体对 PTE 诊断敏感性为 $92\% \sim 100\%$，特异性仅为 $40\% \sim 43\%$。手术、肿瘤、感染、组织坏死、心肌梗死等发生率均可升高。若其测定值正常或 $< 500 \mu g/L$，可基本除外急性 PTE。用 ELISA 法进行检测敏感度最高。

（7）核素肺通气/灌注扫描：为 PTE 重要诊断方法。典型征象是呈肺段分布的肺灌注缺损，并与通气显像不匹配。

（8）CT 肺动脉造影（CTPA）：为一线确诊方法，能发现肺段以上肺动脉内栓子，甚至发现深静脉栓子，是 PE 的确诊手段之一。其直接征象为肺动脉内低密度充盈缺损，部分或完全包围在不透光的血流之间（"轨道"征），或是完全充盈缺损，远端血管不显影；间接征象包括肺野楔形密度增高影,条带状的高密度区或盘状肺不张,中心肺动脉扩张及远端血管分支减少或消失等。但对亚段 PE 的诊断价值有限。MRI 能发现肺段以上肺动脉内的栓子,是 PTE 的确诊手段之一。

(9)肺动脉造影:为 PTE 诊断的金标准。因为有创,如仅内科治疗时,则不必进行此项检查,现被 CT 肺动脉造影取代。

(10)下肢深静脉检查:90% PTE 患者的血栓来自下肢深静脉血栓形成,除常规下肢静脉多普勒超声外,还要行加压静脉多普勒超声成像。

【鉴别诊断】 最常见的是与急性心肌梗死鉴别,心肌梗死没有咯血,一般没有胸部 X 线片改变,而心电图和心肌酶有特异性改变。

【急救处理】

1. 一般处理 应严密监护,监测呼吸、心率、血压、心电图及血气变化。给予吸氧、止痛等对症处理。

2. 呼吸循环支持治疗 对有低氧血症者采用鼻导管或面罩吸氧,合并呼吸衰竭时经气管插管行机械通气。对出现右心功能不全,心排血量下降,但血压尚正常的病例,可给予多巴酚丁胺和多巴胺;对出现血压下降,可增大剂量或使用间羟胺、去甲肾上腺素。剂量为多巴酚丁胺 $3.5 \sim 10 \mu g/(kg \cdot min)$,多巴胺 $5 \sim 10 \mu g/(kg \cdot min)$,去甲肾上腺素 $0.2 \sim 2 \mu g/(kg \cdot min)$。对于液体负荷疗法须持审慎态度,一般所给负荷量限于 500ml 之内。

3. 溶栓治疗 适用大面积 PTE 病例,即出现因栓塞所致休克和低血压者;对于次大面积 PTE,即血压正常但超声心动图显示右心室活动功能减退或临床上出现右心功能不全表现者,若无禁忌证可以进行溶栓。对血压和右心室运动均正常的病例不溶栓。溶栓时间一般在 PTE 起病 48h 内能取得最好效果,但对有症状的 PTE 患者在 6～14d 溶栓仍有作用。

常用溶栓药物有尿激酶 4400U/kg,静脉注射 10min,随后以 2200U/(kg·h)持续静脉滴注 12h。

国内多考虑 2h 溶栓方案:尿激酶 20 000U/kg 持续静脉滴注 2h,最大不超过 150 万 U。rt-PA 50～100mg 持续静脉滴注 2h。使用尿激酶溶栓期间勿同用肝素,rt-PA 溶栓时是否停用肝素无特殊要求,一般也可不用。溶栓结束后,应每 2～4 小时测定 1 次活化部分凝血酶原时间(APTT),当其水平低于正常值的 2 倍,即应开始规范的抗凝治疗。考虑到溶栓相关的出血风险,溶栓治疗结束后,可先应用肝素抗凝,然后再切换到低分子肝素。磺达肝癸钠或利伐沙班等,更为安全。

4. 抗凝治疗　抗凝治疗能够改善非大面积 PE 患者的症状,降低复发率预防血栓形成,并使血栓逐步吸收。急性期形成的血栓 3 个月左右 90% 的患者基本可以吸收,目前已成为急性 PE 的标准治疗方法。

不需要溶栓的和溶栓后的 PE,以及拟诊 PE 的患者,无抗凝禁忌者可立即开始抗凝治疗。

对一过性可逆性因素继发的 PE 可抗凝 3 个月左右;不明原因的 PE 应抗凝 3～6 个月后再评估利弊,如无出血风险可长期抗凝。

(1)肝素静脉用法:2000～5000U 静脉注射,或按 80U/kg 静脉注射,继之以 18U/(kg·h)持续静脉滴注。在开始治疗的 24h 内每 4～6 小时测定 APTT,根据

APTT 调整剂量,尽快使 APTT 达到并维持正常值的 1.5～2.5 倍。达到稳定水平后,每天上午测定 1 次 APTT。

因肝素可引起血小板减少症,在使用肝素的 2～3d 必须复查血小板计数。如血小板计数下降大于基数值的 50%,应立即停用。在大面积 PE 和严重肾功能不全者,推荐使用普通肝素,不适用低分子肝素。

(2)低分子肝素可根据体重给药,每日 1～2 次,皮下注射,不需要测 APTT。不同制剂参照使用说明书使用。

对合并恶性肿瘤的患者,首选低分子肝素治疗 3～6 个月,因为与华法林相比复发率降低 50%,且低分子肝素可能抑制肿瘤细胞的增殖。

(3)华法林用量 3～5mg/d,由于华法林数天后才能发挥全部作用,因此与肝素/低分子肝素应重叠应用 4～5d,当国际标准化比率(INR)达到 2.0～3.0 时,或 PT 延长至 1.5～2.5 倍时,可停用肝素/低分子肝素,单独口服华法林治疗。应用时间至少为 3～6 个月,有的因危险因素长期存在而时间更长。抗凝治疗的主要并发症是各部位的出血和肝素诱导的血小板减少症。肝素引起的出血可用鱼精蛋白解救,华法林引起的出血可用维生素 K。

(4)新型口服抗凝药:达比加群 150mg,2/d;利伐沙班 15mg,2/d,3 周,继以 20mg,1/d;阿哌沙班 10mg,2/d,7d,继以 5mg,2/d;依度沙班 30～60mg,1/d。多个试验结果提示新型口服抗凝药不劣于华法林或依诺肝素/华法林治疗,出血发生率更低。

利伐沙班和阿哌沙班可作为单药治疗(不须合用肠外抗凝药),但急性期治疗的前 3 周(利伐沙班)或前 7 天(阿哌沙班)须增加口服量;达比加群和依度沙班必须联合肠外抗凝药应用。以上4种新型口服抗凝药均不能用于严重肾功能损害患者。

十、高血压急症和亚急症

高血压急症是指血压明显升高,同时合并靶器官损害需要静脉用药治疗。而亚急症没有急性靶器官损害,可应用口服降压药治疗。两者血压升高程度相同,同属于高血压危象。

【诊断要点】

1. **高血压急症** 血压明显升高>220/120mmHg,伴心、脑、肾和眼等靶器官受累的临床表现。可有心力衰竭、心肌缺血梗死、主动脉夹层;头痛、意识障碍、抽搐、局部神经系统体征、脑卒中;血尿、蛋白尿、肾衰竭;眼底出血、渗出和视盘水肿等临床症状和体征。

2. **高血压亚急症** 血压明显升高>180/100mmHg,但无靶器官严重受累或功能衰竭。

3. **实验室检查** 检查尿常规:可发现血尿、蛋白尿、各种管型;肾功能 BUN,Cr,UA 上升,Ccr 下降;心肌酶谱 CK-MB,cTnI,cTnT 升高,心电图有无心肌缺血和梗死改变,PTF-V$_1$ 负值明显增加;CT,MRI 可显示脑卒中缺血、水肿、出血部位;心脏超声检测有无结构或功能性改变及主动脉夹层的改变;腹部超声可发现肾上腺肿瘤。

【急救处理】

1. **高血压亚急症** 联合用药口服为主,使血压在24~48h 缓慢下降,达到 160/100mmHg 以下,避免引起大脑与心肌缺血。

(1)卡托普利 6.25～25mg，3/d，有效后可过渡到长效 ACEI。不用于肾动脉狭窄者。

(2)硝酸甘油 1.25～2.5mg，舌下给药，最大作用见于 15～30min 内，推荐用于冠心病患者。

(3)拉贝洛尔 100mg，2/d。禁用于慢性阻塞性肺病、心力衰竭恶化、心动过缓患者。

2. 高血压急症　心电监护，应用静脉降压药物。最初 1～2h 血压下降不超最高值的 25%，2～6h 控制血压并稳定于 160/100mmHg。可选用下列药物。

(1)硝普钠：直接血管扩张药，降低心脏前后负荷，作用时间短起效快，适用于大多数高血压急症，尤其合并心力衰竭。硝普钠 25mg 加入 5% 葡萄糖液 500ml 静脉滴注，开始剂量为 25μg/min，视血压和病情可逐渐增至 200～300μg/min。硝普钠是选用最多的药物，即刻起效，持续 1～10min，高颅压、肾功能不全慎用。注意避光，应用超过 3d 应注意硫化氰中毒。

(2)硝酸甘油：有抗心绞痛及降压作用。硝酸甘油 25mg 加入 500ml 葡萄糖液静脉滴注，作用迅速，2～5min 起效，持续 5～10min，剂量为 5～100μg/min。适用于 ACS。颅内压高、青光眼患者禁用。

(3)艾司洛尔：心脏选择性 β 受体阻滞药，作用时间短，1～2min 起效，持续 10～20min。在降低动脉压同时维持正常脑灌注压、不增加颅内压。适用于主动脉夹层、高血压脑病、脑卒中。负荷量 250～500μg/kg 于 1min 内静脉注射，然后 50～100μg/(kg·min)静脉滴注，病情需要逐渐增加至 300μg/(kg·min)。

(4)拉贝洛尔：α 受体阻滞药及非选择性 β 受体阻滞

药,适用于除急性心力衰竭外大多数高血压急症。

拉贝洛尔 20～80mg 静脉注射,必要时 10～20min 重复 1 次,或以 2mg/min 起静脉滴注调整,24h 总量不超过 300mg。对高血压脑病、急性肾衰竭及颅内出血效果较好。支气管哮喘者禁用。

(5)乌拉地尔(压宁定):选择性 α_1 受体阻滞药,使外周阻力下降扩张血管,可维持心、脑、肾的血液供应,改善心功能。适用于除合并妊娠外的大多数高血压急症。一般 25mg 加入 20ml 生理盐水中缓慢静注,5min 无效重复 1 次,继之以 125mg 加入 250ml 液体中静脉滴注,维持剂量 9mg/h 静脉滴注。

3. 特殊情况处理

(1)脑卒中:出血性脑卒中,血压＞210/130mmHg 会加重出血,首选拉贝洛尔 20～40mg 静脉注射,根据情况每 10～15min 静脉注射 1 次,总量可达 300mg。卡托普利 6.25～50mg,每 6～8 小时 1 次,降压目标以降低至用药前的 25% 为宜。血压不能低于(140～160)/(90～110)mmHg,同时应用脱水药降低颅内压。缺血性脑卒中:一般不主张积极降压,稍高血压有利于缺血区灌注。除非伴有主动脉夹层、心肌梗死或心力衰竭,或考虑溶栓治疗(要求血压＜180/110mmHg)。蛛网膜下腔出血:首期降压目标值在 25% 以内,防止出血加剧及血压过度下降。首选尼莫地平静脉滴注,每次 25mg[0.5μg/(kg・min)],监测血压。

此外,凡脑血管病急性期有脑水肿、颅内压升高时禁用一切血管扩张药。

(2)高血压脑病:患者存在脑水肿颅内压增高,应于

1～2h 将平均动脉压降低 25%左右,一般血压降至 160/
100mmHg。首选硝普钠静脉滴注,也可选用乌拉地尔、硝
酸异山梨酯、硝酸甘油、拉贝洛尔,同时给予快速利尿药,
如呋塞米或脱水药甘露醇,呋塞米 20～40mg 静脉注射,
可重复。20%甘露醇 250ml,30min 静脉滴注完,每 6 小
时重复 1 次,控制抽搐应用地西泮 10～20mg 静脉注射,
苯巴比妥钠 0.1～0.2g 肌内注射。

(3)急性冠脉综合征:高血压急症伴心肌缺血、心肌梗
死时,首选硝普钠或硝酸甘油(宜大剂量),硝酸异山梨酯
能降低前后负荷,还可选用 β 受体阻滞药和 ACEI。

(4)高血压合并急性左心衰竭:首选硝普钠立即降压
治疗,减轻心脏前后负荷,同时加用利尿药和吗啡,在降压
的同时心力衰竭也得到控制。

(5)主动脉夹层:原则上应迅速降压,同时控制心室率
防止主动脉夹层进一步扩展,保证脏器足够灌注前提下,
使血压维持在尽可能低的水平。要求在 30min 内使收缩
压低于 120mmHg,药物首选艾司洛尔联合硝普钠、吗啡,
避免单用硝普钠。

(6)嗜铬细胞瘤:首选 α 受体阻滞药,酚妥拉明 5mg
加入葡萄糖液 100～200ml 静脉滴注(0.1～0.3mg/min)。

(7)妊娠高血压:硫酸镁、肼屈嗪(肼苯达嗪)和拉贝洛
尔是一线用药。25%硫酸镁 5～10ml 深部肌内注射,或
10%硫酸镁 5～10ml 加 50%的葡萄糖液 40ml 缓慢静脉
注射。

十一、脑 出 血

脑出血是指脑的动脉、静脉或毛细血管破裂导致脑实

质内的出血。原发性脑出血由高血压动脉硬化所致;继发性脑出血是由某种疾病所致。其病死率与致残率都很高,本文只讨论原发性脑出血。

【诊断要点】

1. 多发于中老年人,多数有高血压病史,也可发生在患高血压的青年人。常在用力或情绪激动时发病。

2. 突然起病,病情进展迅速。多数无前驱症状,少数可有头晕、头痛、肢体麻木无力和口齿不清等前驱症状。

3. 全脑症状明显,多数有头痛、呕吐等颅内压增高的征象。较早出现不同程度意识障碍及肢体瘫痪,脉缓,呼吸深而慢,带有鼾声,抽搐、尿失禁直至昏迷。但老年人症状可不明显。

4. 症状与体征依出血部位而异。

(1)基底节区出血:由于出血常波及内囊,故可出现"三偏"征,即病灶对侧肢体的偏瘫、偏身感觉障碍和偏盲;如出现病灶对侧凝视麻痹则呈"四偏"。此外,尚可出现失语、失用、体像障碍、记忆力障碍等。基底节区出血可分为内侧型和外侧型。内侧型意识障碍重,可出现高热、血糖升高、胃肠出血。外侧型出血症状相对轻,而"四偏"症状明显。

(2)丘脑出血:①丘脑性感觉障碍,对侧肢体深浅感觉减退、感觉过敏或自发性疼痛;②丘脑性失语,语言缓慢而不清,发音困难,语言重复,但认读正常;③丘脑性痴呆,可出现记忆力减退、计算力下降、智力减退等;④出血向内破入脑室或蔓延至中脑,可引起垂直性凝视麻痹,表现为眼球向下凝视,对光反射减弱或消失;⑤如影响锥体外系可出现对侧肢体多动。

(3)脑桥出血:常有中枢性高热,深昏迷,早期出现病灶侧周围性面瘫,病灶对侧肢体偏瘫,即所谓交叉瘫;病情进展可出现双侧周围性面瘫及四肢瘫,瞳孔缩小如针尖大。基底部出血可出现"闭锁综合"征。有的小量出血者,症状轻微,预后良好。

(4)小脑出血:常有枕部剧痛、眩晕、步态蹒跚,病灶侧肌张力减低,共济失调。偏瘫、偏身感觉障碍常不明显。患者频繁呕吐,很快昏迷。如压迫脑干,枕骨大孔疝形成,可突然死亡。亦有预后良好者,尤其在老年人。

(5)脑室出血:原发性脑室出血系脉络膜动脉破裂所致。继发性系由脑实质出血破入脑室所致,较多见。发病后很快进入昏迷;四肢瘫,病理反射阳性;常出现去大脑强直及视丘下部症状如高热、血糖高、尿崩症、消化道出血等。

5. 脑脊液压力高,多为均匀血性。

6. 头颅 CT 检查,见出血部位高密度阴影,即可确诊。值得注意的是老年人脑出血的临床表现可不典型,疑似脑出血者应尽早做 CT 检查,CT 平扫可迅速准确地显示脑出血的部位、出血量、占位效应,是否破入脑室或蛛网膜下腔及周围脑组织受损情况,是疑似卒中患者首选检查方法。

7. 脑 MRI 可发现 CT 不能确定的脑干或小脑出血,能分辨病程 4～5 周后 CT 不能辨认的脑出血,区别陈旧性脑出血和脑梗死。

8. 脑血管检查有助于了解导致脑出血病变血管及病因,指导选择治疗方案。常用 DSA,CTA,MRA,CTV,MRV,TCD。DSA 能显示脑血管分支及动脉瘤的位置、大小、形态及分布,畸形血管的供血动脉及引流静脉,为血管内栓塞或外科手术提供可靠的病理解剖,是血管病变检查"金标准"。CTA 上出现"斑点"征是早期血肿扩大的预测因子。如果血肿部位、组织水肿程度或颅内静脉窦内异常信号提示静脉血栓形成,应考虑行 MRV 或 CTV 检查。

9. 脑出血诊断可根据:①急性起病;②局灶神经功能缺损症状(少数为全面神经功能缺损),常伴头痛、呕吐、血压升高及不同程度意识障碍;③头颅 CT 或 MRI 显示出血灶;④排除非血管性脑部病因。

【急救处理】

1. 一般处理

(1)保持静卧,尽可能避免搬动和不必要的检查,镇静通常是静脉给予丙泊酚、依托咪酯、咪达唑仑。不用抑制呼吸中枢的药物,如吗啡、哌替啶。

(2)高热者头部和两侧颈动脉及腋下、腹股沟区,放置冰袋降温。药物降温可用新癀片、吲哚美辛(消炎痛)等。

(3)吸氧,保持呼吸道通畅,头偏向一侧,清除呼吸道分泌物,必要时做气管插管或气管切开。

2. 降低颅内压

(1)20%甘露醇 250ml 快速(30min 内)静脉滴注,每 6~8 小时 1 次,可连续用 7~15 次。如出血量不多,老年患者或有心功能不全者,可减为 125ml。

(2)呋塞米 20~80mg 肌内注射或静脉注射,每 4~8 小时 1 次。适用于心功能不全或肾衰竭不宜用甘露醇者;或甘露醇应用后仍不足以降低颅内压者。

3. 适当控制血压

(1)对于高血压的治疗,多数人主张宜慎重、适当原则。但血压＞220mmHg应积极使用静脉降压药物降低血压;当患者血压＞180mmHg时,可使用静脉降压药物控制血压,根据患者情况调整降压速度,160/100mmHg为目标值。

(2)常用药物有拉贝洛尔、艾司洛尔等,避免使用速效降压药,防止血压骤降。拉贝洛尔静脉推注量每15分钟5～20mg,持续输注剂量2mg/min(最大300mg/d);用药中严密观察血压变化,每5～15min监测1次。

4. 重组活化Ⅶ因子 近几年研究表明重组活化Ⅶ因子(诺其)在脑出血3～6h早期应用,可使血肿明显缩小,改善预后,但血栓栓塞事件发生率轻度增高。

5. 其他

(1)保持营养和水、电解质平衡,液体量控制在2000～2500ml/d,注意补钾。

(2)防治感染及并发症,酌情选用抗生素。有癫痫发作者可选用苯妥英钠、丙戊酸钠;积极防治呼吸道、尿路感染和消化道出血。

(3)停止使用抗凝抗栓药物。对口服华法林相关脑出血,静脉应用维生素K;对肝素相关脑出血使用硫酸鱼精蛋白治疗;对静脉rt-PA溶栓相关脑出血,输入血小板(6～8U);目前尚无有效药物治疗抗血小板药物相关的脑出血。

6. 外科治疗 以下临床情况可考虑选择外科或微创手术治疗。

(1)出现神经功能恶化或脑干受压的小脑出血者,无论有无脑室梗阻致脑积水。

（2）脑叶出血＞30ml 且距皮质表面 1cm 内的患者。

（3）40ml 以上重症脑出血，由于血肿占位效应导致意识障碍恶化者，可微创手术清除血肿。

十二、蛛网膜下腔出血

蛛网膜下腔出血（SAH）是指脑底部或脑表面的血管破裂，血液直接进入蛛网膜下隙，常见原因为颅内动脉瘤、血管畸形、高血压等。

【诊断要点】

1. 多见于青壮年，多在用力或情绪激动时突然发病。

2. 常迅速出现剧烈头痛、呕吐，或伴有意识障碍。

3. 脑膜刺激征明显，但肢体瘫痪等局灶性体征缺如或较轻，少数可有精神症状或癫痫发作。

4. 老年人发病较轻或无头痛，脑膜刺激征可不明显，但精神症状多较显著。

5. 脑脊液压力增高，呈均匀血性。腰穿可用于 CT 结果阴性的可疑病例诊断。

6. 脑 CT 平扫是 SAH 诊断的首选，在发病 12h 内其敏感性高达 98％～100％。CTA，MRA，DSA（数字减影血管造影）可显示动脉瘤和动静脉畸形。

【急救处理】

1. 绝对卧床休息，保持大便通畅，头部置冰袋。

2. 头痛剧烈、烦躁不安者给地西泮 10mg 肌内注射或静脉注射，止痛药可选罗通定（颅痛定）、可待因等。

3. 血压高者要小心降压至 160/100mmHg，通常卧床休息和轻度镇静即可。不用利尿药，主张用短效药。

4. 降低颅内压，减轻脑水肿等处理，方法同脑出血治疗。

5. 抗纤维溶解疗法,急性期可选用如下药物:氨基己酸 4～6g＋生理盐水 100ml 静脉滴注,2/d。亦可用氨甲环酸(止血环酸)200～500mg 静脉滴注,1～2/d。

6. 解除脑血管痉挛。

(1)尼莫地平 1～2mg/h 静脉滴注,注意血压变化。口服剂量为 40mg/4h,连续应用 2～3 周以预防迟发性缺血事件。

(2)法舒地尔 30mg＋生理盐水 100ml 静脉滴注,于 30min 滴完,3/d。

7. 对大多数患者均应尽早对破裂动脉瘤行手术夹闭或血管内栓塞,以降低再出血发生率。

十三、短暂性脑缺血发作

传统的短暂性脑缺血发作(TIA)是指伴有局灶症状与体征的短暂脑血液循环的受阻或中断。每次发作持续时间短暂,反复发作,但症状和体征在 24h 内完全恢复为其特点。最近美国发表的卒中预防指南提出的 TIA 定义:"脑或视网膜局灶性缺血引起的神经功能障碍短暂性发作,临床症状持续时间通常不超过 1h,并且无新发脑梗死的证据"。新的定义是随着神经影像学、神经介入治疗学、血管超声学及临床经验的积累,对 TIA 认识的提高。TIA 是脑梗死的重要危险因素。

【诊断要点】

1. 突然发生局灶性脑或视网膜功能障碍的症状与体征,不出现全脑症状及意识障碍。

(1)颈内动脉系统 TIA:颈内动脉系统(前循环系统)主要包括颈内动脉、大脑前动脉、大脑中动脉。颈内动脉系统 TIA 多表现为单侧（同侧）视觉或大脑半球症状：短暂性同侧单眼一过性黑矇（一个眼睛突然视物模糊或失明，几秒钟内达到高峰，几分钟内恢复，系同侧颈内动脉的分支——眼动脉缺血）；一侧面部或肢体的无力或麻木，可以出现失语和认知及行为功能改变。

（2）椎-基底动脉系统 TIA：椎-基底动脉系统（后循环系统）包括椎动脉、基底动脉和大脑后动脉。后循环缺血系指椎-基底动脉系统 TIA 和梗死。现认识后循环缺血的主要机制并不是早期所认为的原位血栓形成，而是栓塞。椎-基底动脉系统 TIA 一般表现为眩晕、复视、吞咽困难、构音障碍、共济失调、交叉性运动或感觉障碍、偏盲或双侧视力丧失。猝倒发作和短暂性全脑遗忘是椎-基底动脉系统 TIA 的特殊型。

2. 持续时间短，一般多在数分钟至 1h 内，恢复完全不遗留神经功能缺损体征。

3. 应与小灶脑出血、偏头痛、局限性癫痫、梅尼埃综合征等相鉴别。

4. 凡临床诊断为 TIA 发作者，应进行必要的辅助检查。

（1）常规 CT 检查：以除外脑出血和占位性病变。头颅 CT 对 TIA 发作无诊断意义。

（2）磁共振成像（MRI）和磁共振血管造影术（MRA）：可以准确地对急性卒中做出定位并可对堵塞血管做出正确判断。MRI 的弥散成像和灌注成像技术可以更早发现脑组织的可逆性缺血和血管再灌注的状况。MRI、DWI 加权像常可在 TIA 发作后见到颅内异常信号，有条件时可做 dMRI 检查。

（3）经颅彩色多普勒超声（TCD）：根据颅内血管的血流速度、流向可测得各大血管的狭窄情况，同时根据血流检查过程中的异常信号流，监测有无栓子脱落及栓子多少等。

（4）超声检查：对颈动脉和椎-基底动脉的颅外段检查有助于发现动脉内膜增厚，斑块形成和狭窄程度。超声心动图检查有助于明确栓子是否来自心脏。

【TIA 的评估】 由于 TIA 发生 1 个月再发风险是无 TIA 病史者 30 倍，需要及早处置和预判，$ABCD^2$ 评分预测 90d 内再发卒中风险的效能最好（表 4-9）。发病 72h 内的 TIA 患者 $ABCD^2 \geqslant 3$ 或 $ABCD^2$ 评分在 0~2，但预计 2d 内无法确诊均应收入院诊治。

表 4-9　$ABCD^2$ 评分（最高 7 分）

TIA 的临床特征			得分
A(age)	年龄	＞60 岁	1
B(blood pressure)	血压	收缩压＞140mmHg	1
		或舒张压＞90mmHg	
C(clincal syndrome)	临床症状	单侧无力伴言语障碍	2
		仅有言语障碍不伴无力	1
D(duration)	持续时间	＞60min	2
		10~59min	1
D(diabetes)	糖尿病	存在	1

【急救处理】

1. 抗血小板药物　应用于非心源性 TIA。

（1）阿司匹林：75~325mg/d，常用剂量为 100mg/d。为减少胃肠反应而用肠溶片，疗效肯定，为一线用药。

（2）氯吡格雷（波立维）：对有阿司匹林抵抗或有阿司匹林不良反应或合并多种危险因素者可应用之，疗效亦好。常用剂量为 75mg/d。

（3）阿司匹林 25mg＋缓释型双嘧达莫（200mg，2/d）联合应用。西洛他唑 100mg，2/d。均可作为阿司匹林和氯吡格雷的替代治疗药物。

（4）对于发生在 24h 内具有脑卒中高复发风险（ABCD^2≥4 分）的急性非心源性 TIA 和发病 30d 内伴有症状性颅内动脉严重狭窄的 TIA，应尽早给予阿司匹林联合氯吡格雷治疗。

2. **抗凝治疗**　应用于有明确心源性栓子来源的 TIA。

（1）华法林：适用于有心房纤颤又有 TIA 发作者。2.5mg/d，定期检测 PT、APTT，并控制 INR 在 2.0～3.0。[INR＝PTR^{ISI}＝（患者 PT 时间/正常 PT 时间）^{ISI}]。

（2）低分子肝素那曲肝素钙 0.4ml，2/d，腹部皮下注射，10d 为 1 个疗程。可应用于对非瓣膜性心房纤颤及经抗血小板治疗，症状仍频繁发作者。

（3）新型口服抗凝药达比加群、利伐沙班、阿哌沙班等可作为华法林的替代药物。

（4）伴有房颤的 TIA 不能接受口服抗凝药，可应用阿司匹林单药，或联合氯吡格雷抗血小板治疗。

3. **病因治疗**　如颈内动脉斑块、内膜增厚或颅内动脉狭窄者应用他汀类药物治疗，如辛伐他汀（舒降之）20mg/d。

4. **改善循环药物**　可选用银杏叶制剂、川芎嗪、脉络宁、血栓通等，还有丁苯酞治疗。

十四、脑 梗 死

脑血栓形成是脑血管被凝固的血块所阻塞,其形成机制主要是由于种种原因致血管壁受损,管腔狭窄再加上血压下降,血流缓慢及血黏稠度增高等因素形成脑血栓。脑栓塞是因脑外栓子随血流进入某脑动脉,阻断脑血流引起。

脑血栓形成与脑栓塞通称脑梗死。两者虽然有可供鉴别之处,但有时临床上甚至病理上都很难鉴别。

【诊断要点】

1. 脑血栓形成多见于高龄脑动脉硬化症者;脑栓塞多见于风湿性心脏病患者及冠心病伴有心房颤动者。

2. 脑血栓形成常在睡眠状态及安静时发病,脑栓塞则动态与静态都可发病。

3. 脑血栓形成常有前驱症状,病情多表现为进展型;脑栓塞多无前驱症状,起病急。

4. 脑血栓形成意识障碍相对较轻,而偏瘫失语症状比较明显。脑栓塞意识障碍相对重,可有意识很快好转又再加重的意识改变。

5. 早期症状识别,如患者突然出现以下症状应考虑脑卒中可能,应尽快送至附近有条件的医院(能急诊 CT 和具备溶栓条件):①一侧肢体(伴或不伴面部)无力、麻木;②言语不清、饮水呛咳、吞咽困难;③一侧或双侧视力丧失或模糊、复视、双眼向一侧凝视;④理解语言困难,语不能;⑤眩晕伴呕吐,步态不稳;⑥既往少见的严重头痛、呕吐;⑦意识障碍或抽搐。

病史采集:询问症状出现的时间最为重要,应精确到几点几分。若于睡眠中起病应以最后表现正常的时间作为起病时间。其他包括神经症状发生及进展特征、血管及心脏病危险因素、用药史等。

6. 颈内动脉系统、椎-基底动脉系统皆可发生脑梗死。由于阻塞血管和部位不同,可出现不同的局灶症状与体征。

7. 体格检查,应进行详细的神经系统检查。用 NIH-SS 评分以评估神经功能缺损的严重程度。

8. 头颅 CT 与脑 MRI 检查可确定诊断。

首选头 CT 平扫,目的是排除脑出血,鉴别非血管性病变(如脑肿瘤)。

常规 CT 在脑缺血发病 6h 内几乎不能显示病变的异常,在发病 24h 内仅表现稍低密度影及局限性水肿,其敏感性为 58%。2～15d 后梗死软化灶可显示清楚。MRI 在早期显示缺血病灶上优于 CT,尤其是弥散成像和血流灌注成像技术可以超早期发现缺血异常。现临床开始把磁共振弥散/灌注成像技术(DWI/PWI)作为脑梗死的超早期诊断手段,应用于溶栓患者的筛选。在行 DWI 和 PWI 后发现不匹配(PWI＞DWI),则行 MRA 检查,如 MRA 显示大动脉主干闭塞,则采用动脉溶栓以增加血管再通的概率,如 MRA 未发现大动脉主干闭塞,则应用静脉溶栓即可。CTA,DSA 都可提供有关血管闭塞或狭窄的信息。

9. 实验室检查包括血常规、肝肾功能、血糖、血脂、电解质、ECG、心肌酶、凝血。必要时脑脊液检查。

10. 急性脑梗死诊断标准。①急性起病;②局灶神经功能缺损(一侧面部或肢体无力或麻木,语言障碍等),少数为全面神经功能缺损;③症状或体征持续时间不限(当影像学显示有责任病灶时),或持续 24h 以上(当缺乏影像学责任病灶时);④排除非血管性病因;⑤脑 CT/MRI 排除脑出血。

【急救处理】 脑梗死治疗的目的是恢复脑血流循环救治半暗区,减轻继发性神经元损伤,改善神经功能缺损程度。近年来由于对缺血性脑卒中的治疗取得了很大进展,重点是急性期的分型治疗,腔隙性脑梗死不宜脱水,主要是改善循环,大面积脑梗死应积极抗脑水肿降颅压,防止脑疝形成。中灶梗死,梗死面积小于 1 个脑叶,最适于溶栓治疗,在治疗时间窗内(4.5h 内或 6h 内)应积极溶栓。

1. 一般处理 保持呼吸道通畅,多吸痰,必要时给氧、气管切开;保持营养和水电解质平衡;密切观察病情,定期记录呼吸、血压、脉搏、瞳孔、体温、神态的变化。

2. 超早期静脉溶栓治疗

(1)溶栓适应证:符合时间窗;有缺血性卒中导致神经功能缺损症状;年龄为 18-75 岁,脑 CT 已排除颅内出血,且无早期大面积脑梗死影像学改变;患者及其家属同意并签署知情同意书。

(2)禁忌证:既往有颅内出血;近 3 个月有头颅外伤史;近 3 周有胃肠或泌尿系出血;近 2 周进行过大的外科手术,近 1 周做过动脉穿刺;近 3 个月有脑梗死或心肌梗死史;已服抗凝药或脑卒中前 48h 用过肝素治疗,血小板计数 $< 100 \times 10^9 /L$,收缩压 ≥ 180mmHg,或舒张压 ≥ 100mmHg,CT 提示多脑叶梗死(低密度影 $> 1/3$ 大脑半球)。

(3)溶栓药物治疗方法

①重组组织型纤溶酶原激活药(rt-PA)：对发病 3h 内和 3~4.5h 的患者，按照适应证和禁忌证严格筛选患者，尽快给予 rt-PA 溶栓治疗。剂量为 0.9mg/kg(最大剂量 90mg)，先静脉推注 10%(1min)，其余剂量静脉滴注，60min 滴完。

对严格选择的发病 3h 内的急性缺血性脑卒中患者，应积极采用静脉溶栓，首选 rt-PA。无条件可用尿激酶代替。

②尿激酶：在发病 6h 内剂量为 100 万~150 万 U，溶于生理盐水 100~200ml 中，持续静脉滴注 30min。

(4)溶栓注意事项

①溶栓可引起继发出血、致命的再灌注损伤和脑水肿，不宜在基层门诊开展。

②患者出现严重头痛、恶心、呕吐和血压急性增高，应停止溶栓药物，行紧急头颅 CT 检查。

③超过时间窗溶栓多不会有治疗效果，且会增加再灌注损伤和出血。恢复期患者应禁止溶栓治疗。

3. 动脉溶栓治疗 对发病 6h 以内重症大脑中动脉闭塞患者动脉使用重组尿激酶原，可在 DSA 直视下应用导管注入血管闭塞的部位进行动脉溶栓，对大脑中动脉闭塞的缺血性卒中是有效的。对后循环动脉闭塞致严重脑卒中且不适宜静脉溶栓者，在 24h 内采用动脉溶栓也可能有益。

4. 降纤治疗 很多证据显示脑梗死急性期血浆中纤维蛋白原和血液黏滞度增高。脑梗死早期(特别是 12h 以内)可选用降纤治疗；高纤维蛋白原血症患者更应积极降纤治疗。应严格掌握适应证、禁忌证。

(1)巴曲酶:国内已应用多年,有报道发病 72h 内的颈内动脉系统脑梗死患者,结果显示巴曲酶治疗急性脑梗死有效,症状改善明显。

(2)降纤酶:应用国产降纤酶亦有效降低脑梗死患者中的纤维蛋白原水平,发病 6h 内效果更佳。

使用时应注意出血倾向。

5. 降颅内压治疗 急性脑梗死颅内压增高并不常见。大脑中动脉主干、颈内动脉梗死者可产生急性颅内压增高,但所有脑梗死者均有脑水肿,常在发病后 2～5d 更为明显。

(1)20％甘露醇 125ml 静脉滴注,每 6～8 小时 1 次。脑水肿明显者可 250ml 静脉滴注,6～8h 1 次。

(2)呋塞米 40mg 静脉注射。

(3)10％甘油果糖 250～500ml 静脉滴注,2/d。

(4)20％人血清蛋白 10～20g 静脉滴注,1/d。

6. 血压管理 原则上急性期不使用降压药。多数患者不用降压药,血压也会下降。如血压＞200/110mmHg,可应用 β 受体阻滞药拉贝洛尔、乌拉地尔等。

7. 抗血小板治疗

(1)对无禁忌证的不溶栓患者应在卒中后尽早开始使用阿司匹林 150～300mg/d,急性期后改为 100mg/d。溶栓的患者应在溶栓 24h 后使用,剂量为 100mg/d。

(2)对不能服用阿司匹林或合并多种危险因素者可使用氯吡格雷 75mg/d。

8. 抗凝 对大多数急性缺血性脑卒中患者不推荐无选择地早期抗凝治疗。对于少数特殊患者的抗凝治疗,可谨慎评估风险/效益比后选择。特殊情况下溶栓后还需要抗凝治疗,应在 24h 后使用抗凝药。

9. 其他药物治疗

(1)丁苯酞软胶囊(恩必普):可以改善缺血区微循环,增加缺血区脑血流量,保护线粒体功能,对缺血性脑梗死有较好的治疗作用,剂量为 0.2g,3/d。

(2)调脂治疗:如辛伐他汀 20～40mg,每晚 1 次。

10. 脑神经保护药治疗

(1)单唾液酸四己糖神经节苷脂钠注射液(施捷因)100mg＋生理盐水 250ml,静脉滴注,1/d,共 15d。

(2)依达拉奉注射液 30mg＋生理盐水 100ml,静脉滴注,1～2/d,共 15d。

(3)胞磷胆碱钠、吡拉西坦(脑复康)等。

11. 中医中药治疗　建议根据具体情况和患者意愿决定是否选择应用。

十五、颅内静脉窦血栓形成

脑静脉系统血栓形成通常是指静脉窦血栓形成。颅内静脉窦血栓形成过去一直被认为是一种罕见的脑血管病且预后不良。随着影像学的发展和对该疾病认识的提高,对本病的报道越来越多。

【诊断要点】

1. 临床表现多样,由两因素决定,一是静脉系统引流障碍引起的颅高压症状;二是静脉缺血、梗死或出血所致局灶脑损害。绝大多数患者亚急性起病,有头痛、恶心、呕吐、视盘水肿等颅内压增高的症状与体征。

2. 常见的症状有头痛、呕吐、癫痫、偏瘫及四肢瘫与意识障碍。

3. 女性明显多于男性。

4. 绝大多数有明确的危险因素,如妊娠、产褥期、长期口服避孕药、红细胞增多症、严重脱水、肾病综合征等。

5. 实验室检查常出现血浆纤维蛋白原增高,蛋白 C 及蛋白 S 缺乏,抗凝血酶Ⅲ缺乏,凝血因子Ⅴ及Ⅱ基因突变等血液学方面的异常。故此病和血浆中高凝状态有密切关系。

6. 脑脊液检查提示有颅压明显升高,多数有红细胞增多。

7. 影像学改变。

(1)因颅内静脉窦闭塞可造成大脑皮质广泛的脑水肿,故脑 CT 或脑 MRI 可见病变相应部位大范围水肿病灶,占位效应明显,并伴有灶性出血。

(2)脑 CT 的特征性改变为硬膜窦内异常高密度影,脑实质静脉呈高密度即"条索"征,强化后硬膜窦内呈"空三角"征。

(3)脑 MRI 的特征性表现为 T_1 及 T_2 加权像在静脉窦内异常高信号。MRA 显示梗死的静脉窦不显影。

(4)脑血管造影或数字减影血管造影(DSA)可直接观察到静脉窦的血栓形成,但有创伤性。

【急救处理】 1. 抗凝治疗 现有证据表明无抗凝禁忌证的颅内静脉窦血栓形成患者,应接受抗凝治疗。

(1)普通肝素 1 万 U 静脉滴注,以后持续静脉滴注,使活化部分凝血活酶时间(APTT)维持在对照组的 2～3 倍,持续 7～10d。常见的不良反应为诱发颅内出血,故应注意剂量及滴液速度。

（2）那曲肝素钙 0.4ml 脐旁皮下注射，每 12 小时 1 次，连用 7d。随后华法林口服，INR 目标值 2～3。抗凝治疗至少持续 3 个月，然后改为抗血小板聚集治疗。

2. 溶栓治疗　尚无充分证据支持在颅内静脉窦血栓形成患者中应用全身或局部溶栓治疗。如果给予足量抗凝治疗后病情仍然恶化，可考虑溶栓治疗。

全身静脉溶栓由于局部药物浓度低现已较少使用，导管介入局部药物溶栓技术难度大，仅适用有条件医院开展。

3. 降低颅内压

4. 保护脑细胞　应用细胞活化药。

5. 病因治疗　应注意海绵窦和乙状窦血栓形成多伴感染，且与细菌感染相关，应积极抗菌治疗。

十六、急性面神经炎

【诊断要点】

1. 多有面部受凉或感染史，患侧外耳道、乳突区或下颌角可有疼痛。急性起病，多为单侧。

2. 患侧额纹变浅或消失，睑裂增大，流泪，鼻唇沟变浅、口角下垂，不能皱额、蹙眉、闭目、鼓腮、吹口哨等动作。闭眼时眼球向上转而露出白色巩膜，称 Bell 现象。乳突前方有压痛。但无舌瘫及肢体瘫痪。

3. 可有患侧舌前 2/3 味觉减退或消失；听觉过敏；外耳道疱疹等。

【急救处理】

1. 避免冷风吹袭，用眼罩保护角膜，滴眼药水，涂眼膏。

2. 口服地巴唑 10mg，3/d；肌内注射维生素 B_1 100mg

加维生素 B_{12} 500μg,1/d;口服维生素 B_6、三磷腺苷等。

3. 口服泼尼松 1mg/(kg·d),3/d,3～5d 后渐减量,连续使用不宜超过 10d。

4. 局部用红外线、短波透热等理疗。

5. 阿昔洛韦用于带状疱疹感染引起的 Hunt 综合征。阿昔洛韦 0.2g,口服,5/d;或 5mg/kg 静脉滴注,8h 1 次,7d。

十七、癫痫持续状态

癫痫持续状态是指癫痫部分性或全身性抽搐频繁发作,部分性发作未合并意识障碍者持续时间超过 30min 以上,全身性发作在 2 次发作间歇期患者意识未恢复的持续抽搐或昏迷状态。一般与停药不当、精神高度紧张、过度疲劳、感染性及颅内器质性病变有关。

【诊断要点】

1. 全身强直-阵挛性发作持续状态 为癫痫持续状态中最常见的类型,患者连续多次发作强直-阵挛性抽搐,伴有意识障碍,发作间期仍处于昏迷状态。可有呼吸暂停、瞳孔散大、舌咬破、跌伤及尿失禁等。反复发作间歇期越来越短、体温升高、角膜反射消失、口唇青紫、心动过速或心律失常,持续 90min 以上者预后不良。

2. 单纯部分发作持续状态 表现为持续的颜面或口角抽动、个别手指或单侧肢体的连续抽搐,可达数小时以上。有时可扩展为全身性发作。

3. 肌阵挛性发作持续状态 持续性肌阵挛抽搐,无意识障碍,以头部及上肢肌肉为主的双侧节律性肌阵挛抽动。

4. 复杂部分发作持续状态 可由单纯部分癫痫持续

状态加重或转化,出现意识障碍或为精神运动发作及自动症持续状态。可以发展为全身强直-阵挛性发作。

5. 脑电图检查对癫痫诊断有价值　主要改变为棘波、多棘波、棘-慢波等。选择性 CT、MRI、MRA、DSA、PET 等有助于病因诊断。

【急救处理】

1. 一般处理

(1)患者平卧,松解衣扣、裤带,取出义齿,头偏向一侧。

(2)经常清除呼吸道分泌物、吸氧。

(3)用开口器或外包多层纱布的压舌板垫在上下磨牙之间,防止咬破颊、舌。

2. 癫痫发作持续状态时,控制抽搐可选用下列药物

(1)首选地西泮:10～20mg 缓慢静脉注射,静脉注射速度为 3～8mg/min,必要时 15～20min 后重复给药;也可以把地西泮 20～50mg 稀释于 5% 葡萄糖液 500ml 中静脉滴注,但 24h 总量不超过 100mg。如有呼吸受抑制的表现,立即停止用药。

(2)苯巴比妥钠:0.1～0.2g 肌内注射,用于加强地西泮静脉注射后的长时效抗惊厥,每 12 小时 1 次。

(3)丙戊酸钠:5～15mg/kg 溶于附带注射用水中,在 3～5min 内静脉推注,每日可重复 2 次。亦可静脉维持 0.5～1.0mg/(kg·h)。可迅速终止一些继发性癫痫持续状态。

(4)异戊巴比妥钠:0.5g 溶于 5% 葡萄糖液 20ml,以 2～3ml/min 缓慢静脉注射,多数患者可在 5～6min 内停止发作。

（5）苯妥英钠：可用于对上述药物效果不佳者，剂量为5～10mg/kg 溶于 5‰葡萄糖液 20～40ml，注射速度为50mg/min。可引起低血压及心电图改变，应在心电监护下用药。

（6）氯硝西泮：成人首剂 3mg 缓慢静脉推注，数分钟奏效，对各型发作持续状态疗效都好，以后 5～10mg/d，静脉滴注。对呼吸及心脏抑制较强，须加注意。

（7）咪达唑仑：先给予 0.1mg/kg 静脉注射后给予0.1mg/（kg·h）静脉持续滴注。注意有 15%患者可发生呼吸抑制，禁与阿片类药物合用。

（8）利多卡因：用于地西泮类无效者，首次静脉注射100mg，然后以 2～4mg/（kg·d）静脉滴注，可迅速控制发作。

3. 对症治疗　反复的全身强直-阵挛发作会引起脑水肿，又可引起癫痫发作，可静脉滴注 20%甘露醇。必要时应用抗生素治疗和预防肺部感染。

十八、良性发作性位置性眩晕

　　良性发作性位置性眩晕（BPPV）也称良性位置性眩晕或耳石症。常由于后半规管内的淋巴中耳石引起，耳石在半规管底部，患者动作时内淋巴带着耳石一起移动，随后沉回半规管最低点，耳石的运动再激发内淋巴流动刺激壶腹嵴内的毛细胞引发眩晕感。本病非常多见，约见眩晕性疾病的 1/3，无明显病因，属于常见的外周前庭功能紊乱。

【诊断要点】

1. 多数属于原发，部分继发于迷路炎、突聋、前庭神经炎、偏头痛等疾病。

2. 患者女性多于男性,常发生于中老年人。病程可呈自限性。

3. 症状由一定头位所诱发,持续短于 30s 的剧烈眩晕,不伴耳鸣、耳聋,呈旋转性或漂浮感,可伴发头痛、恶心、恐惧和不稳定感。

4. 体位试验(Dix-Hallpike test)阳性,其特征如下。

(1)短潜伏期,一般为 1~5s。

(2)持续时间短,一般<30s。

(3)恢复坐位时出现反向眼震。

(4)反复置于诱发位置头位反应减弱(眼震有疲劳性)。

(5)头偏左侧出现眼震时判断为左侧病变,反之为右侧病变,双侧诱发出眼震则诊断双侧 BPPV。

5. 排除后循环缺血、颅后窝肿瘤、颈椎病等。

6. 听力、前庭功能检查,听觉诱发电位和脑 CT 及 MRI 均正常。

【急救处理】

1. Epley 法治疗 以右耳 BPPV 为例,步骤如下。

(1)患者平卧于(仰卧)治疗床上,头部伸过枕头,颈部轻微过伸,开始右耳在下(头颈部向右扭转)。

(2)然后不抬头,头转向左侧(左耳向下)。

(3)患者屈膝身体一起向左侧翻转,侧卧于治疗床上,眼睛向下看卧榻。

(4)从左侧坐起。

上述过程反复进行,每一体位持续时间相当于眼震潜伏期加眼震持续时间,直至任何一体位均无眩晕。

2. Brandt-Daroff 法治疗 患者坐在床前,身体从一侧摆至另一侧,头侧部着床,脸面稍斜向上方。

3.BPPV诊断治疗仪 全自动化耳石复位系统（SRM-4 BPPV诊断系统），能完成手法复位不能达到的360°复位治疗。

由于BPPV非常多见，被许多中老年人误诊为椎-基底动脉供血不足，如能重视眩晕有体位性、短暂性和周围性的特征，要考虑到BPPV，其体位试验有助于诊断。在治疗过程要观察眼震方向，持续时间，以及可能出现的不良反应，尤其注意预防剧烈眩晕、恶心、呕吐、跌倒和心脑血管意外等的发生。

十九、支气管哮喘

【诊断要点】

1.反复发作喘息、气急、胸闷或咳嗽，多与接触变应原、冷空气、物理、化学性刺激及病毒性上呼吸道感染、运动等有关。

2.发作时在双肺可闻及散在或弥漫性，以呼气相为主的哮鸣音，呼气相延长。

3.上述症状和体征可经治疗缓解或自行缓解。

4.除外其他疾病所引起的喘息、气急、胸闷和咳嗽。

5.临床症状不典型者，应至少具备下列一项阳性。

(1)支气管激发试验阳性。

(2)支气管舒张试验阳性[第1秒用力呼气容积（FEV_1)增加＞12%，且 FEV_1 增加绝对值＞200ml]。

(3)呼气流量峰值（PEF)平均每日昼夜变异率＞10%或周变异率＞20%。

6.符合上述1~4条或具备第5条中任一条者，可诊断。

7.哮喘急性发作时病情严重程度的分级见表4-10。

表 4-10 哮喘急性发作时病情严重程度分级

临床特点	轻度	中度	重度	危重
气短	步行、上楼时	稍事活动	休息时	—
体位	可平卧	喜坐位	端坐呼吸	—
讲话方式	连续成句	单句	单词	不能讲话
精神状态	可有焦虑,尚安静	时有焦虑或烦躁	常有焦虑、烦躁	嗜睡或意识模糊
出汗	无	有	大汗淋漓	—
呼吸频率	轻度增加	增加	常>30/min	
辅助呼吸肌活动及"三凹"征	常无	可有	常有	胸腹矛盾呼吸
哮鸣音	散在,呼吸末期	响亮、弥漫	响亮、弥漫	减弱,乃至无
脉率(次/min)	<100	100~120	>120	脉率变慢或不规则
奇脉	无,<10mmHg	可有,10~25mmHg	常有,10~25mmHg(成人)	无,提示呼吸肌疲劳
最初支气管扩张药治疗后PEF占预计值或个人最佳值%	>80%	60%~80%	<60%或<100L/min或作用时间<2h	
PaO_2(吸空气,mmHg)	正常	≥60	<60	<60

（续　表）

临床特点	轻度	中度	重度	危重
$PaCO_2$（mmHg）	＜45	≤45	＞45	＞45
SaO_2（吸空气,%）	＞95	91～95	≤90	≤90
pH 值	—	—	—	降低

注:只要符合某一严重程度的某些指标,而不需满足全部指标,即可提示为该级别的急性发作;1mmHg＝0.133kPa;-:无反应或无变化

【急救处理】

1. 发作期的治疗

（1）吸氧:流量通常为 2～3L/min。

（2）按需使用速效 β_2 受体激动药:沙丁胺醇气雾剂,在第 1 小时每 20 分钟吸入 2～4 喷。随后根据治疗反应,轻度急性发作可调整为每 3～4 小时 2～4 喷,中度急性发作每 1～2 小时 6～10 喷。

部分中度和所有重度急性发作的患者,可通过有压力定量气雾剂的储雾器给药,也可通过射流雾化装置给药。通常可用 0.5％沙丁胺醇雾化溶剂 0.5～1ml ＋生理盐水 2ml 雾化吸入。推荐在初始治疗时间段（每 20 分钟）或连续雾化给药,随后根据需要间断给药（每 4 小时 1 次）。

（3）规律使用长效 β_2 受体激动药:沙美特罗口吸剂吸入 1～2 吸,1～2/d。适用于哮喘尤其是夜间哮喘的预防和持续期的治疗。现推荐联合吸入糖皮质激素和长效 β_2 受体激动药治疗哮喘,其协同抗炎平喘作用相当于成倍剂量吸入糖皮质激素的疗效,尤为适合于中、重度难治性哮

喘的长期治疗。

（4）规律使用吸入型糖皮质激素：吸入型糖皮质激素是长期治疗持续性哮喘的首选药物。对中度以上的患者，单用 β_2 受体激动药是不可能完全缓解的，应按病情需要，规律使用低、中、高剂量的糖皮质激素（表 4-11）。

表 4-11 常用吸入激素的每天剂量($\mu g/d$)高低与互换关系

药物	低剂量(μg)	中剂量(μg)	高剂量(μg)
二丙酸倍氯米松	200～500	500～1000	＞1000～2000
布地奈德	200～400	400～800	＞800～1600
丙酸氟替卡松	100～250	250～500	＞500～1000
环索奈德	80～160	160～320	＞320～1280

吸入给药直接作用于呼吸道，局部作用强、全身不良反应少。吸药后及时用清水含漱口咽部。

（5）白三烯调节药：可减轻哮喘症状、改善肺功能、减少哮喘的恶化。扎鲁司特 20mg，2/d；孟鲁司特 10mg，1/d；异丁司特 10mg，2/d。

（6）抗胆碱能药物：异丙托溴铵气雾剂 40～80μg，每日 2～4 次；经雾化泵吸入异丙托溴铵溶液 500μg，每日 2～3 次。本品对有吸烟病史的老年哮喘患者较为适宜，但对妊娠早期妇女和患有青光眼或前列腺肥大的患者应慎用。

（7）茶碱类：口服或静脉应用氨茶碱。氨茶碱，每次 0.1～0.2g，3/d；茶碱缓释片，每次 0.1～0.2g，2/d。

2. 重症哮喘的治疗

(1)补液:根据失水及心脏情况补等渗液 2000～3000ml/d。

(2)静脉应用糖皮质激素:琥珀酸氢化可的松 400～1000mg/d 或甲泼尼龙 80～160mg/d。无激素依赖倾向者可在短期(3～5d)内停药;有激素依赖倾向者应延长给药时间,控制哮喘症状后改为口服给药,并逐步减少激素用量。

(3)氨茶碱:氨茶碱 0.25～0.5g 加入 5％葡萄糖液 500ml,缓慢静脉滴注 6～8h,每天总量不超过 1g。监测血药浓度,及时调整浓度和滴速,氨茶碱有效、安全的血药浓度范围应在 6～15mg/L。缓解后减量或改口服。

(4)持续雾化吸入沙丁胺醇联合短效抗胆碱能药物及激素混悬液。如沙丁胺醇溶液 2.5mg＋异丙托溴铵溶液 500μg＋吸入用布地奈德混悬液 1mg,雾化吸入,每日 2～3 次。

(5)肾上腺素:在重症哮喘危及生命时,可用 0.1％肾上腺素 0.2～0.5ml 皮下注射。高血压、心脏病患者禁用。

(6)其他治疗:氧疗、气管插管和机械通气;祛痰药和抗生素的应用;纠正电解质紊乱及酸碱平衡等。

二十、自发性气胸

【诊断要点】

1. 有慢性呼吸系统疾病史,如肺气肿、肺大疱等。常有用力过度、剧咳等诱因。

2. 起病急,突发胸痛,常为针刺样或刀割样疼痛,伴刺激性咳嗽、呼吸困难,严重者发绀甚至昏迷。

3. 少量气胸体征不明显。大量气胸时气管向健侧移位,患侧语颤减弱,呼吸音减弱或消失。叩诊呈鼓音。

4. X线检查气胸部位透光度增强,无肺纹理,形成一积气带。肺萎缩被压向肺门,外缘呈弧形或分叶状。X线胸片大致可计算气胸后肺压缩程度,这对处理有一定意义。如从肺尖气胸线至胸腔顶部估计气胸大小,距离≥3cm 为大量气胸,<3cm 为小量气胸。简易评估法:在气胸侧,以横突外缘至胸壁内缘为基准范围(为整个一侧肺野),当肺野外侧受压至上述范围之 1/4 时,肺组织大约受压 35%;当受压至 1/3 时,肺组织受压 50%;当受压 1/2时,肺组织受压 65%;当受压至 2/3 时,肺组织受压 80%;而当肺组织全部被压缩至肺门,呈软组织密度时,肺组织受压约为 95%。X线检查可以确诊,同时可了解肺被压缩程度,有无胸腔积液及肺部原发病灶。

5. 必要时可做诊断性穿刺,以鉴别自发性气胸的类型。

6. 分类

(1)闭合型:无明显症状或轻度气短,抽气后症状迅速缓解。

(2)开放型:症状较明显,抽气后症状好转,但停止抽气后又出现症状。

(3)张力型:呈进行性呼吸困难、发绀,甚至出现休克、昏迷,如不及时抢救可危及生命。

【急救处理】

1. 一般处理

(1)患者半卧位,尽量避免搬动,酌情给小剂量镇静药。

(2)呼吸困难者,吸氧。

(3)胸痛、咳嗽者,可给可待因 0.03g,3/d。

(4)控制呼吸道感染,使用抗生素。头孢哌酮钠/舒巴坦钠(舒普深)2g 加生理盐水 100ml 静脉滴注,2～3/d。

2. 胸腔排气

(1)闭合型:无明显症状者,无基础性疾病、气胸量＜20％者可不抽气,静卧后气体可自行吸收。否则应予抽气,每次抽气量不超过 1000ml。

胸膜腔穿刺抽气法:用气胸针在患侧锁骨中线第 2 前肋间或腋下区第 4、第 5 或第 6 肋间于皮肤消毒后直接穿刺入胸膜腔,连接 100ml 注射器或人工气胸机抽气。

(2)开放型:应及时用胸腔闭式引流法负压引流。

(3)张力型:立即用 100ml 注射器连接胶管、针头,在患侧锁骨中线第 2 肋间穿刺。在连续抽气情况下,紧急送医院。

二十一、新型冠状病毒肺炎

【诊断要点】

1. 流行病学特征

(1)传染源:主要是新型冠状病毒感染的患者,无症状感染者也可能成为传染源。

(2)传播途径:经呼吸道飞沫和接触传播是主要的传播途径,气溶胶和消化道等传播途径尚待明确。

(3)易感人群:人群普遍易感。

2. 临床特征

(1)临床表现:①基于目前的流行病学调查,潜伏期

1～24d,多为3～7d。②以发热、乏力、干咳为主要表现。少数患者伴有鼻塞、流涕、咽痛和腹泻等症状。③重症患者多在发病1周后出现呼吸困难和(或)低氧血症,严重者快速进展为急性呼吸窘迫综合征、脓毒症休克、难以纠正的代谢性酸中毒、多器官功能障碍和出、凝血功能障碍等。

(2)实验室检查:发病早期外周血白细胞总数正常或减少,淋巴细胞计数减少,部分患者可出现转氨酶、乳酸脱氢酶(LDH)、肌酸激酶和肌红蛋白增高;部分危重者可见肌钙蛋白增高。多数患者C反应蛋白(CRP)和血沉升高,降钙素原正常。严重者D-二聚体升高、外周血淋巴细胞进行性减少。重型、危重型患者常有炎症因子升高。

在鼻咽拭子、痰、下呼吸道分泌物、血液、粪便等标本中可检测出新型冠状病毒核酸,或者通过培养检出新冠状病毒。

为提高核酸检测阳性率,建议尽可能留取痰液,实施气管插管患者采集下呼吸道分泌物,标本采集后尽快送检。

(3)胸部影像学

①早期:病灶分布两肺背侧胸膜下,以下叶为著,单发或双肺多发磨玻璃密度影(GGO),其内肺纹理可见,呈网格状(提示小叶内间质增厚),伴随血管增粗;部分表现为结节伴周围晕征;部分病灶长轴与胸膜平行,不按肺段分布。一般无空洞形成,无胸腔积液,纵隔淋巴结无明显肿大。

②进展期:病灶随着病情进展,范围迅速增多扩大,沿着支气管血管束从周围向中央推进,也可呈反蝶翼状分布;病灶内密度增高或不均匀,出现实变。

③重症期:表现为大范围肺组织密度增高实变,少数呈白肺征象。

④消散期:片状 GGO 可完全吸收,肺内病灶向纤维化演变。

3. 诊断标准

(1)疑似病例判定条件:具有下述流行病学史中任何一条,且符合临床表现任意 2 条;或者无明确流行病学史,但临床表现 3 条均符合。

①流行病学史:发病前 14d 内疫区旅行史或居住史;该时间段曾接触过来自疫区的发热或有呼吸道症状的患者;发病前 14d 内与新型冠状病毒感染者(核酸检测阳性者)有接触史;聚集性发病。

②临床表现:有发热和(或)呼吸道症状;具有上述肺炎影像学特征;发病早期白细胞总数正常或降低,或淋巴细胞计数减少。

(2)确诊病例:疑似病例中,呼吸道标本或血液标本实时荧光 RT-PCR 检测新型冠状病毒核酸阳性或病毒基因测序与已知的新型冠状病毒高度同源者,可确诊为新型冠状病毒肺炎。

4. 临床分型

(1)轻型:临床症状轻微,影像学未见肺炎表现。

(2)普通型:具有发热、呼吸道症状等,可见肺炎影像学表现。

(3)重型(满足下述条件之一):呼吸窘迫,呼吸频率(RR)≥30/min;静息状态下,指氧饱和度≤93%;动脉血氧分压(PaO_2)/吸氧浓度(FiO_2)≤300mmHg(1mmHg=0.133kPa)。

高海拔(海拔超过 1000m)地区应根据以下公式对 PaO_2/FiO_2 进行校正: $PaO_2/FiO_2 \times$ [大气压(mmHg/760)],肺部影像学显示 24～48h 病灶明显进展>50% 者按重型管理。

(4)危重型:出现呼吸衰竭需机械通气、休克、合并其他器官功能衰竭,需 ICU 监护治疗。

5. 鉴别诊断

(1)新型冠状病毒感染轻型表现需与其他病毒引起的上呼吸道感染相鉴别。

(2)新型冠状病毒肺炎主要与流感病毒、腺病毒、呼吸道合胞病毒等其他已知病毒性肺炎及肺炎支原体感染鉴别。尤其是对疑似病例要尽可能采取包括快速抗原检测和多重 PCR 核酸检测等方法,对常见呼吸道病原体进行检测。

(3)还要与非感染性疾病,如血管炎、皮肌炎和机化性肺炎等鉴别。

【急救处理】

1. 确定治疗场所

(1)疑似及确诊病例应在具备有效隔离和防护条件的定点医院隔离治疗。

(2)危重型病例应尽早收入 ICU 治疗。

2. 一般治疗

(1)卧床休息,加强支持治疗;维持内环境稳定;密切监测生命体征;及时给予有效氧疗;复查生理、生化检验及影像学检查,同时加强心理疏导。

(2)抗病毒治疗:可试用 a-干扰素(成人每次 500 万 U 或相当剂量,加入灭菌注射用水 2ml,每日 2 次雾化吸入)、洛匹那韦/利托那韦(每粒 200mg/50mg,成人每次 2 粒,2/d,疗程不超过 10d)、利巴韦林(建议与干扰素或洛匹那韦/利托那韦联合应用,成人每次 500mg,每日 2～3 次静脉输注,疗程不超过 10d)、磷酸氯喹(成人 500mg,2/d,疗程不超过 10d)、阿比多尔(成人 200mg,3/d,疗程不超过 10d)。注意药物相互作用。不建议同时应用 3 种及以上,出现不良反应应停用。

(3)抗菌药物治疗:避免盲目或不恰当使用抗菌药物,尤其是联合使用广谱抗菌药物。

3. 重型、危重型病例的治疗

(1)在对症治疗的基础上,积极防治并发症,治疗基础疾病,预防继发感染,及时进行器官功能支持。

(2)呼吸治疗:给予鼻导管或面罩吸氧,并及时评估,当患者接受标准氧疗后呼吸窘迫和(或)低氧血症无法缓解时,可考虑使用高流量鼻导管氧疗或无创通气。若短时间(1～2h)内病情无改善甚至恶化,应当及时进行气管插管和有创机械通气。

(3)挽救治疗:对于严重 ARDS 患者,建议进行肺复张。在人力资源充足的情况下,每天应当进行 12h 以上的俯卧位通气。俯卧位通气效果不佳者,如条件允许,应当尽快考虑体外膜肺氧合(ECMO)。

(4)循环支持:在充分液体复苏的基础上,改善微循环,使用血管活性药物,必要时进行血流动力学监测。

(5)康复血浆治疗:康复者血浆治疗:适用于病情进展较快、重型和危重型患者。通常输注剂量为 200～500ml(每千克体重 4～5ml)。按交叉配血次侧相容性原则输注,起始的 15min,严密监测是否发生输血不良反应。若无,以患者能够耐受的最快速度完成输注。建议分两次输入,间隔时间>15min。

(6)其他治疗:可根据患者疾病进展情况,酌情短期内(3~5d)合用糖皮质激素,建议剂量不超过相当于甲泼尼龙1~2mg/(kg·d);可静脉给予血必净100ml/d,每日2次治疗;可合用肠道微生态调节剂,维持肠道微生态平衡,预防继发细菌感染;对有高炎症反应的危重患者,有条件的可考虑使用血浆置换、吸附、灌流、血液/血浆滤过等体外血液净化技术。

4. 妊娠患者治疗 经积极治疗得以控制,继续妊娠;如病情快速进展,需由多科室联合会诊终止妊娠。产后母婴分别隔离,严密监测。

5. 中医治疗

(1)医学观察期:①乏力伴胃肠不适,推荐中成药藿香正气胶囊(丸、水、口服液);②乏力伴发热,推荐中成药金花清感颗粒、连花清瘟胶囊(颗粒)、疏风解毒胶囊(颗粒)。

(2)临床治疗期:可用通用方剂"清肺排毒汤";麻黄9g、炙甘草6g、杏仁9g、生石膏15~30g(先煎)、桂枝9g、泽泻9g、猪苓9g、白术9g、茯苓15g、柴胡16g、黄芩6g、姜半夏9g、生姜9g、紫菀9g、冬花9g、射干9g、细辛6g、山药12g、枳实6g、陈皮6g、藿香9g。服法:传统中药饮片,水煎服。每日1剂,早晚各1次(饭后40min),温服,3剂为1个疗程。

临床治疗期中分为轻型、普通型、重型、危重型、恢复期。在重型和危重型中药治疗方面,推荐喜炎平注射液、血必净注射液、热毒宁注射液、痰热清注射液、醒脑静注射液、参附注射液、生脉注射液、参麦注射液等中成药。

应以三因(因时、因地、因人)制宜、防大于治为原则,根据病情、当地气候特点以及不同体质等情况,对寒湿郁肺证、湿热蕴肺证、寒湿阻肺证、疫毒闭肺证、气营两燔证、内闭外脱证、肺脾气虚证、气阴两虚证等进行辨证论治。

【防控措施】

1. **个人及家庭预防**　正确勤洗手、佩戴口罩;增强体质和免疫力,保持良好的呼吸道卫生习惯;不接触、购买和食用野生动物;保持居住环境清洁、空气流通;减少外出及公共场所活动。

2. **公共场所预防**　主动配合防控相关检测;工作人员要自行健康监测,不带病上班;定期清洗和消毒公众物品,规范垃圾处理,加强公共场所内空气流通。

3. **健康监测与就医**

(1)主动做好个人与家庭成员的健康监测。

(2)有疾病流行地区居住和旅行史的,应主动登记并进行自我防控和监测。

(3)有疾病流行地区居住和旅行史,且有可疑症状者应主动隔离监测或就诊,积极配合接诊与调查。

(4)除必须立即就医的急、危、重症外,尽可能减少因其他疾病就医。如必须就医,做好预约和防护,缩短就诊时间。

4. **医院感染防控**　制定应急预案和工作流程;进行有效清洁消毒;依据岗位职责开展针对性培训;做好医务人员防护并关注其健康;实施感染监测;加强发热门诊、急诊、医疗废物处理等重点部门管理;严格执行《医务人员手卫生规范》《医疗机构消毒技术规范》《医院隔离技术规范》《医务人员穿脱防护用品的流程》《医院空气净化管理规范》等规定。

注:本文参考国家卫生健康委员会 2020 年 2 月 19 日发布的新型冠状病毒肺炎诊疗方案(试行第六版)。

二十二、慢性阻塞性肺疾病

【诊断要点】

1. **慢性咳嗽、咳痰** 常晨间咳嗽明显,夜间阵咳或排痰。咳痰一般为白色黏液或浆液泡沫性痰,偶可带血丝,清晨排痰较多。

2. **气短或呼吸困难** 早期在较剧烈活动时出现,后逐渐加重,以致在日常活动甚至休息时也感到气短,是慢性阻塞性肺疾病(慢阻肺)的标志性症状。

3. **喘息和胸闷** 重度患者或急性加重时出现喘息。

4. **体征** 早期多无异常体征。伴有肺气肿时可出现桶状胸,双侧触觉语颤减弱,双肺叩诊过清音,心浊音界缩小,肺下界和肝浊音界下降,听诊两肺呼吸音减弱,呼气期延长,可闻及湿啰音和(或)干啰音。

5. **肺功能检查** 吸入支气管扩张药后,FEV_1/FVC <70%可确定为持续气流受限。肺总量(TLC)、功能残气量(FRC)和残气量(RV)增高,肺活量(VC)减低,表明肺过度充气。肺功能检查确定持续气流受限是慢阻肺诊断的必备条件。

6. **血气检查** 对确定发生低氧血症、高碳酸血症、酸碱平衡失调及判断呼吸衰竭的类型有重要价值。

7. **其他** 根据吸烟等高危因素、临床症状和体征,结合肺功能检查,吸入支气管扩张药后 FEV_1/FVC <70%,同时排除其他已知病因或具有特征病理表现的气流受限

疾病,则可明确诊断为慢阻肺。

8. 病程分期

(1)急性加重期:短期内咳嗽、咳痰、气短和(或)喘息加重;痰量增多,呈脓性或黏液脓性;可伴有发热等炎症明显加重的表现。

(2)稳定期:咳嗽、咳痰、气短等症状稳定或症状轻微。

【急救处理】 急性加重期治疗如下。

1. 低流量吸氧　发生低氧血症者可通过鼻导管或文丘里(Venturi)面罩吸氧,吸入的氧浓度为 $28\%\sim30\%$,使 $SaO_2>90\%(PaO_2\geqslant60mmHg)$ 而不使 $PaCO_2$ 上升超过 10mmHg 或 pH<7.25。氧疗后 30min 应复查血气以确认氧合满意而未引起 CO_2 潴留或酸中毒。

2. 支气管扩张药　是现有控制症状的主要措施,可以依据患者病情的严重程度用药,联合应用不同药理机制的支气管扩张药可增强支气管扩张效果。

(1)β_2 肾上腺素受体激动药:短效制剂如沙丁胺醇气雾剂,每次 $100\sim200\mu g(1\sim2$ 喷),疗效持续 $4\sim5h$,每 24 小时不超过 8-12 喷。长效制剂如沙美特罗、福莫特罗等,每日吸入 2 次,苗达特罗每日仅吸入 1 次。

(2)抗胆碱药:短效制剂如异丙托溴铵气雾剂,持续 $6\sim8h$,每次 $40\sim80\mu g$(每喷 $20\mu g$),每日 $3\sim4$ 次。长效制剂有噻托溴铵粉吸入剂,剂量为 $18\mu g$,每日吸入 1 次;噻托溴铵喷雾剂,剂量为 $5\mu g$,每日吸入 1 次。

(3)茶碱类药:茶碱缓释或控释片 0.2g,每 12 小时 1 次;氨茶碱 0.1g,每日 3 次。中重度,可予氨茶碱 0.25g 加入 250ml 液体中,静脉滴注,2/d。

(4)有严重喘息症状者可给予较大剂量雾化吸入治疗,如应用沙丁胺醇雾化吸入溶液 2.5～5mg 加吸入用异丙托溴铵溶液 500μg,通过小型雾化器给患者吸入治疗以缓解症状。

3. 抗生素　当患者呼吸困难加重,咳嗽伴痰量增加、有脓性痰时,应依据患者所在地常见病原菌及其药物敏感情况积极选用抗生素治疗。门诊可用阿莫西林/克拉维酸、头孢呋辛、左氧氟沙星、莫西沙星口服治疗;较重者可应用第三代头孢菌素,如头孢曲松 2.0g 加于生理盐水中静脉滴注,每日 1 次。或者 β-内酰胺类/β-内酰胺酶抑制药、呼吸喹诺酮类等药物静脉滴注给药。

4. 糖皮质激素　对于较重的急性加重期患者可考虑泼尼松龙 30～40mg/d,也可静脉给予甲泼尼龙(甲基强的松龙)40～80mg,每日 1～2 次。连续 5～7d。

5. 祛痰药　慢阻肺患者气道可产生大量黏液分泌物,痰液潴留可促使感染发生,并影响气道通畅。常用药物有盐酸氨溴索 30mg,口服或者静脉注射,每日 3 次;乙酰半胱氨酸 0.6g,每日 2 次等。

6. 机械通气　对于并发较严重呼吸衰竭的患者可使用机械通气治疗。

7. 其他　合理补充液体和电解质以保持身体水电解质平衡。积极排痰治疗,最有效的措施是保持机体有足够体液,使痰液变稀薄;其他如刺激咳嗽、叩击胸部等方法。积极处理伴随疾病及并发症。

二十三、急性出血性坏死性肠炎

急性出血性坏死性肠炎是以小肠的广泛出血、坏死为特征的肠道急性蜂窝织炎,病变主要累及空肠和回肠,也可侵犯十二指肠和结肠等。其病因尚未完全阐明,可能与感染能产生 β 毒素的 C 型产气荚膜杆菌(Welchii 杆菌)有关。主要表现为腹痛、便血、发热、呕吐和腹胀。严重者可有休克、肠麻痹等中毒症状和肠穿孔等并发症,为临床上较常见的急性暴发性疾病。本病多在夏秋季发生,儿童和青少年比成年人多见。

【诊断要点】

1. 病史 起病急,发病前多有不洁饮食或暴饮暴食史。寒冷、劳累、肠道蛔虫感染及营养不良为诱因。

2. 腹痛 既是首发症状又是主要症状。起病急骤,突然出现腹痛,多在脐周。病初为逐渐加剧的脐周或中上腹阵发性绞痛,其后转为全腹或右下腹持续性痛并有阵发加剧。一般在 1~3d 后加重,重者可产生腹膜刺激症状,在血便消失后减轻。

3. 腹泻便血 腹痛后即有腹泻,初为糊状后渐为黄水样,12~72h 后可出现血便。便血是本病特征之一。轻者可仅有腹泻,或仅隐血试验阳性。出血量少者便呈棕褐色,稍多呈洗肉水样,多者呈赤豆汤或果酱样,甚至可呈鲜血状。粪便无黏液和脓液,有特殊腥臭味。腹泻和便血时间短者仅 1~2d,长者可达 1 个月余,且可反复发作。一般每天腹泻 2~8 次,也有 10 次以上,无明显里急后重感。

4. 恶心、呕吐 常与腹痛、腹泻同时发生,呕吐物可为黄水样、咖啡样或血水样。

5. 全身症状 起病后可有全身不适、发热等全身症状。发热一般 38~39℃,少数可达 41~42℃,发热多于 4~7d 渐退。重症高热抽搐,部分病例出现休克;或有明显腹胀,产生麻痹性肠梗阻。大量毒素吸收入血可致循环衰竭。

6. 腹部体征 相对较少。可有腹部膨隆,有时可见肠型。脐周和上腹部,甚至全腹有明显压痛,有时可扪及包块。腹膜炎时有肌紧张和反跳痛。肠鸣音早期亢进,而后减弱或消失,有梗阻或肠段坏死者可闻气过水声。

7. 实验室检查 血常规白细胞增多,可高达 $20 \times 10^9/L$ 以上,中性粒细胞增多为主,核左移,嗜酸性粒细胞及血小板常减少。粪镜检可见大量红细胞,可见脱落肠黏膜。便培养部分病例可有产气荚膜杆菌生长。

8. 特殊检查

(1)腹部 X 线片可显示肠麻痹或轻中度肠扩张。急性期禁做钡剂胃肠道造影及钡灌肠检查。

(2)结肠镜可见全结肠腔内大量血液,但未见出血灶,并可见回盲瓣口有血涌出。

(3)腹腔穿刺液淀粉酶可＞5000U/L。

9. 鉴别诊断 本病须与中毒性细菌性痢疾、过敏性紫癜、绞窄性肠梗阻、肠套叠、阿米巴肠病等鉴别。

【分型】

1. 胃肠炎型 见于疾病早期,有腹痛、水样便、低热可伴恶心、呕吐。

2. 中毒性休克型 出现高热、寒战、神志淡漠、嗜睡、休克等,常在发病 1～5d 发生。

3. 腹膜炎型 有明显腹痛、腹胀及急性腹膜炎征象,受累肠壁坏死或穿孔,腹腔内有血性渗出液。

4. 肠梗阻型 有腹胀、腹痛、呕吐,排便排气停止,肠鸣音消失。

5. 肠出血型 以血水样或暗红色血便为主,量可多达 1～2L,明显贫血和脱水。

【急救处理】 及时正确的内科治疗为本病首选,必要时才考虑手术治疗。

1. **一般治疗** 休息、禁食。腹胀消失、腹痛减轻、体征基本消失、无便血,可进流食。腹胀严重时可胃肠减压,腹痛给予解痉药。高热给予解热药。严重出血给予生长抑素等。

2. **静脉补液或全胃肠外营养(TPN)** 根据病情酌定输液总量和成分,纠正代谢性酸中毒。对重症患者,营养不良者可施予 TPN。

3. **抗休克** 迅速补充有效循环血容量,适当输血和人血清蛋白,血压不升者应用血管活性药。

4. **控制肠道内感染** 症状轻者可选用甲硝唑 0.4g,口服,3/d,加用头孢菌素静脉滴注。重者加用第三代喹诺酮类(如环丙沙星)或头孢菌素类[如头孢呋辛、头孢曲松(头孢三嗪)]静脉滴注,抗生素使用不少于 1 周。

5. **肾上腺皮质激素** 可减轻中毒症状,但有加重肠出血、促发肠穿孔之危险。一般应用不超过 3～5d。儿童用氢化可的松每日 4～8mg/kg 或地塞米松 1～2.5mg/d;成人用氢化可的松 200～300mg/d 或地塞米松 5～20mg/d 静脉滴注。

6. **抗毒血清** 采用 Welchii 杆菌抗毒血清 42 000～85 000U 静脉滴注有较好疗效。应用胰蛋白酶可水解 β 毒素,减少其吸收,常用胰蛋白酶 0.6～0.9g,3/d,口服;重者 1000U,肌内注射 0.6～0.9g,1/d 或 2/d。吸附肠道内毒素可用十六角蒙脱石(思密达)口服。

7. **外科手术治疗** 下列情况可考虑手术治疗:①肠

穿孔;②严重肠坏死,腹腔有脓性或血性分泌物;③反复大量出血,并发出血性休克;④肠梗阻、肠麻痹;⑤不能除外其他急腹症需手术治疗者。

二十四、急性肠系膜缺血

急性肠系膜缺血(acute mesenteric ischemia,AMI)又称"急性肠缺血综合征",是一种急性肠系膜动、静脉阻塞或循环压力降低,导致肠系膜内血流不足以满足其相应脏器的代谢需求所导致的疾病。慢性肠系膜缺血及缺血性结肠炎是单独病因,不属于 AMI 范围。诊断不明确的急性腹痛患者,特别是症状与体征不相符的患者和伴有心血管病史的老年人,应考虑到急性肠系膜缺血的可能。由于对本病的认识增加,并随着人口老龄化及心血管疾病患者增加,本病的发病率也增加。根据系膜血管和病因,一般将本病分为以下 4 种。

(一)肠系膜上动脉栓塞(SMAE)

肠系膜上动脉除供应胰腺、十二指肠外,还供应全部小肠、升结肠、横结肠右半部的血供。肠系膜上动脉主干口径较大,与腹主动脉呈倾斜夹角,栓子易进入,SMAE占急性肠系膜缺血 40%~50%。栓子一般多来自心脏的附壁血栓,故多见于风心病、冠心病、感染性心内膜炎及近期心肌梗死患者,栓子也可来自动脉粥样硬化斑块及偶见的细菌栓子。

【诊断要点】

1. 具有器质性心脏病,常伴有脑及外周血管栓塞史。

2. 临床表现因栓塞的部位、程度和侧支循环状况而异。Bergan 提出剧烈急性腹痛、器质性心脏病和强烈的胃肠道排空症状(恶心、呕吐或腹泻)为急性肠系膜上动脉栓塞的三联征。其症状与栓塞时间有关,早期脐周或上腹部突发绞痛,腹软甚至无压痛,肠鸣音增强;6～12h后持续性腹痛,肠肌麻痹、肠鸣音减弱,肠黏膜坏死,导致便血或呕"咖啡"样物。此时如手术解除血管阻塞,肠血供可恢复,12h以后可有腹膜刺激征,肠鸣音消失,发热,提示病变已不可逆。

3. 实验室检查和特殊检查。

(1)白细胞计数常>$20×10^9$/L。

(2)血清淀粉酶升高;CPK 随病情进展不断升高;血清 LDH 及其同工酶 LDH_3 升高。D-二聚体升高。

(3)腹部 X 线片:对诊断的敏感性很低而且是非特异性。早期可见小肠充气;当肠麻痹时小肠、结肠胀气、肠壁水肿、增厚;肠坏死时肠腔气体可进入肠壁、积聚浆膜下,X 线片上可见透光带,有时门静脉内也可见气体阴影。

(4)肠系膜上动脉造影可见到栓子部位及程度、范围。栓塞近侧有造影剂充盈,而远端血管不显影。多普勒超声可显示肠系膜大血管分支的病变。

(5)CT 血管成像(CTA)可能发现 3 支主要分支中的栓子或血栓,并有可能替代动脉造影作为诊断的首选方法。MR 血管成像(MRA)是另一种诊断肠系膜缺血的新方法,并且没有肾毒性。

【急救处理】

1. 一般治疗,包括胃肠减压、静脉补液维持水、电解质平衡,输血及应用广谱抗生素。

2. 经导管立即开始罂粟碱灌注,60mg 作为初始剂量,随后 30～60mg/h,加入生理盐水中滴注 12～48h,扩张肠系膜血管改善血流,可避免肠切除或减少切除范围。在肠缺血可逆期,手术摘除血栓可治愈。而当肠坏死则需同时行栓子摘除及肠切除术。如果专业人员和设备都具备条件,虽没有出现肠坏死的情况,也应尽力开展血管腔内介入治疗。

3. 溶栓抗凝治疗,溶栓治疗有效,可在严密观察下采用抗凝溶栓治疗,药物有尿激酶、组织型纤溶酶原激活药等,溶栓前需静脉应用肝素抗凝,以预防栓子扩展。

本病预后取决早期诊断和及时治疗,取决于栓塞部位、程度及侧支循环,一般存活率为 10％～45％。

(二)急性肠系膜上动脉血栓形成(SMAT)

本病指肠系膜上动脉本身有一定病变基础,在一定诱因下形成血栓。主要病变基础为动脉硬化,其他尚有主动脉瘤、血栓闭塞性脉管炎、结节性动脉周围炎和风湿性血管炎等。低血容量或心排血量突然降低、脱水、心律失常、血管收缩药或过量利尿药为常见诱因。

本病好发于动脉开口部,并常涉及整个肠系膜上动脉,因此病变为全部小肠和右半结肠。如血栓形成较局限,则梗死范围较小。由于发病前该动脉已有病变,因此发病后腹痛的剧烈程度常不如肠系膜上动脉栓塞剧烈。早期诊断困难。

【诊断要点】

1. 发病前常有餐后腹痛,体重下降和排便习惯改变三联征。

2. 腹痛由缓转急,类似不完全性肠梗阻,腹部检查可听到血管杂音。

3. AST,LDH,CPK 和 D-二聚体的升高有参考价值。

4. 肠系膜上动脉造影常在该动脉起始部 3cm 内发现血栓。因有侧支循环形成,梗阻远端可有充盈。

5. CT/CTA,MR/MRA 可明确诊断。

【急救处理】

1. 一般治疗 禁食、扩容。选择性肠系膜上动脉插管滴注罂粟碱,以 60mg 为初始剂量,随后 30～60mg/h,持续滴注 24～36h。

2. 肝素治疗 略。

3. 尿激酶溶栓 首剂为 20 万～40 万 U 溶于 5％葡萄糖液中 30～60min 内静脉滴注,接着用维持量 6 万 U 溶于 5％葡萄糖液中,每 4～6 小时 1 次。也可于肠系膜上动脉插管造影后,将导管插入栓子内,直接用尿激酶溶栓至血栓溶解为止。亦可选用 rt-PA 溶栓治疗。

4. 手术治疗 非手术治疗无效或出现腹膜刺激征应及早手术。

本病预后差,病死率高达 82％～96％。

(三)非阻塞性肠系膜缺血(NOMI)

本病指临床表现为肠梗死,但无肠系膜动、静脉血流受阻的证据,占急性肠系膜缺血的 25％。起病多与低血容量休克、充血性心力衰竭、主动脉供血不全、头颅损伤、血管收缩药和洋地黄中毒有关。肠系膜血管血流量下降,血管床呈收缩状态、缺血、缺氧进而导致肠坏死,甚至穿孔和腹膜炎。

【诊断要点】

1. 早期症状与体征不符,临床上有腹痛、胃肠道排空症状和白细胞数升高。如出现严重腹痛、呕"咖啡"

样物或便血,尤其有腹膜刺激征时提示病变进入肠梗死阶段。故应对有危险指标及高度可疑患者做出较早判断。危险指标有年龄>60岁,原有心脏病或发病前有低血压及脓毒症史。

2. 对有上述危险指标的患者出现剧烈腹痛,应及早行动脉造影,本项检查是唯一可靠的诊断措施。造影显示动脉本身无阻塞,但其主干和分支有普遍或节段性痉挛。

3. 腹部X线片偶能显示肠壁"指压"征,肠内充气、门静脉气体或腹腔游离气体,但上述征象在急性肠缺血中均能见到,仅能表明已出现肠坏死、穿孔和腹膜炎。

【急救处理】

1. 积极治疗原发病,纠正低血容量。

2. 尽快开始罂粟碱灌注,一般灌注24h后,再行血管造影,以观察血管痉挛缓解程度。

3. 如出现腹膜刺激征时应剖腹探查,切除坏死肠段。

(四)肠系膜静脉血栓形成

肠系膜静脉血栓形成,静脉回流障碍,肠壁水肿,继而动脉痉挛,大量血性渗出液进入腹腔,最后发生肠坏死,病死率很高。

此病多继发于腹腔感染,肝硬化、外伤或手术损伤(门静脉腔静脉分流术后),多伴有血液高凝状态。血栓可蔓延到门静脉和肝静脉,引起门静脉高压症。近半数患者有周围静脉血栓性炎症病史,故可能是血栓性静脉炎的一种内脏类型。

【诊断要点】

1. 术前早期诊断困难,应仔细询问病史。患者发病前常有腹部不适、隐痛、食欲缺乏、便秘或腹泻。数日后突然腹痛加剧、出现腹胀、呕"咖啡"样物或血便,腹部肠鸣音减弱,轻度压痛或反跳痛应考虑本病的可能。

2. CPK,LDH,GOT,D-二聚体可升高。如 D-二聚体检测阴性,可基本排除血栓。

3. 白细胞计数升高,血液可呈高凝状态,血红蛋白及红细胞计数有助于鉴别真性红细胞增多症。

4. 腹部 X 线片可显示肠管扩张、肠壁增厚、气液平面等肠梗阻征象。

5. 超声、CT 可显示肠系膜上静脉血栓及腹水存在。超声可发现肠系膜上静脉血流速度异常,肠系膜血管内充盈缺损。并可以区别新鲜和陈旧血栓,肠壁和胆囊水肿增厚。

【急救处理】

1. 经 CT 等检查确诊,如果尚未发生肠坏死,应立即选择溶栓治疗。可以经肠系膜上动脉介入溶栓,或静脉溶栓。

2. 如有肠坏死应剖腹探查,原则上应切除全部有静脉血栓的系膜和肠管。

3. 开腹探查后如无肠坏死,肠系膜上动脉有搏动,可试行取栓术。在肠系膜上静脉上做一横切口,以 Fogarty 导管插入,向上达肝,清除门静脉血栓,再向远侧取栓。术后常规给予抗凝治疗,先用肝素治疗,病情稳定后改口服华法林抗凝 3~6 个月,防止病情复发。

二十五、缺血性结肠炎

本病多见于中老年人,女性多见。是由于肠壁血液灌注不良或回流受阻所致结肠缺血性疾病。结肠脾曲、降结肠和乙状结肠由肠系膜下动脉供血,但该处供血相对较差。常由低血容量性休克、心力衰竭等"低流灌注"引起;此外也见于肠系膜下动脉结扎、栓塞或血栓形成、腹主动脉重建术或大动脉炎后。急性结肠缺血大多为一过性、可逆性改变,少数可发生全肠壁坏死、穿孔或持续性结肠失血。

【诊断要点】

1. 主要依据病史及典型表现　典型病史为突然发生的痉挛性下腹痛,常伴里急后重感,一般在 24h 内排黑色或鲜红色血便。近年来多采用 Marston 临床分型。

(1)坏疽型:少见,多系结肠动脉主干栓塞导致其供血肠段坏死和腹膜炎。表现骤然左下腹或左季肋部剧烈绞痛,阵发加剧,伴腹胀继而排血便或血水样便,每日数次至数十次,早期出现休克,预后极差。

(2)狭窄型:较多见,由结肠动脉慢性阻塞,供血不足引起。病程长,反复发作腹痛、血便,可引起肠壁纤维增生肠腔变窄。可有慢性不全性肠梗阻表现,须与结肠癌鉴别。

(3)一过型:也称暂时可逆型,最多见,多系结肠终末小动脉的循环障碍,仅影响黏膜和黏膜下层,病变轻、范围小,表现为腹痛、血便,一般数日即愈。

2. 腹部体征　在左侧腹部有压痛和腹膜刺激征。肛指检查指套有血迹。

3. 腹部 X 线片　可见结肠内大量充气,有时可见肠壁边缘呈锯齿状或乳头状突起,结肠袋消失。

4. 钡灌肠　坏疽型禁用。典型表现为"指压痕"征,出现结肠边缘弧形压迹,或 1～3cm 的椭圆形充盈缺损。

5. 纤维结肠镜　可见黏膜水肿、出血、黏膜脱落后形成溃疡，表面有脓苔。坏疽型禁用此项检查。

6. 肠系膜血管造影　可见血管阻塞、狭窄等改变。

临床上以亚急性缺血性结肠炎为常见，其腹痛和出血程度较轻，持续数天或数周，大多经 2～4 周缓解而不再复发。

【急救处理】

1. 非坏疽型一般对症治疗即可痊愈。可在控制原发病和去除危险因素的基础上，给予禁食、卧床、补液、胃肠减压、抗生素治疗。

2. 改善肠缺血可选用双嘧达莫（潘生丁）、川芎、丹参治疗。或经血管造影管滴注 0.1% 罂粟碱，30～60mg/h，持续 24～36h。

3. 经上述处理后腹痛加重，腹膜刺激征明显或持续便血不止者应行剖腹探查。

二十六、急性胰腺炎

急性胰腺炎（AP）是多种病因导致胰腺组织自身消化所致的胰腺水肿、出血及坏死等炎症损伤，是消化系统的常见急症。

【严重度分级】　根据器官衰竭、胰腺坏死及胰腺感染情况，将 AP 程度分为以下四种程度：①轻症急性胰腺炎（MAP）；②中度重症急性胰腺炎（MSAP）；③重症急性胰腺炎（SAP）；④危重急性胰腺炎（CAP）。见表 4-12。表 4-13 评分≥2 分则存在器官功能衰竭。

表 4-12　AP 严重度分级

	MAP	MSAP	SAP	CAP
器官衰竭	无	<48h 内恢复	>48h	>48h
	和	和(或)	或	和
胰腺坏死	无	无菌性	感染性	感染性

表 4-13　器官功能衰竭的改良 Marshall 评分

	0	1	2	3	4
呼吸(PaO_2/ FiO_2)	>400	301~400	201~300	101~200	<101
循环(收缩压, mmHg)	>90	<90 补液后可 纠正	<90 补液不能 纠正	<90 PH<7.3	<90 PH<7.2
肾脏(肌酐, μmol/L)	<134	134~169	170~310	311~439	>439

注:PaO_2 为动脉血氧分压,正常值 95~100mmHg;FiO_2 为吸入氧浓度,空气(21%),纯氧 2L/min(25%),纯氧 4L/min(30%),纯氧 6-8L/min(40%),纯氧 9~10L/min(50%)

肠功能衰竭表现为腹腔间隔室综合征,急性肝衰竭表现为病程中出现 2 期及以上肝性脑病,并伴有如下症状:①极度乏力,明显厌食、腹胀、恶心、呕吐等严重消化道症状;②短期内黄疸进行性加深;③出血倾向明显,血浆凝血酶原活动度≤40%(或 INR≥1.5),且排除其他原因;④肝进行性缩小。

【诊断要点】

1. 病史　发病前常有饱餐、饮酒、胆石症、急性胆囊炎发作史,或高脂血症、肥胖病史。以酒精中毒和胆石症为病因者可占全部 AP 患者的 80%。

2. **症状** 突然发生的上腹或左上腹持续性剧痛,呈"刀割"样,阵发加剧。腹痛可向左背部放射,取弯腰蜷腿体位可减轻疼痛。腹痛通常持续 48h,偶尔可超过 1 周。常合并恶心、呕吐、腹胀和发热,如有胆道感染、胆石症引起胆总管梗阻或胰头肿大、胰腺脓肿压迫胆总管等出现黄疸。

3. **体征** 轻症患者主要有腹部深压痛,与自觉症状不成比例。重症 AP 可出现肌紧张、压痛、反跳痛、腹膜刺激征。肠鸣音减轻或消失,多数患者有持续 24~96h 的假性肠梗阻。重症 AP 腰腹部皮下出现瘀斑和脐周瘀斑等出血表现。

4. **实验室检查** 白细胞升高。血淀粉酶:在发病后 1~2h 即开始升高,8~12h 标本最有价值,至 24h 达高峰并持续 24~72h,2~5d 降至正常。少数病例血清淀粉酶活性正常或轻度升高,有时腹膜炎、胆道疾病、溃疡穿孔等淀粉酶值有不同程度升高,但一般<正常值上限的 2 倍。因此,当测定值>正常值上限 3 倍对 AP 的诊断才有意义。血清脂肪酶常在起病后 24~72h 开始升高,持续 7~10d。血清脂肪酶活性测定具有重要临床意义,尤其当血清淀粉酶活性已经下降至正常,或其他原因引起血清淀粉酶活性增高时,血清脂肪酶活性测定有互补作用。其他实验检查还有血糖、血钙、BUN,Cr,CRP 等(发病 72h,CRP >150mg/L 提示胰腺有坏死)。

5. **腹部超声** 可用于有无胆管结石和胆总管扩张的判断。对局部并发症如胰腺脓肿等有诊断意义。

6. **CT 检查** 有条件应列为常规,CT 扫描是诊断 AP

的标准影像学方法,且发病 1 周左右的增强 CT 诊断价值
更高,可有效区分液体积聚和坏死的范围。在 SAP 的病
程中,应密切随访 CT 检查,建议按病情需要,平均每周 1
次。CT 不但是判断 AP 严重程度的指标,也是病情变化
和治疗的依据。MRI 与腹部 CT 有同样诊断作用,可以对
胰腺实质和周围组织做出定性定量分析。还可通过胆胰
管造影判断有无胆胰管梗阻。

7. 鉴别诊断 应与急性胆囊炎、急性胃穿孔、急性心
肌梗死等症状相鉴别。

8. AP 的诊断标准 临床上符合以下 3 项特征中的 2
项,即可诊断为 AP:①与 AP 符合的腹痛(急性、突发、持
续、剧烈的上腹部疼痛,常向背部放射);②血清淀粉酶和
(或)脂肪酶活性至少>3 倍正常上限值;③增强 CT/MRI
或腹部超声呈 AP 影像学改变。

临床上应注意一部分 AP 患者有从轻度转化为重度
AP 的可能,因此必须对病情做动态观察。除 Ranson 评
分、APACHE Ⅱ 评分外,其他有价值的判别指标如体质量
指数(BMI)$>28kg/m^2$,胸膜渗出,尤其是双侧胸腔积液,
72h 后 CRP$>150mg/L$,并持续增高等,均为临床上有价
值的严重度评估指标。

9. 并发症 局部并发症:急性胰周液体积聚、急性坏
死物积聚、包裹性坏死、胰腺假性囊肿。全身并发症:多器
官功能不全/衰竭,腹腔间隔室综合征等。

AP 诊断流程见图 4-3。

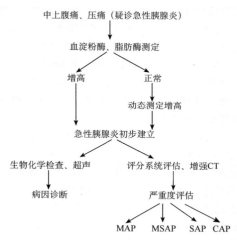

图 4-3　急性胰腺炎诊断流程图

【急救处理】

1. 一般治疗

(1)动态观测临床各项指标:包括血、尿、凝血常规测定,粪便隐血、肾功能、肝功能测定,血糖、血钙测定,心电监护,血压监测,血气分析,血清电解质测定,胸部 X 线片,中心静脉压测定等。动态观察腹部体征和肠鸣音改变。记录 24h 尿量及出入量变化。

(2)氧疗:轻症患者可给予鼻导管、面罩给氧,力争使动脉氧饱和度>95%,当出现急性肺损伤、呼吸窘迫时,应给予正压机械通气。

(3)常规禁食:对有严重腹胀、麻痹性肠梗阻者应采取胃肠减压等相关措施。在患者腹痛减轻或消失、腹胀减轻或消失、肠道动力恢复或部分恢复时可以考虑开放饮食，开始以糖类为主，逐步过渡到低脂饮食，不以血清淀粉酶活性高低作为开放饮食的必要条件。

（4）静脉补液：积极补足血容量，维持水电解质和酸碱平衡。补液量包括基础需要量和流入组织间隙的液体量。输液种类包括胶体物质、0.9%氯化钠溶液和平衡液。扩容时应注意晶体与胶体的比例，并及时补充微量元素和维生素。必要时使用血管活性药物。

（5）止痛治疗：疼痛剧烈时考虑镇痛治疗。在严密观察病情下，可肌内注射盐酸哌替啶（杜冷丁）25～100mg。不推荐应用吗啡或胆碱能受体拮抗药，如阿托品、山莨菪碱等，因前者会收缩奥狄括约肌，后者则会诱发或加重肠麻痹。

2. **抑制胰腺分泌**　常用药物有：①生长抑素及类似物，具有多种内分泌活性，抑制胃酸分泌；抑制胰腺的外分泌，使胰液量、消化酶分泌减少；抑制生长激素、胰高血糖素、胆囊收缩素等多种激素的释放；降低门脉压和脾血流等。在 AP 早期应用，能迅速控制病情、缓解临床症状、减少并发症、缩短住院时间、提高治愈率。奥曲肽 0.1mg 皮下注射，6～8h 1 次；或生长抑素首剂 250μg 缓慢静脉注射后按每小时 250μg 的剂量持续静脉滴注。②H_2 受体拮抗药或质子泵抑制药：可通过抑制胃酸分泌而间接抑制胰腺分泌，还可以预防应激性溃疡的发生。可选用法莫替丁 20～40mg，或奥美拉唑 40～80mg 加入液体中静脉滴注，或静脉注射，1～2/d。

3. **蛋白酶抑制药应用**　蛋白酶抑制药（乌司他丁、加贝酯、抑肽酶）能够广泛抑制与 AP 发展有关胰蛋白酶、弹性蛋白酶、磷脂酶 A 等的释放和活性，还可稳定溶酶体膜，改善胰腺微循环，减少 AP 并发症，主张早期足量应用。①乌司他丁(Ulinastatin):10 万 U 加入补液 500 ml 内静脉滴注,1~2h 内滴完,1~3/d。②加贝酯(FOY,Gabexate):仅供静脉滴注。每次 100mg 加入 250ml 补液内,治疗开始头 3d 每 8 小时 1 次,症状减轻后改为每日 1 次,疗程 7~10d。滴速为 1mg/(kg·h),不宜>2.5mg/(kg·h)。对多种药物过敏者、孕妇及儿童禁用,给药中,一旦发生过敏现象应及时停药并对症治疗。③抑肽酶(Aprotinin):每日用量 10 万~20 万 U,分 2 次溶入葡萄糖液静脉滴注,疗程 1~2 周。

4. 抗感染治疗 AP 本是化学性炎症,但在病程中极易感染,是病情向重症发展甚至死亡的重要原因之一。其感染原多来自肠道。预防胰腺感染可采取:①导泻及口服抗生素,可予芒硝(硫酸钠)40g+开水 600ml 分次饮入。大便排出后,可给予乳果糖,保持大便每 1~2 日排 1 次。口服抗生素可用左氧氟沙星 0.5g,每日 1 次,联合甲硝唑,每次 0.2g,每日 3 次,疗程 4d。②尽早恢复肠内营养,有助于受损的肠黏膜修复,减少细菌易位。③当胰腺坏死>30%时,胰腺感染风险增加,可预防性静脉给予亚胺培南或美罗培南 7~10d,有助于减少坏死胰腺继发感染。抗生素的应用应遵循"降阶梯"策略,选择抗菌谱为针对革兰阴性菌和厌氧菌为主、脂溶性强、有效通过血胰屏障的药物。推荐方案:碳青霉烯类;青霉素+β-内酰胺酶抑制药;第三代头孢菌素+抗厌氧菌;喹诺酮+抗厌氧菌,疗程为 7~14d,特殊情况下可延长应用时间。要注意真菌感染的诊断,临床上无法用细菌感染来解释发热等表现时,应考虑到真菌感染的可能,可经验性应用抗真菌药,同时进行血液或体液真菌培养。

5. 营养支持 MAP 患者只需短期禁食,故不需要肠内或肠外营养。MSAP、SAP 或 CAP 患者常先施行肠外营养(PTM),待患者胃肠动力能够耐受,及早(发病 48h 内)实施肠内营养(EN)。肠内营养的最常用途径是内镜引导或 X 线引导下放置鼻空肠管。输注能量密度为 4.187J/ml 的营养物质,如能量不足,可辅以肠外营养,并观察患者的反应,如能耐受,则逐渐加大剂量。EN 能维持肠屏障功能,是防止肠道衰竭的重要措施。

6. 脏器功能的维护治疗　AP 的严重程度主要取决于器官功能衰竭的出现及持续时间(是否超过 48h),因此积极维护脏器功能贯穿于 AP 整个诊疗中。主要措施包括:①早期液体复苏。②针对呼吸衰竭的治疗,包括动态监测患者血气分析,面罩吸氧或机械通气,大剂量、短程糖皮质激素的应用。③针对急性肾衰竭的治疗主要是支持治疗,稳定血流动力学参数,必要时透析。持续性肾替代疗法(CRRT)的指征是伴急性肾衰竭,或尿量≤0.5ml/(kg·h);早期伴 2 个或 2 个以上器官功能障碍;SIRS 伴心动过速、呼吸急促,经一般处理效果不明显;伴严重水电解质紊乱;伴胰性脑病。④预防和治疗肠道衰竭:上消化道出血应用质子泵抑制药。

7. 胆源性胰腺炎的内镜治疗　对于怀疑或已经证实的胆源性 AP 患者,如果符合重症指标和(或)有胆管炎、黄疸、胆总管扩张,或最初判断是 MAP 但在治疗中病情恶化者,应行鼻胆管引流或内镜下十二指肠乳头括约肌切开术(EST)。胆源性重度 AP 发病的 48~72h 内为行内镜逆行胰胆管造影(ERCP)最佳时机,而胆源性 MAP 于住院期间均可行 ERCP 治疗。在胆源性 AP 恢复后应尽早行胆囊切除术,以防再次发生 AP。

8. 中医中药　单味中药(如生大黄、芒硝)及复方制剂(如清胰汤、柴芍承气汤等)被临床实践证明有效。

9. **手术治疗** 在 AP 早期阶段,除因严重的腹腔间隔室综合征,均不建议外科手术治疗。在 AP 后期阶段,若合并胰腺脓肿和(或)感染,首选微创穿刺置管引流,如效果欠佳,可考虑外科手术。

急性胰腺炎临床处理流程见图 4-4。

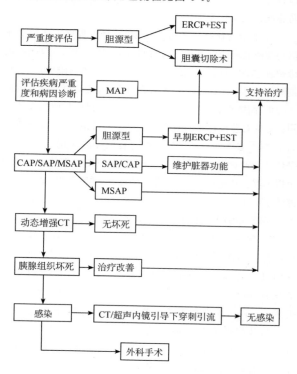

图 4-4 急性胰腺炎临床处理流程

二十七、低 血 糖 症

低血糖症是一组由多种病因引起的血中葡萄糖浓度低于 2.8mmol/L(50mg/dl)的临床综合征。

【诊断要点】

1. **确定低血糖症**　低血糖症的临床表现为非特异性的,不能仅根据病史或单根据血糖结果做出诊断。

(1)低血糖症状

①自主神经兴奋症状:包括儿茶酚胺介导的肾上腺能症状如心悸、震颤、焦虑等,和乙酰胆碱介导的胆碱能症状体征如苍白、出汗、饥饿感、感觉异常等。

②神经缺糖症状:系中枢神经系统神经元葡萄糖耗竭的后果,症状主要有精神行为异常、抽搐、意识改变,轻者嗜睡,意识模糊,重者昏迷。也可表现视物不清、虚弱等。

(2)发作时血糖＜2.8mmol/L(对于任何意识障碍或神经系统异常患者,不要忘记快速查血糖)。非糖尿病患者出现类似症状发作时血糖＞3.9mmol/L,则可确定排除低血糖症。而接受药物治疗的糖尿病患者,血糖≤3.9mmol/L,应考虑为低血糖症。

(3)供糖后低血糖症状迅速缓解。

2. **明确低血糖病因**

(1)空腹低血糖:①内分泌性(胰岛 β 细胞瘤、胰岛增生、胰腺外肿瘤、拮抗胰岛素的激素分泌过少);②肝源性(肝炎、肝硬化、肝癌);③剧烈运动、严重营养不良、胰岛素自身免疫综合征。

(2)餐后低血糖:功能性低血糖、胃大部切除术后和糖尿病反应性低血糖症(多见于 2 型糖尿病早期)。

（3）药物性低血糖：胰岛素、磺脲类、水杨酸、β受体阻滞剂、酒精过量等。

【急救处理】

1. 轻症神志清醒者口服 50％葡萄糖水 100ml 或含糖饮料；重者尤其神志改变者可静脉推注 50％葡萄糖 40～60ml，继以 10％葡萄糖液静脉滴注。降糖药物所致的低血糖，补糖时间应予延长，并应连续监测血糖。口服 α-葡萄糖苷酶抑制药的患者，应使用纯葡萄糖来治疗。

2. 胰高糖素 1mg 皮下或肌内注射，可快速升高血糖，辅助葡萄糖治疗用于严重低血糖患者。

3. 经上述治疗神志仍不能转清可应用氢化可的松或地塞米松静脉滴注。有烦躁抽搐者可给予地西泮 5～10mg 静脉滴注。必要时给予甘露醇治疗。

4. 病因治疗。积极寻找和确定病因，可有效解除低血糖状态和预防复发。

二十八、糖尿病酮症酸中毒

糖尿病酮症酸中毒（DKA）是由于体内胰岛素活性重度缺乏及升糖激素过多引起的糖、脂肪和蛋白质代谢紊乱，临床上以高血糖、高酮血症和代谢性酸中毒和脱水为主要表现。

【诊断要点】

1. 有糖尿病史　常因各种感染、严重精神刺激、创伤、心脑血管病发作、胰岛素减量或中断胰岛素治疗而诱发。

2. 糖尿病症状加重　起病急，通常＜24h，有多尿、烦渴多饮和乏力，如未及时治疗可出现食欲缺乏、恶心、呕吐、腹痛（严重者可误诊为急腹症）。有不同程度脱水、皮肤干燥、弹性差。可有血压下降、心率加快、心律失常、头痛、乏力以致昏睡、昏迷。

3. **呼吸深快** 酸中毒时有 Kussmaul 呼吸,部分患者呼出气体有烂苹果丙酮味。

4. **实验室检查** 血糖增高,常在 16.7～33.3mmol/L(300～600mg/dl)。尿糖、尿酮体阳性或强阳性。动脉血 pH 降低(<7.3),CO_2 结合力降低,HCO_3^- 降低(<15mmol/L)。血酮升高($\geqslant$3mmol/L)。

5. **其他** DKA 诊断明确后,尚需判断酸中毒严重程度:pH<7.3 或碳酸氢根<15mmol/L 为轻度;pH<7.2 或碳酸氢根<10mol/L 为中度;pH<7.1 或碳酸氢根<5mmol/L 则为严重酸中毒。

【急救处理】 应建立快速补液通路和静脉胰岛素输注通路。由于静脉应用胰岛素需保持一定浓度和滴速,因此保证胰岛素单独通路十分必要。

1. **补液** 补液总量一般按体重的 10% 估算;补液速度按先快后慢原则。先补等渗液,在无心脏禁忌情况下,立即在 1～1.5h,以 15～20ml/(kg·h)的速度静脉滴注生理盐水,在开始 1h 内输入 1000～1500ml,以后根据心率、尿量、循环状况调整,在第 3～6 小时输入 1000～2000ml,接着可根据患者当时情况(脱水程度、电解质水平、尿量)选择其他液体补充。当血糖降至 13.9mmol/L(250mg/dl)以下时,改输 5% 葡萄糖液或糖盐水并在葡萄糖液内加入普通胰岛素。一般 24h 内应输入 4000～5000ml,对老年人、心肾功能不全者须做中心静脉压监测,量不宜过多。

2. **胰岛素治疗** 由于静脉胰岛素治疗要保持一定的

浓度和滴速,建一条单独静脉通路是十分必要的。小剂量应用胰岛素是简便有效方法,普通胰岛素剂量按 0.1U/(kg·h)(5～7U/h)计算,较少引起脑水肿、低血糖、低血钾,加入生理盐水中持续滴注。也可用普通胰岛素 50U 加入生理盐水 500ml 内静脉滴注,以每分钟 16 滴的滴速持续滴注,即相当于 6U/h。血糖下降速度一般以每小时降低 3.9～6.1mmol/L 为宜,每 1～2 小时复查血糖。当血糖降至 13.9mmol/L(250mg/dl)时改用 5％葡萄糖液或葡萄糖盐水,按 2～4g 糖对 1U 胰岛素比例加胰岛素静脉滴注。胰岛素和葡萄糖用量要根据血糖水平及时调整,当患者血糖降至 11.1mmol/L,pH＞7.3,酮体阴性后可改为餐前皮下注射胰岛素治疗方案。

3. 补钾　在开始胰岛素及补液治疗后,若患者的尿量正常,血钾＜5.2mmol/L 即应开始静脉补钾,一般在每升输入溶液中加氯化钾 1.5～3.0g,以保证血钾在正常水平。治疗前已有低钾血症,尿量≥40ml/h 时,在补液和胰岛素治疗同时必须补钾。24h 补钾 3～6g。严重低钾血症可危及生命,若发现血钾＜3.3mmol/L,应优先进行补钾治疗,当血钾升至 3.5mmol/L 时,再开始胰岛素治疗。以免发生心律失常、心脏骤停和呼吸肌麻痹。

4. 酸中毒治疗　轻、中度酸中毒经输液,应用胰岛素后即可自行恢复正常。酮体亦在胰岛素应用后停止产生,不需补碱。当严重酸中毒血 pH＜7.1 时,可考虑应用 5％碳酸氢钠 100ml 静脉滴注,补碱忌过多过快。不可应用乳酸钠,因酮症酸中毒时乳酸已处于较高水平。

5. 其他　积极治疗诱因及并发症。

二十九、高渗性高血糖状态

高渗性高血糖状态(HHS)的特点是血糖极高,血浆渗透压升高,伴有严重脱水,以及不同程度的意识障碍,没有明显的酮症酸中毒。病情危重,病死率高。

【诊断要点】

1. **常见诱因**　大部分患者有明显诱因,如各种感染、手术及服用能增高血糖的药物,使用利尿药,或饮水不足、吐泻等。

2. **起病隐匿**　表现为已有数周的烦渴、多尿、无力,随着脱水加重表现反应迟钝、淡漠无欲。可出现定向障碍、幻觉、不同程度的意识障碍,乃至昏迷。

3. **明显脱水为本症的特征**　皮肤弹性下降、眼眶凹陷、口唇干燥。血容量减少、心搏加快、血压下降。

4. **病史**　可有或无糖尿病病史。

5. **实验室检查**　①血常规:血红蛋白和白细胞增高,红细胞比容增加。②尿糖呈强阳性,而血清酮体及尿酮体阴性或为弱阳性。③血糖≥33.3mmol/L。④血肌酐、尿素氮增高。⑤血清 HCO_3^- ≥18mmol/L 或动脉血 pH≥7.30。⑥有效血浆渗透压≥320mOsm/L,有效渗透压=2×([Na^+]+[K^+])(mmoL/L)+血糖(mmol/L)。

【急救处理】

1. **恢复血容量**　纠正脱水和高渗状态。

(1)补液种类:一般最初 1h 补生理盐水 1000ml,然后根据血压和血钠水平考虑补液种类,如血压正常血钠＞160mmol/L,可适量补充一定量的 0.45%～0.6%低渗盐水。如有休克症状同时补胶体液。当血糖下降到

16.7mmol/L 时改用 5％葡萄糖液并按每 2～4g 葡萄糖加入 1U 胰岛素。

(2)补液：一般按体重的 10％～12％估计失水量。按先快后慢的原则，最初 1～2h 补液 1000～2000ml。其余部分 24h 内输入。注意心功能，观察尿量，必要时监测中心静脉压。

2. 胰岛素 可先静脉推注普通胰岛素 5～10U,再静脉滴注小剂量胰岛素，每小时 4～6U。当血糖下降到 16.7mmol/L 时改为 5％葡萄糖或糖盐水，按葡萄糖与胰岛素比例(2～4):1加入胰岛素，若此时血钠低于正常值，用 5％糖盐水更好。直到皮下注射胰岛素。

3. 补钾 治疗原则同 DKA。

4. 积极治疗并发症 足量抗生素治疗感染。预防心、肾衰竭和脑水肿。

三十、甲状腺功能亢进危象

甲状腺功能亢进危象是由于甲状腺功能亢进(简称甲亢)而未及时治疗控制，又外加感染、手术、妊娠等的应激因素所引起高代谢症状严重恶化，危及患者生命的内分泌急症,本病的死亡率在 20％以上。

【诊断要点】

1. 易发人群 多发生于较重甲亢或未予治疗或治疗不充分的患者。

2. 了解诱发危象原因 如感染、精神刺激、手术、妊娠、放射性碘治疗。

3. 临床表现

(1)危象前期：①乏力、烦躁、多汗、发热可达 39℃；②

心悸、气短、心率可达 120/min,可有心律失常;③可有食欲减退、恶心、腹泻。

(2)危象期:①高热,体温>40℃;②心率>160/min,伴有心律失常或心力衰竭、肺水肿;③大汗、极度烦躁不安、谵妄、嗜睡、昏迷;④恶心、呕吐、腹痛、腹泻,甚至黄疸、肝功能异常。

(3)非典型危象表现:少数淡漠型甲亢或老年患者仅表现为低热、淡漠、嗜睡、全身衰竭、休克、昏迷死亡。

4. 实验室检查

(1)FT_3、FT_4 显著升高,TSH 降低。但其程度与甲亢危象的严重程度可不一致。

(2)可有电解质和酸碱失衡。

【急救处理】

1. 一般治疗　静脉补液纠正脱水和维持电解质、酸碱平衡,吸氧,物理降温(在头部、颈、腋下、腹股沟置冰袋,必要时人工冬眠。禁用乙酰水杨酸类药物)。

2. 阻断激素合成　首选丙硫氧嘧啶(PTU)即刻 600mg 口服或胃管注入。以后 100～200mg 每 6～8 小时 1 次,待症状缓解后减至一般治疗剂量。

3. 抑制甲状腺素的释放　在应用抗甲状腺药物 1h 后,可应用复方碘溶液首剂 30 滴,以后 5 滴,每 6～8 小时 1 次,口服,或碘化钠 0.5～1.0g 加入 5%葡萄糖液中静脉滴注 12～24h,以后视病情好转而渐减量,一般 3～7d 停药。碘剂过敏者可用碳酸锂治疗,0.5～1.5g/d,分 3 次口服。

4.β受体阻滞药　普萘洛尔 20～40mg,每 6～8 小时 1 次,口服。

5. **糖皮质激素** 氢化可的松 100mg 加入 5% 葡萄糖液中静脉滴注,每 6～8 小时 1 次,常规使用。

6. **透析** 上述无效可采用血液透析、腹膜透析或血浆置换等方法,以降低和清除血浆中的甲状腺激素。

7. **针对病因治疗** 如控制感染等。

三十一、痛风和高尿酸血症

痛风是嘌呤代谢障碍所致的一组异质性慢性代谢性疾病,其临床特点为高尿酸血症,反复发作的痛风性关节炎,间质性肾炎和痛风石形成,严重者伴关节畸形和尿酸性尿路结石。

【诊断要点】

1. **易患人群** 多见于中老年男性,痛风的发病年龄以 40 岁左右达高峰;女性仅占其中 5%,主要为绝经期妇女。如患者仅有血尿酸增高而无症状,则称为高尿酸血症。只有 5%～12% 的高尿酸血症患者最终表现为痛风发作。

2. **急性痛风性关节炎** 起病急剧,一般无先兆,夜间突发关节疼痛,呈进行性加重,性质为跳痛、剧痛或压榨性痛。以下肢单个关节受累多见,如拇趾的跖趾关节最常受累(50%),以下依次为足弓、踝、膝、腕、手指和肘关节,病情严重或晚期可累及多个关节。一般受累关节越靠远端,症状越典型。很少累及肩、髋、骶髂、胸锁、下颌关节。局部肿胀、发热、潮红及明显触痛,受累关节类似急性感染。一般无全身症状或伴有发热、寒战。不经治疗 1～2 周可自行缓解,局部仅留下皮肤色泽改变、脱屑和瘙痒,间歇期无任何症状。外伤、疲劳、情绪紧张、感染、过饱及进食富含嘌呤的食物、饮酒及使用利尿药、胰岛素、青霉素等药物均可诱发痛风急性发作。

3. 痛风石　未经治疗患者,首次发作后 20 年 70% 有痛风石。尿酸盐沉积于皮下组织,局部形成结节,常见于耳轮皮下,也见于四肢其他部位。大小不等,呈圆形或椭圆形突起,破溃时可有血色糊状尿酸盐结晶漏出,肉眼有时可误认脓液,镜下呈"细针"样结晶。

4. 肾结石　肾结石中尿酸结石约占 10%,有些痛风患者仅表现尿路结石,引起肾绞痛、血尿。腹部 X 线片不显影,肾盂造影或超声检查可发现结石。高尿酸血症、酸性尿、脱水时尿浓缩是尿酸结石形成的 3 个危险因素。

5. 痛风性肾病　起病隐匿,尿酸盐结晶沉积肾组织引起间质性肾炎,表现有肾区酸痛,早期可仅有蛋白尿和镜下血尿,随着病程进展尿浓缩功能下降,并有中等量的持续蛋白尿,肾功能进行性下降,终于由慢性氮质血症发展到尿毒症。

6. 实验室检查　①血尿酸增高,男性和绝经后女性患者多 > 420μmol/L(7.0mg/dl),绝经前女患者多 > 358μmol/L(6.0mg/dl);②关节腔滑囊液旋光显微镜检查可见白细胞内有双折光的针形尿酸盐结石;③痛风石活检可见针状尿酸盐结晶;④受累关节 X 线片可见骨骼有"圆孔"样缺损及穿凿样改变;⑤痛风性肾病可有尿蛋白,X 线和超声检查有肾盂积水,合并泌尿系感染,最终有氮质血症及尿毒症。

【急救处理】　治疗原则:尽快终止急性关节炎发作;纠正高尿酸血症防治尿酸盐沉积关节、肾引起的并发症。

1. 急性发作期的治疗

(1)秋水仙碱:对缓解关节炎急性发作有特效。目前已经摒弃了大剂量冲击治疗的传统用法,采用安全性更高的小剂量疗法。起始负荷剂量为 1.0mg,1h 后服用 0.5mg,12h 后最多可用 0.5mg,3/d。

(2)非甾体抗炎药:强调足量足疗程。首先考虑选用 COX-2 抑制药,如尼美舒利、美洛昔康、塞来昔布等。目前应用的还是非 COX-2 抑制药为主。对于严重及顽固的病例,可联用秋水仙碱,但不推荐联用激素。

(3)肾上腺糖皮质激素:在急性痛风性关节炎发作症状严重,上述药物不能使用时,可选用泼尼松 0.5mg/(kg·d)口服,3/d。连用 5~10d 后可直接停药。

(4)在急性痛风性关节炎发作时,降低血尿酸药物如同时使用,对急性炎症不但没有治疗作用,反而造成症状反复,只能在急性炎症完全控制后方可使用。

2. 慢性期及间歇期治疗

(1)改变生活方式:应避免进食高嘌呤饮食;避免使用升高尿酸药物如噻嗪类利尿药、襻利尿药等;控制危险因素如高血压、肥胖等。

(2)降低血尿酸药物的应用:降尿酸药物可预防反复发作,降低骨质破坏/尿酸性肾病等风险,但多在第 2 次痛风发作后再开始使用。

应用降血尿酸(UA)药物的指征:经饮食控制 UA> 7~8mg/dl 以上有心血管疾患及高危人群;每年急性发作 2 次以上者;有痛风石或尿酸盐沉积的 X 线证据者;UA> 9mg/dl 以上者。用药后应使 UA 维持<6mg/dl 水平。用药须等待急性发作后 1~2 周后开始降尿酸治疗,药物

应从小剂量逐步增加,以预防诱发急性痛风发作。促进尿酸排泄和抑制尿酸合成两组药物的选用,常根据患者肾功能及24h尿酸排出量决定。每日排出尿酸量低于600mg者,选用促尿酸排泄药:①丙磺舒:为防止尿酸自肾大量排出损害肾,初用0.25g,1/d,逐渐增至0.5g,3/d。②磺吡酮50mg,2/d,渐增至100mg,3/d。③苯溴马隆25mg,1/d,渐增至100mg,1/d。同时需口服碳酸氢钠每日3~6g碱化尿液,并多饮水,保持每日尿量2000ml以上。

选用抑制尿酸合成药物:①别嘌醇从50~100mg,1/d开始,1~2周后增加50~100mg。用药期间可发生尿酸转移性痛风发作,肾功能不全时应减量使用。②非布司他40~80mg,1/d,口服。应用不能耐受别嘌醇和肾功能不全患者。

(3)碳酸氢钠的使用:适用尿pH<6.0的痛风患者,使尿液中的尿酸处于游离状态,随尿排出体外。尤其在急性痛风性肾病、显著的高尿酸血症或服用促进尿酸排泄的药物时,应用碳酸氢钠可预防肾小管内尿酸盐结石的形成。用药量取决于尿pH的改变,以保持尿pH在6.5~6.8为宜。每次2~3g,3/d。

此外,要多饮水以稀释尿液;要限量蛋白和低脂饮食,避免饮酒;如合并高血压者应降压治疗。对于无症状高尿酸血症的治疗,一般认为血尿酸盐的浓度在476~536μmol/L(8~9mg/dl)以下者不需要药物治疗。

三十二、急性肾损伤

急性肾损伤是对既往急性肾衰竭概念的扩展和向疾病早期的延伸,是指由多种病因引起的短时间内(几天至几小时)肾功能突然下降而出现的临床综合征,可发生在原来无肾疾病的患者,也可发生在原有慢性肾病的基础上。

【诊断要点】

1. **原发病因** 急性肾损伤根据病因发生的解剖部位分为肾前性、肾性和肾后性三大类。肾前性是指各种原因引起的肾实质血流灌注减少,导致肾小球滤过减少和GFR降低。常见于各种原因引起的液体丢失和出血,引起有效动脉血容量减少,以及肾内血流动力学改变,导致肾血流灌注减少。肾性急性肾损伤,最常见的是肾缺血和肾毒性药物或毒素导致的急性肾小管坏死,其他还包括急性间质性肾炎、肾小球疾病和肾血管疾病。

2. **肾功能急性减退** 表现为血肌酐升高绝对值 $\geqslant$ 0.3mg/dl($\geqslant$ 26.4μmol/L),或血肌酐较基础值升高 $\geqslant$ 50%;或尿量减少[尿量 $<$ 0.5ml/(kg·h),时间 $>$ 6h]。

3. **临床表现** 急性肾损伤的临床表现差异很大,因病因和所处的急性肾损伤分期不同而各异。所以应该仔细询问病史及体格检查寻找急性肾损伤的可能病因。

(1)肾前性急性肾损伤:肾前性因素是急性肾损伤的主要原因。应仔细询问病程中有无引起容量不足或相对不足的原因,包括呕吐、腹泻、食欲减退、严重充血性心衰、利尿药使用不当等。另外还要询问近期有无非甾体抗炎药、ACEI、ARB 等药物的使用史。体检时注意有无容量不足的体征。

(2)肾性急性肾损伤:肾性急性肾损伤常常继发于肾小球肾炎、肾微血管病变、系统性红斑狼疮等疾病或者肾毒性药物使用史。

(3)肾后性急性肾损伤:肾后性急性肾损伤,常有前列腺肥大、前列腺肿瘤、淋巴瘤、膀胱颈部肿瘤、腹膜后疾病等病史,突然出现尿量减少或与无尿交替、肾绞痛、胁腹或下腹部疼痛、肾区叩击痛及膀胱叩诊浊音,提示存在尿路梗阻的可能。

【急救处理】

1. **早期干预治疗**　尽早识别并纠正可逆因素,避免肾受到进一步损伤,维持水电解质、酸碱平衡是急性肾损伤的治疗关键。尽早纠正包括外伤、心衰、失血等可逆因素,停用可能损害肾功能的药物,去除肾后性因素。

2. **高钾血症的治疗**　①10％葡萄糖酸钙 10～20ml 稀释后缓慢静脉注射(5min 以上);②5％碳酸氢钠 125ml 静脉滴注;③50％葡萄糖 50～100ml 加胰岛素 6～12U 缓慢静脉注射,使钾离子向细胞内转移;④口服聚磺苯乙烯钠散 15～30g,每日 3 次;⑤以上措施无效或伴高分解代谢的高钾血症患者透析是最好的治疗方法。

3. **代谢性酸中毒的治疗**　用 5％碳酸氢钠 125ml 静脉注射,必要时可重复 1～2 次。对于严重的代谢性酸中毒患者应进行透析治疗。

4. **肾替代治疗**　肾替代治疗可以很好地维持体液电解质酸碱平衡,清除尿毒症毒素,防止和治疗引起肾进一步损害的因素,促进肾功能恢复。紧急透析的指征包括无法纠正的代谢性酸中毒、高钾血症、严重肺水肿,以及严重的尿毒症症状,如尿毒症脑病、癫痫发作、心包炎等。肾替代治疗包括腹膜透析、血液透析和连续性肾替代疗法。应根据医院和患者的具体情况选择肾替代治疗的方式。

三十三、中　暑

【诊断要点】

1. **先兆中暑**　在高热环境下出现头晕、口渴、出汗、乏力、头痛、恶心、胸闷、心悸,注意力不集中,动作不协调,体温正常或稍高(<38℃)。

2. **轻症中暑**　除上述症状外尚有早期循环功能紊乱表现,包括:面色潮红或苍白,大量出汗、恶心、呕吐、心动过速,皮肤湿冷,脉搏细数,血压偏低,体温在 38.5℃以上。

3. **重症中暑**

(1)热痉挛:主要表现口渴、尿少,严重者肌肉痉挛及疼痛、腹痛,体温正常,可为热射病早期表现。

(2)热衰竭:主要为失水、失钠所引起的周围循环衰竭,临床表现以眩晕、昏厥、面色苍白、皮肤湿冷、脉细弱、血压下降为常见。

(3)热射病:中暑最严重的类型,也称中暑高热。患者出现高热(>40.5℃)。无汗、意识障碍、呼吸急促、心动过速等中枢神经系统和循环系统功能障碍,严重者休克,多器官功能障碍甚至死亡。

以上各型可混合存在。

【急救处理】

1. **一般处理**　立即将患者移到阴凉通风处,饮清凉淡盐水或含盐清凉饮品。

2. **轻症中暑的处理**

(1)十滴水、人丹或藿香正气水口服。

(2)体温高时用 30%乙醇或凉水擦浴。

(3)针灸合谷、足三里等穴位。

(4)5％葡萄糖盐水 1000ml 静脉滴注。

3. 重症中暑的紧急抢救　快速降温是治疗的基础，迅速降温决定预后。

(1)热痉挛：重点是补钠离子，轻症者口服食盐，每次 2g，连续几次。重症者应予 5％葡萄糖生理盐水 1000～3000ml 静脉滴注，或 10％葡萄糖酸钙 10～20ml 缓慢静脉注射。

(2)热衰竭：失水为主者应扩容，可给 5％葡萄糖生理盐水。失钠为主者，应予生理盐水，必要时用升压药。

(3)热射病：①物理降温。将患者置于 25℃室温中，头部、腋下、腹股沟大血管处放冰袋，同时用冷水和乙醇擦身。②药物降温。可将氯丙嗪 25～50mg 加入在液体中 (250～500ml)静脉滴注，1～2h 滴完。亦可肌内注射半量冬眠Ⅰ号(哌替啶 25mg、异丙嗪和氯丙嗪各 12.5mg)。③纠正水、电解质及酸碱紊乱。④防治心力衰竭可应用洋地黄类及多巴酚丁胺等强心药。⑤防治急性肾衰竭。疑有急性肾衰竭时，应早期静脉滴注甘露醇 250ml 或呋塞米 20mg，无尿及高血钾时宜行血液透析。⑥对症处理休克、脑水肿，防治感染和 DIC。

三十四、电　　击

【诊断要点】

1. 有电击史，电击伤有全身表现和局部表现。

2. 轻者头晕、心悸、四肢肌肉收缩无力、面色苍白；重者出现昏迷、持续抽搐、心室纤颤，以及心搏、呼吸停止。

3. 局部有烧伤或深部组织烧焦。

【急救处理】

1. 立即切断电源,迅速用绝缘体离断电源,将伤者搬离危险区。

2. 轻者卧床休息。观察血压、脉搏、呼吸,对所有电击患者应行 48h 心电监护以便发现电击后迟发性心律失常。

3. 呼吸停止或微弱而心搏尚存者立即进行人工呼吸、给氧、气管插管,用呼吸中枢兴奋药。

4. 呼吸心搏停止者就地按心肺复苏抢救,有时需持续数小时,直至患者清醒或确定死亡时为止。静脉注射盐酸纳洛酮有利于脑复苏。根据情况应用肾上腺素等血管活性药物,并随时做好除颤准备。

5. 休克、脑水肿、肾功能不全、水及电解质紊乱等按有关原则处理。如发现肌红蛋白尿,应静脉输入 5% 碳酸氢钠以碱化尿液,同时输 20% 甘露醇,以促利尿。

6. 应用抗生素预防感染。

7. 处理局部烧伤或外伤等。

三十五、溺　　水

【诊断要点】

1. 有落水史。

2. 溺水的临床表现。

(1)轻度淹溺:吸入或吞入少量水,神志清楚,血压增高,心率加快。

(2)中度淹溺:溺水 1~2min,呼吸道因水或呕吐物,或喉痉挛引起剧烈呛咳或窒息,神志模糊,呼吸不整或表浅,血压下降,心率减慢,反射减弱。

(3)重度淹溺:溺水 3～4min 或以上,由于窒息,患者昏迷,面部青紫肿胀,口鼻可充满泡沫,肢冷,血压低,呼吸不整,两肺湿啰音,心音弱。严重者呼吸心搏停止,胃扩张,上腹膨隆。

3. 淡水溺水者有血液稀释、血容量增加、出现溶血,溶血后引起高钾血症,使心搏骤停。过量的游离血红蛋白堵塞肾小管引起急性肾衰竭。海水溺水者除少数因喉头、气管反射性痉挛引起急性窒息外,导致死亡主要原因是海水淹溺肺水肿。同时引起低血容量,高钙血症引起心律失常;高镁血症引起中枢抑制和血压下降等。

【急救处理】

1. 立即清除口鼻中的污泥杂草,保持呼吸道通畅。

2. 海水溺水时,迅速将患者的腹部置于抢救者屈膝的大腿上,头部向下,随即按压背部,尽快倒出胃、气管内积水。倒水时间不宜过长而延误复苏,并要防止胃内容物继发误吸。淡水溺水时,不必清除呼吸道内误吸水,淡水为低渗性,会被快速吸收入循环。仅在怀疑呼吸道异物梗阻时,可施行 Heimlich 手法,解除呼吸道阻塞。

3. 呼吸心搏停止者,立即按心肺复苏抢救。由于引起溺水者的心脏骤停病因是低氧血症,传统的 CPR 使用顺序是 A-B-C。首要措施是立即口对口人工呼吸,给 2 次能见到胸廓抬起的人工呼吸(吹气)。如无循环指征,立即开始胸外按压,出现可除颤心律应立即除颤。必要时气管插管或气管切开,正压给氧或机械通气。抢救时间应适当延长。

4. 呼吸恢复,仍有青紫者给氧及呼吸中枢兴奋药,可用尼可刹米(可拉明)、洛贝林。

5. 淹溺性肺水肿的治疗,高压氧和机械通气均可改变淹溺性肺水肿的缺氧和减轻肺水肿也可应用东莨菪碱改善微循环,抑制腺体分泌,解除平滑肌痉挛并有抗休克作用。早期行肺灌洗可改善海水淹溺性肺水肿。

6. 淡水溺水者可引起低钠、低氯、低蛋白血症和高钾,应注意补钾、钠、氯等电解质,血液稀释者可静脉滴注 3% 高渗盐水 500ml。但应限制补液量,并用利尿药。海水溺水者不宜限制补液量,宜用 5% 葡萄糖液 500～1000ml 静脉滴注,绝对勿输盐水。注意纠正水、电解质紊乱。

7. 应用抗生素预防感染。

8. 应用肾上腺皮质激素、甘露醇、甘油果糖、清蛋白等,防治脑水肿。纳洛酮减轻呼吸抑制、高碳酸血症和窒息。

9. 纠正代谢性酸中毒,可给 5% 碳酸氢钠 100～200ml 静脉滴注,以后按血气结果给予纠正。

10. 心律失常、心力衰竭等合并症的处理参见有关章节。

三十六、一氧化碳中毒

【诊断要点】

1. 有一氧化碳吸入史。

2. 血液碳氧血红蛋白(COHb)浓度与临床表现相关,有确诊价值。正常 COHb 浓度为 5%～10%。

(1)轻度中毒:COHb 浓度为 10%～20%。可出现头晕、头痛、心悸、恶心、呕吐、四肢无力。

(2)中度中毒:COHb 浓度为 30%～40%。皮肤和黏膜呈现煤气中毒特有的樱桃红色。上述症状加重,出现兴奋、判断力下降、共济失调、幻觉、意识模糊或浅昏迷。

(3)重度中毒:COHb浓度常在50%以上,出现抽搐、低血压、心律失常、呼吸衰竭和深昏迷。

【急救处理】

1. 立即将患者移至空气新鲜通风良好处,保持呼吸道通畅。

2. 保持呼吸道通畅,吸高浓度氧,5～6L/min。COHb明显增高者(一般＞25%),应予高压氧(2.5个大气压)治疗,每次吸30min中间休息10min,1～2/d。有报道高压氧联合纳洛酮治疗重度一氧化碳中毒可缩短病程、降低病死率,减少或防止迟发性脑病的发生。纳洛酮2mg加入葡萄糖液250ml中静脉滴注,1/d,连续10d。

3. 防治脑水肿,呋塞米20mg加50%葡萄糖液20ml静脉注射,每8～12小时1次。20%甘露醇250ml快速静脉滴注,每6小时重复给药。氢化可的松100～200mg或地塞米松10mg静脉滴注。

4. 对症治疗。纠正电解质紊乱;呼吸衰竭者给予呼吸兴奋药;呼吸停止者立即进行人工呼吸,痰液堵塞者行气管插管或气管切开,加压给氧;抽搐者用地西泮10mg肌内注射。

5. 应用抗生素预防感染。

6. 可给予保护脑细胞药物,如大量维生素C、细胞色素C、三磷腺苷、辅酶A等。也可给予甲氯芬酯(氯酯醒)250～500mg肌内注射。

三十七、有机磷农药中毒

【诊断要点】

1. 有毒物接触史　患者的呕吐物、呼吸道分泌物及体表有蒜臭味。也可因误服、自服引起急性中毒。

2. **轻度中毒**　毒蕈碱样症状,表现为恶心、呕吐、腹痛、腹泻、尿频、多汗、视物不清。胆碱酯酶活力降至50%～70%(正常 100%)。

3. **中度中毒**　毒蕈碱样症状加重,出现烟碱样症状,除上述症状加重外,并有肌颤、肌无力、瞳孔缩小、流涎、大汗、精神恍惚。有学者指出,只要见有肌纤维震颤就可以诊断为中度。胆碱酯酶活力降至 30%～50%。

4. **重度中毒**　除上述表现外,出现中枢神经系统受累和呼吸循环衰竭的表现。患者瞳孔针尖大小、大小便失禁、呼吸极度困难、发绀、肺水肿、全身明显肌束震颤、昏迷。胆碱酯酶活力降至 30%以下。

【急救处理】

1. **清洗**　立即脱离中毒环境,去除污染衣物,用肥皂水清洗被污染的皮肤、毛发;用生理盐水冲洗被污染的眼部,滴入 1%阿托品 1 或 2 滴;一般认为在口服有机磷后 30min 洗胃是最有效的,可用温清水彻底洗胃,至无蒜味为止。洗胃后给药用炭(活性炭)和硫酸镁30g 口服导泻。深度昏迷者不宜用硫酸镁,以硫酸钠为宜。

2. **特殊解毒药的使用**

(1)抗胆碱能药物

阿托品和莨菪碱类:能有效阻断毒蕈碱样作用和解除呼吸中枢抑制的有效药物。阿托品用量按轻、中、重中毒首量分别为 2mg,3～5mg,6～10mg 肌内注射或静脉注射。必要时,间隔 15～30min 可重复 1 次。根据有无异常分泌、体温、脉搏调整用量,与传统的阿托品化相比,阿托品用量减少,病程明显短缩,病死率明显下降。山莨菪碱在改善微循环、减少分泌物、调节体温方面优于阿托品,且无大脑兴奋作用,推荐应用。

卡托宁(盐酸戊乙奎醚):新型抗胆碱药物,对毒蕈碱(M)受体亚型具有选择性,对中枢 M 受体和烟碱受体均有作用,能有效防治中枢性呼吸衰竭。剂量见表 4-14。要尽快达到"卡托宁"化,即口干、皮肤干燥、肺部啰音减少或消失,精神神经症状好转。维持量为 1～2mg,每 6～12 小时 1 次。

(2)肟类复能药(与抗胆碱药合用):能使抑制的胆碱酯酶复能,消除烟碱样作用。应及早、足量、重复应用。如氯解磷定首剂 15～30mg/kg 静脉注射,可在 5min 内达到有效血浆浓度 4mg/L,并维持 6h。首剂后 2～4h 以500mg/h 维持到症状消失,血胆碱酯酶活力稳定在正常值 50%～60%或以上。氯解磷定可肌内注射,不与血浆蛋白结合,肝代谢快,在体内无积蓄作用,是当今治疗有机磷农药中毒首选。对于敌敌畏、敌百虫、乐果等对肟类复能药疗效差,则以阿托品类治疗为主。

3. 复方制剂　解磷注射液(每支 2ml),每支含阿托品 3mg,苯那辛 3mg,氯解磷定 400mg。首次剂量:轻度中毒 1/2～1 支肌内注射,中度中毒 1～2 支肌注,重度中毒 2～3 支。解磷注射液中所含氯解磷定不足,需另加:轻度中毒 0～0.5g,中度中毒 0.5～1g,重度中毒 1.0～1.5g。

特效解毒剂的治疗量见表 4-14。对口服中毒者一般不宜采用复方制剂,应根据病情应用阿托品及解磷定。

表 4-14　常用有机磷中毒解毒剂用量用法

药　名	轻度中毒	中度中毒	重度中毒
阿托品	1～2mg 肌内注射，必要时 1～2h 后 0.5～1mg	3～5mg 肌内注射或静脉滴注，10～20min 重复 1 次	6～10mg 肌内注射或静脉滴注，以后每 5～10 分钟 3～5mg
卡托宁	1～2mg 肌内注射，隔 0.5～12h 后给予首剂的 1/4～1/2	2～4mg 肌内注射，隔 0.5～12h 后给予首剂的 1/4～1/2	4～6mg 肌内注射，隔 0.5～12h 后给予首剂的 1/4～1/2
氯解磷定	0.25～0.5g 肌内注射，必要时 2h 重复 1 次	0.5～0.75g 肌内注射或静脉注射，1～2h 后重复 1 次，以后每 2 小时重复 1 次	0.75～1.0g 肌内注射或静脉注射，0.5h 重复 1 次，以后每 2 小时重复 1 次
碘解磷定	0.5g 缓慢静脉注射，必要时 2h 重复 1 次	0.5～1.0g 缓慢静脉注射，1～2h 重复 1 次，亦可静脉滴注维持	1.0～2.0g 缓慢静脉注射，0.5h 重复 1 次，以后 0.5/h 静脉注射或静脉滴注
解磷注射液 *（每支 2ml）	0.5～1 支肌内注射	1～2 支肌内注射	2～3 支肌内注射

＊应用解磷注射液时，中度或重度中毒分别加氯解磷定 0.5～1.0g 和 1.0～1.5g

4. 血液净化　治疗重症效果显著,可选用血流灌注加血液透析。

5. 对症支持治疗　吸氧,保持呼吸道通畅,及时清理分泌物;维持水、电解质平衡;严重者用激素;抽搐者给地西泮 5mg 肌内注射;脑水肿者用脱水药;预防感染;昏迷患者给予导尿。

三十八、急性乙醇中毒

急性乙醇中毒也称为急性酒精中毒,是指由于短时间摄入大量乙醇出现的中枢神经系统功能紊乱状态,表现行为和意识异常,严重者损伤脏器功能,导致呼吸循环衰竭,进而危及生命。

【诊断要点】

1. 具备以下两点可以临床诊断急性乙醇中毒。

(1)明确的过量乙醇摄入史。

(2)呼出气体或呕吐物有乙醇气味并有以下之一者:①表现易激惹、多语或沉默、语无伦次,情绪不稳,行为粗鲁或攻击行为,恶心、呕吐等;②感觉迟钝、肌肉运动不协调,躁动,步态不稳,眼球震颤,复视;③出现较深的意识障碍如昏睡、浅昏迷、深昏迷,神经反射减弱、颜面苍白、皮肤湿冷、体温降低、血压升高或降低,呼吸节律异常、心搏加快或减慢,二便失禁等。

2. 在临床诊断基础上血液或呼出气体乙醇检测乙醇浓度≥11mmol/L(50mg/dl),确诊急性乙醇中毒。

3. 中毒程度临床分为轻、中、重三级。

(1)轻度(单纯性醉酒):仅有情绪、语言兴奋状态的神经系统表现,如语无伦次但不具备攻击行为,能行走,但有轻度运动不协调,嗜睡能被唤醒,简单对答基本正确,神经反射正常存在。

(2)中度:具备下列之一者为中度乙醇中毒。

①处于昏睡或昏迷状态或 5 分＜Glasgow 昏迷评分≤8 分。

②具有经语言不能缓解的躁狂或攻击行为。

③意识不清伴神经反射减弱的严重共济失调状态。

④具有错幻觉或惊厥发作。

⑤血液生化检测有以下表现之一者如酸中毒、低血钾、低血糖。

⑥并发脏器功能受损表现,如与乙醇中毒有关的心律失常(频发期前收缩、心房纤颤或心房扑动等)、心肌损伤表现(ST-T 异常、心肌酶学 2 倍以上升高)或上消化道出血、胰腺炎等。

(3)重度:具备下列之一者为重度乙醇中毒。

①处于昏迷状态 Glasgow 评分≤5 分。

②出现微循环灌注不足表现,如脸色苍白,皮肤湿冷,口唇微紫,心率加快,脉搏细弱或不能触及,血压代偿性升高或下降(低于 90/60mmHg 或收缩压较基础血压下降 30mmHg 以上)。

③表现为酸中毒(pH≤7.2)、低血钾(血清钾≤2.5mmol/L)、低血糖(血糖≤2.5mmol/L)之一者。

④出现重要脏器如心、肝、肾、肺等急性功能不全表现。

中毒程度分级以临床表现为主,血中乙醇浓度可供参考。通常轻度中毒血中乙醇浓度在 16～33mmol/L(75～150mg/dl),重度中毒多在 43mmol/L(200mg/dl)以上。

【注意事项】

1. 诊断原则与鉴别诊断　急性乙醇中毒是一个排他性诊断。在诊断时应考虑到低血糖、低氧血症、肝性脑病、混合性乙醇-药物过量等情况。在确诊后应考虑到有隐蔽性头部创伤及伴随代谢紊乱的可能性。反复仔细询问家属相关病史及系统的查体非常重要。

2. 复合中毒　乙醇中毒后患者情绪失控再次服用其他药物和毒物导致，复合中毒并不罕见，乙醇加重镇静催眠类药物和有机磷农药毒性，减轻甲醇、乙二醇、氟乙酰胺的毒性。

3. 诱发病损或并发症　急性乙醇中毒后外伤常见，由于患者及陪同人员不能明确叙述病史容易漏诊，乙醇中毒能使已有的基础疾病恶化如诱发急性冠状动脉综合征、出血或缺血性脑卒中等，并发贲门黏膜撕裂症、上消化道出血、心律失常、胰腺炎、横纹肌溶解综合征等，也可并发消化道穿孔。

4. 类双硫仑样反应　患者在应用某些药物过程中饮酒或饮酒后应用某些药物出现类似服用戒酒药双硫仑（Disulfiram，又名双硫醒、戒酒硫）后饮酒的反应，多在饮酒后 0.5h 内发病，主要表现为面部潮红、头痛、胸闷、气短、心率增快、四肢乏力、多汗、失眠、恶心、呕吐、视物模糊、严重者血压下降及呼吸困难，可出现意识丧失及惊厥，极个别引起死亡。可能与醛脱氢酶受抑，体内乙醛浓度升高，导致血管扩张有关。类双硫仑样反应临床表现个体差异较大，不医疗处理，症状一般持续 2～6h。因类双硫仑样反应与多种疾病特点相似，故易造成误诊，应注意鉴别诊断。

5. 有以下情况应行头颅 CT 检查

(1)有头部外伤史但不能详述具体情节的昏迷患者。

(2)饮酒后出现神经定位体征者。

(3)饮酒量或乙醇浓度与意识障碍不相符者。

(4)经纳洛酮促醒等常规治疗 2h 意识状态无好转反而恶化者。

急性酒精中毒意识不清或不能准确叙述病史者应常规查心电图。

【急救处理】

1. 轻度　仅需静卧、保暖。

2. 促排措施　由于乙醇吸收迅速,催吐、洗胃和药用炭不适用于单纯乙醇中毒患者。洗胃应评估病情,仅限于以下情况之一者:①饮酒后 2h 内无呕吐,可能恶化的昏迷患者。②同时存在或高度怀疑其他药物或毒物中毒。③已留置胃管特别是昏迷伴休克患者,胃管可试用于人工洗胃。洗胃液一般用 1%碳酸氢钠液或温开水,洗胃液不可过多,每次入量不超 200ml,总量多为 2000~4000ml。

3. 药物治疗

(1)促乙醇代谢药物:美他多辛是乙醛脱氢酶激活药,并能拮抗急、慢性乙醇中毒引起的乙醇脱氢酶(ADH)活性下降;加速乙醇及其代谢产物乙醛和酮体经尿液排泄,属于促乙醇代谢药。可以试用于中、重度中毒特别伴有攻击行为、情绪异常的患者。每次 0.9g,静脉滴注给药,哺乳期、支气管哮喘患者禁用,尚无儿童应用的可靠资料。适当补液及补充维生素(B_1、B_6、C)有利于乙醇氧化代谢。

(2)促醒药物:纳洛酮能特异性拮抗内源性吗啡样物质介导的各种效应。中度中毒首剂用 0.4~0.8mg 加生理盐水 10～20ml,静脉推注;必要时加量重复;重度中毒时则首剂用 0.8～1.2mg 加生理盐水 20ml,静脉推注,用药后 30min 神志未恢复可重复 1 次,或 2mg 加入 5% 葡萄糖或生理盐水 500ml 内,以 0.4mg/h 速度静脉滴注或微量泵注入,直至神志清醒为止。盐酸纳美芬为具有高度选择性和特异性的长效阿片受体拮抗药,理论上有更好疗效,已有应用于急性乙醇中毒的报道。

(3)镇静药应用:急性乙醇中毒应慎重使用镇静药,烦躁不安或过度兴奋特别有攻击行为可用地西泮,肌内注射。避免用氯丙嗪、吗啡、苯巴比妥类镇静药。

(4)胃黏膜保护药:胃黏膜 H_2 受体拮抗药或质子泵抑制药可常规应用于重度中毒特别是消化道症状明显的患者,质子泵抑制药可能有更好的胃黏膜保护效果。

(5)抗生素应用:单纯急性乙醇中毒无应用抗生素的指征,除非有明确合并感染的证据,如呕吐误吸导致肺部感染。应用抗生素时注意可诱发类双硫仑样反应,其中以 β 内酰胺类中头孢菌素多见,又以头孢哌酮最常见,其他尚有甲硝唑、呋喃唑酮等,用药期间宜留院观察。

4. **血液净化疗法与指征** 病情危重或经常规治疗病情恶化并具备下列之一者可行血液净化治疗。

(1)血液中乙醇含量超过 87mmol/L(400mg/dl)。

(2)呼吸循环严重抑制的深昏迷。

(3)酸中毒(pH≤7.2)伴休克表现。

(4)重度中毒出现急性肾功能不全。

(5)复合中毒或高度怀疑合并其他中毒并危及生命,根据毒物特点酌情选择血液净化方式。

5. **对症治疗** 维持水、电解质、酸碱平衡,纠正低血糖,脑水肿者给予脱水药,中药醒脑静等可以应用。

三十九、催眠镇静药中毒

【诊断要点】

1. 有大量服用催眠镇静药史。

2. 意识障碍、瞳孔缩小、肌肉松弛、腱反射减弱,呼吸浅慢或不规则,体温低,脉弱,血压下降。

3. 血液、胃内容物及尿液可测定中毒的药物。

【急救处理】

1. 立即用 1：5000 高锰酸钾溶液或温水彻底洗胃。药用炭吸附与导泻。一般取 50～100g 药用炭制成 25% 的混悬液,于洗胃后使用。导泻不宜用硫酸镁,因硫酸镁可加重中枢抑制,心律失常和肾衰竭,以硫酸钠为宜。

2. 纳洛酮是阿片类药物中毒首选特效药,0.4～0.8mg 静脉注射,可 15min 后重复。该药已被列入急性巴比妥类药物中毒的抢救主药之一,0.4～1.2mg 肌内注射,继之 4mg 加入补液中静脉滴注。

3. 输液、利尿、碱化尿液、排泄毒物。每日静脉滴注 5% 葡萄糖液及生理盐水 3000ml 左右,肾功能良好时,20% 甘露醇 250ml 快速滴入或呋塞米 40～80mg,5% 碳酸氢钠 100～200ml 静脉滴注。

4. 特效解毒药的应用。氟马西尼是苯二氮䓬类特异性拮抗药,开始可给予 0.1～0.2mg,缓慢静脉注射,必要时重复给药,或考虑静脉滴注 0.2～1mg/h,总量 <3mg [包括氯氮䓬(利眠宁)、地西泮、硝西泮(硝基安定)、氟西泮(氟安定)、阿普唑仑、三唑仑等中毒]。

5. 可予中枢兴奋药贝美格(美解眠)50～100mg,加入

5％葡萄糖液 500ml,静脉滴注。发生呼吸衰竭时可用尼可刹米、洛贝林。

6. 抗生素预防感染。

7. 周围循环衰竭时给予低分子右旋糖酐,5％葡萄糖盐水、血浆或全血。血压仍低者酌情选用间羟胺或去甲肾上腺素(正肾上腺素)。

8. 对严重急性巴比妥中效类药物中毒可行血液透析治疗。

四十、亚硝酸盐中毒

【诊断要点】

1. 有进食大量新腌制或腐烂的肉类或蔬菜,误食亚硝酸钠或有服用亚硝酸盐类药物史。多在食后 0.5～3h 突然发病。

2. 唇、指甚至全身发绀,头痛、头晕、呕吐、腹泻,重者惊厥、昏迷、呼吸循环衰竭。因小血管平滑肌被松弛引起血压下降。

3. 高铁血红蛋白定性阳性,尿液亚硝酸盐检测强阳性。

4. 排除心肺等疾病引起的发绀。

【急救处理】

1. 吸氧　氧流量 4～6L/min,必要时使用呼吸兴奋药。

2. 催吐　用清水洗胃,并以生理盐水灌肠导泻。

3. 输液治疗　维生素 C 2～4g 加入 10％葡萄糖液500～1000ml,静脉滴注,或维生素 C 1g 加入 50％葡萄糖液60～100ml,静脉注射。有报道加用山莨菪碱有效。

4. 解毒治疗   1%亚甲蓝(美蓝)5~10ml(1~2mg/kg),加入 25%葡萄糖溶液 40ml 缓慢静脉注射(10min 以上)。2h 后可重复 1 次。

5. 其他   重症者可输入新鲜血液治疗。有意识障碍、昏迷者使用纳洛酮治疗有良好疗效。

四十一、拟除虫菊酯类杀虫剂中毒

【诊断要点】

1. 生产性中毒的潜伏期为 4~6h,表现为皮肤麻木、烧灼感、刺痒或蚁行感、流泪结膜充血,咽不适咳呛。少数皮肤出现红丘疹伴奇痒,全身症状较轻。

2. 口服中毒者于 10min~1h 发病,先为上腹部灼痛、恶心、呕吐等消化道症状,继而食欲缺乏、精神萎靡或肌束震颤;部分患者有口腔分泌物增多,视物不清、多汗;重者昏迷、四肢抽搐,发生肺水肿、脑水肿。

【急救处理】   无特殊解毒药,以对症治疗为主。

1. 开放气道,必要时气管插管、吸氧。

2. 口服中毒者催吐,用 2%碳酸氢钠溶液洗胃,然后经胃管注入加水调成糊状的药用炭 60~90g,并予 50%硫酸镁 50ml 导泻,禁用油类泻剂。

3. 对症治疗。口腔分泌物多者可用阿托品 0.5mg,肌内注射。有肺水肿时阿托品可用 1~2mg,但不宜阿托品化。严重中毒时可用血液灌洗净化血液。惊厥者给予地西泮 10mg 缓慢静脉注射。对肺水肿、脑水肿、呼吸衰竭进行处理。

4. 给予维生素 C 及 ATP,静脉输液以利毒物排出。

5. 国内有报道,应用复方丹参、葛根素治疗收效尚佳。

用法：葛根素5mg/kg静脉滴注，注意变态反应（过敏反应）。

四十二、急性细菌性痢疾

【诊断要点】

1. 多发生于夏秋季，病前可有不洁饮食史

2. 临床分型

(1)普通型：起病急骤、畏寒、发热、全身不适、腹痛、腹泻，每日10～20次脓血便，量少，明显里急后重，左下腹压痛。病情严重者，数分钟大便1次。轻型表现为轻度发热或不发热，腹痛不著，腹泻每日少于10次，稀便，可有少许黏液，里急后重不明显。

(2)中毒型：多见于2—7岁体质好的儿童，起病急骤凶险，突然高热，短期内即出现中毒症状，肠道症状轻微，甚至无腹痛腹泻。按临床表现可分为以下几种类型。

①休克型：多为成人，表现为周围循环衰竭，四肢厥冷，发绀，血压显著下降，脉压小，尿量减少。伴有不同程度意识障碍。

②脑型：占中毒型菌痢的大部分，以严重脑部症状为主，谵妄、惊厥、昏迷，呼吸衰竭，脑水肿，可发生脑疝。

③混合型：具有循环衰竭和呼吸衰竭，预后凶险。

3. 实验室检查

(1)血象：白细胞中度增高，以中性粒细胞为主。

(2)粪便检查：较多白细胞、脓细胞、红细胞及吞噬细胞。

(3)大便培养：痢疾杆菌阳性。

【急救处理】

1. 一般治疗　应隔离，卧床休息，进流食或半流食。

2. 对症治疗

(1)严重腹泻口服补液(见本章细菌性食物中毒),必要时静脉输液。

(2)痉挛性腹痛:必要时阿托品 0.5mg,皮下注射。不宜长期使用解痉药,以免加重病情。

(3)里急后重严重者:复方颠茄樟脑合剂 5ml,3/d,口服。

3. 抗菌治疗

(1)首选喹诺酮类:诺氟沙星(氟哌酸)0.4g,2/d,或培氟沙星 0.2~0.4g,2/d,口服,或环丙沙星 0.5g,2/d(儿童与孕妇不宜用),左氧氟沙星 0.2g,2/d,可同时用小檗碱(黄连素)0.3g,3/d,疗程 3~5d。

(2)复方磺胺甲噁唑(SMZ-TMP):每次 2 片,2/d。

(3)头孢菌素类:病情严重者或多重耐药菌可予第 3 代头孢菌素,疗程 3~5d。

4. 中毒性菌痢的治疗

(1)抗菌治疗:选用氟喹诺酮类静脉针剂(如环丙沙星)和第 3 代头孢菌素肌内注射或静脉滴注。如头孢噻肟,成人 4g/d,儿童每日 100~150mg/kg 分 2 次静脉滴注;头孢曲松,成年人 2~4g/d。(儿童应用第 3 代头孢菌素治疗)

(2)改善微循环:山莨菪碱注射液成年人每次 10~20mg,儿童每次 0.3~0.5mg/kg 静脉缓慢注射,轻症每隔 30~60 分钟,重症每隔 10~20 分钟重复 1 次,直到面色好转,四肢末梢变暖,呼吸循环衰竭纠正,即可延长给药时间至停用。

(3)扩充血容量纠正酸中毒:对于休克型必须快速足量扩容,首先用 2:1 液(生理盐水 2 份,1.4% 碳酸氢钠

1 份),成年人 500～1000ml,儿童 20ml/kg,以 5ml/min 静脉滴注。继以 6% 右旋糖酐成年人 500ml,儿童 10～15ml/kg,最多不超过 300ml 静脉滴注。

(4)控制脑水肿:对脑型给予 20%甘露醇快速静脉滴注。

(5)肾上腺皮质激素应用:氢化可的松成年人 100mg,儿童 20～50mg 加入 10%葡萄糖液 20ml,静脉注射,必要时 6h 重复 1 次。

(6)其他治疗:高热者可用物理和药物降温,无效者可应用亚冬眠疗法:氯丙嗪及异丙嗪各 1～2mg/kg,肌内注射,先每 2～4 小时 1 次,稳定后每 4～6 小时 1 次,共 2 或 3 次。反复惊厥者可用地西泮每次 10mg,肌内注射或静脉滴注,血压仍未回升者酌情使用升压药物等。

四十三、细菌性食物中毒

引起细菌性食物中毒最常见的细菌为副溶血弧菌、沙门菌、葡萄球菌、肉毒杆菌、变形杆菌、致病性大肠埃希菌等。

【诊断要点】

1. 多见于夏秋季,有进食被污染食物史,同食者短期内集体发病。

2. 潜伏期短,常于进食后数小时发病。恶心、呕吐、腹痛、腹泻,多为水样便。先吐后泻为其特点。上腹及中上腹部压痛,肠鸣音亢进,重者可有发热、脱水、酸中毒,甚至休克。

3. 被污染食物、呕吐物及大便可查出相同细菌。

4. 须与菌痢、霍乱、病毒性肠炎等鉴别。

5. 肉毒杆菌中毒,于进食罐头、腊肉等食品后 12h 至数日出现明显神经系统症状,如软弱无力、头晕、视物模糊、眼肌瘫痪,吞咽、发音、抬头困难,共济失调,重者呼吸困难。患者神志清楚,胃肠道症状不明显。

【急救处理】

1. 休息、隔离　卧床休息、床边隔离,可给易消化流食或半流食。早期可洗胃治疗。

2. 对症治疗

(1)腹痛可给阿托品 0.5mg,皮下注射或山莨菪碱10mg,肌内注射。

(2)呕吐可给甲氧氯普胺(灭吐灵)10mg,肌内注射。

(3)发热者可给解热药物。

(4)一般患者给肠黏膜保护药:蒙脱石散(思密达)1袋(3g),2～3/d,地衣芽孢杆菌活菌胶囊(整肠生)0.5g,3/d。

3. 纠正水、电解质紊乱

(1)轻中度失水:可口服补液。WHO 推荐配方(葡萄糖 20g、氯化钠 3.5g、碳酸氢钠 2.5g、氯化钾 1.5g、加水1000ml),米汤加盐(米汤 500ml、盐 1.75g)或糖盐水(开水500ml、糖 10g、盐 1.75g)。

(2)中毒症状重或重度脱水:静脉输入生理盐水及糖盐水,注意补钾。

(3)有酸中毒:适当补给 5%碳酸氢钠。

4. 纠正休克　可给右旋糖酐-40,酌情加用血管活性药物如多巴胺。

5. 抗菌治疗　根据不同病原菌选用不同抗菌药物。

(1)小檗碱(黄连素)、氧氟沙星、环丙沙星口服。

(2)重症用阿米卡星(丁胺卡那霉素)肌内注射或静脉滴注。

6. **肉毒杆菌中毒治疗**

(1)立即用 1:5000 高锰酸钾洗胃,洗胃后注入 50% 硫酸镁 60ml 导泻,同时予 10%葡萄糖液静脉滴注以稀释毒素加速排泄。

(2)及早使用三联抗毒素(A,B,E 型)5 万～10 万 U,静脉注射及肌内注射各半量,必要时 6h 后可重复(先做皮试)。

(3)青霉素治疗:减少肠内肉毒杆菌数量。

(4)保持呼吸道通畅,肺部感染者可选用有关抗菌药物。

四十四、流行性脑脊髓膜炎

流行性脑脊髓膜炎是由脑膜炎双球菌引起的化脓性脑膜炎。脑脊液呈化脓性改变。

【诊断要点】

1. 多见于冬春季,潜伏期 2～10d

2. 普通型　突然高热、寒战、剧烈头痛、频发喷射性呕吐、谵妄、昏迷及脑膜刺激征,皮肤黏膜可见瘀点、瘀斑。

3. 暴发型

(1)暴发型败血症:起病迅猛,中毒症状重,迅速出现皮肤广泛瘀点、瘀斑,融合成片。有明显周围循环衰竭,脑膜刺激征不明显。面色苍白四肢厥冷,血压下降,少尿或无尿。

(2)暴发型脑膜脑炎:多见儿童,脑实质损害的临床表现明显。迅速出现惊厥、昏迷,两侧瞳孔不等大,可出现脑疝及呼吸衰竭。

呼吸衰竭可有如下预兆:面色苍白,头痛剧烈,呕吐频繁;突然昏迷,惊厥;瞳孔大小不一,对光反射迟钝或消失;呼吸节律改变,血压上升。

（3）混合型。兼有上述二型症状，是本病最严重的一型。

4. 血象　白细胞总数及粒细胞明显增高。

5. 脑脊液　压力明显升高、外观浑浊、细胞数增多。

6. 细菌培养　脑脊液涂片、皮肤瘀点涂片均可找到革兰阴性脑膜炎双球菌。血培养阳性率 50%～75%。

【急救处理】

1. 抗菌治疗　可酌情选用 1 或 2 种药物，疗程 3～5d。

（1）青霉素：成年人剂量为 20 万～40 万 U/(kg·d)，小儿 10 万～30 万 U/(kg·d)，分次静脉滴注。

（2）氯霉素：成年人 2g/d 或 3g/d，小儿 60～80mg/(kg·d)，分 3～4 次静脉滴注，肌内注射，用于青霉素过敏者。由于对骨髓的抑制，一般作为二线用药。

（3）也可选用头孢类第 3 代抗生素，适用于对青霉素耐药菌株、儿童及病因不明的脑膜炎患者。如头孢曲松成人 2～4g/d，儿童 100mg/(kg·d)，1 次静脉滴注。

2. 一般治疗

（1）退热：乙醇擦浴、冰敷、药物降温等。

（2）镇痉止痛：选用水合氯醛灌肠，地西泮、苯巴比妥钠或冬眠合剂肌内注射（氯丙嗪和异丙嗪各 1～2mg/kg）。

3. 暴发型败血症　按感染性休克治疗。

（1）补充血容量、纠正酸中毒：2：1 等张液成人 1000ml，儿童 15ml/kg 于 2h 内静脉滴注。

（2）解除血管痉挛：山莨菪碱的每次剂量为 0.3～0.5mg/kg，重症患儿可增至 1mg/kg，静脉注射，每 10～20min 1 次。亦可东莨菪碱（剂量每次 0.3～0.6mg），经数次注射后,如患者面色红润、微循环改善、尿量增多、血压回升即可延长给药时间,减少剂量并逐渐停用。如治疗无效,可改用异丙肾上腺素、间羟胺与多巴胺联合静脉滴注。

(3)心功能不全时及早给毛花苷 C:小儿每次 0.01～0.015mg/kg;或毒毛花苷 K(毒毛旋花子苷 K),小儿每次 0.007mg/kg,注意补钾及输液速度。

(4)应用肾上腺皮质激素。

(5)抗 DIC 治疗:目前多应用低分子肝素治疗。

4. 暴发型脑膜脑炎 除上述治疗外应治疗脑水肿,防治呼吸衰竭。

(1)20%甘露醇 250ml,每次 1～2g/kg,快速静脉滴注,每 6～8 小时 1 次,必要时加用呋塞米交替使用。

(2)保持呼吸道通畅,给氧。

(3)选用洛贝林、尼可刹米等药物。

(4)高热和频发惊厥者可应用亚冬眠疗法,氯丙嗪和异丙嗪各 1～2mg/kg,肌内或静脉注射。

(5)深昏迷时气管插管或气管切开,使用呼吸机。

四十五、急性细菌性尿路感染

尿路感染是常见的感染性疾病,其中细菌性感染为最多见。尿路感染 95%以上为单一细菌引起,而以大肠埃希菌引起为最多。

【诊断要点】

1. 急性下尿路感染(膀胱炎、尿道炎) 主要表现尿路刺激征,即尿频、尿急及尿痛。严重时伴肉眼脓尿及血尿,但不发热或仅有低热(低于 38℃),无腰痛及脊肋角叩痛。

2. **急性肾盂肾炎** 除上述尿路刺激征外,常伴寒战、高热,有明显腰痛及患侧脊肋角叩痛。此外还有以高热为突出症状的高热型急性肾盂肾炎,尿路症状不明显,以老年女性多见,化验尿液即能确诊;以血尿突出的血尿型急性肾盂肾炎,有尿路刺激征和脓尿。

3. **血常规检查** 白细胞在急性肾盂肾炎时常增多,核左移。

4. **尿常规检查** 尿蛋白微量至(＋)。尿白细胞增多(尿沉渣白细胞＞5个/高倍视野)。肾盂肾炎有时可见白细胞管型及颗粒管型。下尿路感染无管型。

5. 病原学检查

(1)清洁中段尿培养:传统标准将清洁中段尿培养落计数≥10^5 CFU/ml 称之为有意义的菌尿,如无尿路感染症状则要求二次培养菌落计数均≥10^5 CFU/ml,且 2 次培养菌株相同。但是临床上部分尿感患者,菌落计数可以＜10^5 CFU/ml,可能与早期抗感染治疗有关。

(2)膀胱穿刺尿细菌培养:诊断尿路感染最准确方法,符合率 100％。在尿液培养同时,应常规细菌药物敏感试验以指导用药。

【急救处理】

1. 碱化尿液,多饮水,勤排尿。

2. 复方磺胺甲噁唑(复方新诺明)2 片,2/d。

3. 氧氟沙星(氟嗪酸)0.2g,3/d。左氧氟沙星 0.2g,2/d。环丙沙星 0.25～0.5g,2/d。加替沙星 400mg/d,静脉滴注 2h,疗程 3～7d,对合并前列腺炎、附睾炎者有效。

4. 哌拉西林钠(氧哌嗪青霉素)肌内注射或静脉滴注,4～6g/d,分 2 次给药。下尿路感染可应用头孢克洛缓释片 375mg,2/d。

5. 头孢菌素类。头孢米诺钠其作用与第 3 代头孢菌素相近,对链球菌、大肠埃希菌、克雷伯杆菌、变形杆菌、流感嗜血杆菌等有抗菌作用,特别对厌氧菌有较强作用。成年人每次 1g,2/d,静脉注射或静脉滴注。急性肾盂肾炎重症可选用第 3 代头孢哌酮(先锋必)头孢曲松静脉滴注。加用一种氨基糖苷类,用药至退热后 72h 可改口服药,完成 2 周疗程。

急性膀胱炎一般上述口服药治疗即可。

四十六、狂　犬　病

狂犬病是狂犬病毒引起的动物源性传染病,主要由病犬和猫、狼等为传染源。我国家犬也可成为无症状携带者,带毒率为 8%～20%,所以表面健康的犬对人们危害很大。发病潜伏期短的 10d,长达几年,多数在 1～3 个月。病死率几乎 100%,患者一般在 3～6d 死于呼吸或循环衰竭。暴露后处置是暴露后预防狂犬病的唯一有效手段。

【诊断要点】

1. 狂躁型

(1)前驱期:常有低热、头痛、乏力、恶心、全身不适。咬伤部位出现痛、痒、麻木或蚁走感,有早期诊断意义,持续 2～4d。

(2)兴奋期:表现烦躁、极度恐怖不安、恐水、怕风、咽肌痉挛甚至全身抽搐伴呼吸肌痉挛。体温可高达 40℃、大汗、流涎。部分患者出现精神失常、幻觉、谵妄。本期持续 1～3d。

（3）麻痹期：由痉挛逐渐转安静，出现弛缓性瘫痪，尤以肢体软瘫最为多见。呼吸变慢、心搏微弱、神志不清，最终因呼吸循环衰竭死亡。本期一般 6~18h。

2. 麻痹型　以高热、头痛、呕吐、咬伤处疼痛起病，继之出现肢体无力、共济失调、肌肉瘫痪、大小便失禁。瘫痪可呈横断型或上升型，最终因呼吸肌麻痹或延髓性麻痹死亡。本型病变主要在脊髓和延髓，多由吸血蝙蝠传播。

3. 实验室确诊证据　临床诊断病例具有下列之一者即可确诊。

（1）狂犬病毒抗原阳性。

（2）狂犬病毒核酸阳性。

（3）分离出狂犬病毒。

【急救处理】

1. 严格隔离，专人护理。

2. 加强监护，对症处理。补充水、电解质及热量，对烦躁、痉挛给予镇静药。有脑水肿时给予脱水治疗。保持呼吸道通畅，必要时气管切开。

【预防】　鉴于本病缺乏有效治疗方法，故应加强预防措施。人一旦被咬伤，应尽早彻底清洗伤口，尽早接种狂犬病疫苗，需要时，尽早使用狂犬病被动免疫制剂。

1. 狂犬病暴露分级与处置　狂犬病暴露是指被狂犬、疑似狂犬或者不能确定是否患有狂犬病的宿主动物咬伤、抓伤、舔舐黏膜或者破损皮肤处，或者开放性伤口、黏膜直接接触可能含有狂犬病病毒的唾液或者组织。

按照暴露性质和严重程度将狂犬病暴露分为三级：接触或者喂养动物，或者完好的皮肤被舔为Ⅰ级。裸露的皮肤被轻咬，或者无出血的轻微抓伤、擦伤为Ⅱ级。单处或者多处贯穿性皮肤咬伤或者抓伤,或者破损皮肤被舔,或者开放性伤口、黏膜被污染或者暴露于蝙蝠为Ⅲ级。

Ⅰ级暴露者,无需进行处置;Ⅱ级暴露者,应当立即处理伤口并接种狂犬病疫苗。Ⅱ级暴露者且免疫功能低下的,或者Ⅱ级暴露位于头面部且致伤动物不能确定健康时,按照Ⅲ级暴露处置。Ⅲ级暴露者,应当立即处理伤口并注射狂犬病被动免疫制剂,随后接种狂犬病疫苗。

2. **伤口处理**　早期伤口处理极为重要,立即用 20% 肥皂水和清水反复彻底冲洗伤口至少 15min,也可不强调浓度但要有压力清水力求除去狗涎,然后再用 75% 乙醇或 2%～3% 碘酊消毒伤口。伤口不宜缝合或包扎。

3. 免疫程序和剂量

(1)注射疫苗:现多使用国产冻干人用狂犬病疫苗(Vero 细胞)和人用狂犬病纯化疫苗(Vero 细胞、进口商品名维尔博),二种疫苗均为每盒内装 5 支冻干疫苗和 5 支装有 0.5ml 的稀释液的安瓿(稀释液为无色、澄清溶液)。使用时将稀释液注入冻干粉中,振荡至粉末完全溶解,呈均一透明无任何颗粒液体。

疫苗稀释后应立即使用,成人及 2 岁以上儿童应注射于上臂三角肌;2 岁以下儿童应注射于大腿前外侧区肌肉。不得注射于臀部。

(2)暴露后疫苗接种程序:一般咬伤者于 0(注射当天)、3、7、14 和 28d 各注射 1 剂狂犬病疫苗。

全程免疫后半年内再次暴露者一般不需要再次免疫;全程免疫后半年到 1 年内再次暴露者,应当于 0 和 3d 各接种 1 剂疫苗;在 1～3 年内再次暴露者,应于 0、3、7d 各接种 1 剂疫苗;超过 3 年者应当全程接种疫苗。

(3)被动免疫制剂:被动免疫制剂严格按照体重计算使用剂量,一次性足量注射。狂犬病人免疫球蛋白按照每千克体重 20U(20U/kg),抗狂犬病血清按照每千克体重 40U(40U/kg)计算。如计算剂量不足以浸润注射全部伤口,可用生理盐水将被动免疫制剂适当稀释到足够体积再进行浸润注射。注射部位如解剖学结构可行,应当按照计算剂量将被动免疫制剂全部浸润注射到伤口周围,所有伤口无论大小均应当进行浸润注射。当全部伤口进行浸润注射后尚有剩余被动免疫制剂时,应当将其注射到远离疫苗注射部位的肌肉。

如未能在接种狂犬病疫苗的当天使用被动免疫制剂,接种首针狂犬病疫苗 7d 内(含 7d)仍可注射被动免疫制剂。既往全程接种过狂犬病疫苗者,不再需要使用被动免疫制剂。不得把被动免疫制剂和狂犬病疫苗注射在同一部位;禁止用同一注射器注射狂犬病疫苗和被动免疫制剂。注射抗狂犬病血清前必须严格按照产品说明书进行过敏试验。

第5章　外科常见急症

一、创　　伤

【诊断要点】

1. 根据外伤史和受伤机制,确定致伤部位、性质、程度。

2. 注意全身情况,确定有无复合伤、多发伤。

(1)了解神志、脉搏、血压、呼吸、瞳孔的变化。

(2)有无活动性内出血或休克。

(3)颅脑伤重点检查神志、瞳孔、肢体运动和神经反射。

(4)胸部伤注意有无开放性气胸、呼吸困难及反常呼吸,叩诊有无过度回响或浊音。

(5)腹部伤注意有无腹内脏器脱出、腹膜刺激征和移动性浊音。

(6)怀疑脊柱伤注意保护颈椎,避免随意移动患者,检查四肢有无感觉、运动障碍。

(7)四肢伤注意有无假关节活动、畸形及肢体感觉运动障碍。

(8)疑有骨折、腹部脏器伤和血气胸时应行 X 线、CT 或 MRI 等检查。疑有胸腹腔内出血,可行超声检查及诊断性穿刺。

3. CRAMS 创伤评分:见表 5-1,以上 5 项相加 7 分以下时伤情较重或严重。

【急救处理】

1. 一般处理

(1)优先处理危及生命的急症,如心搏骤停、窒息、大出血、开放性气胸等。

(2)安静、保暖、平卧,予基础生命支持。

表 5-1   CRAMS 创伤评分法

项目	表现	计分
C(循环)	SBP≥100mmHg	
	毛细血管充盈良好	2
	SBP 为 85～90mmHg	
	毛细血管充盈迟缓	1
	SBP＜85mmHg	
	毛细血管不充盈	0
R(呼吸)	呼吸正常	2
	呼吸异常(呼吸＞35/min 或浅弱	
	或困难)	1
	无呼吸运动	0
A(腹胸部)	腹胸均无异常	2
	腹胸有压痛	1
	腹肌紧张、连枷胸	
	或腹胸有穿透伤	0
M(运动)	运动自主正常	2
	仅对疼痛刺激有反应	1
	体位固定、无运动	0
S(说话)	说话正常	2
	答非所问	1
	能发音或无说话能力	0

SBP:收缩压

（3）抗休克：静脉快速输液、输血。

（4）止痛、镇静：给予吗啡、哌替啶或巴比妥类药物（颅脑伤禁用吗啡）。

（5）抗感染：有开放性伤口选用抗生素，常规应用破伤风抗毒素。TAT 1500U，肌内注射，儿童剂量和成年人相同。凡伤口大、污染重或受伤超过 24h 或有糖尿病者，剂量须加倍。注射前须做过敏试验。方法是抽 0.1ml 血清加 0.9ml 生理盐水稀释，取 0.05～0.1ml，做皮内注射，观察 15～30min。如皮内试验阳性，可脱敏注射。方法是先用等渗盐水稀释 10 倍，首次注射剂量为 1ml，以后依次为 2ml，3ml，4ml，每次间隔 30min。亦可用人体破伤风免疫球蛋白 250U 深部肌内注射，儿童与成年人剂量相同，可不做过敏试验。

（6）有呼吸停止者立即进行人工呼吸或气管插管，应用呼吸机。

（7）严重胸部伤及喉痉挛导致上呼吸道阻塞时除及时解除胸部原因外，应尽早行气管切开。

2. 局部处理

（1）包扎伤口：变开放性气胸为闭合性气胸，腹部脏器脱出不得送回腹腔，外用保护圈后包扎。脱出的脑组织应用纱布圈套住后包扎。

（2）止血：外出血用指压或填塞加压包扎、止血带及结扎血管等方法止血。内出血应尽快手术探查。

（3）伤口处理：清创术越早越好，一般在 6～12h 内；伤口缝合可加引流或延期缝合。已感染时应引流和及时换药。

（4）固定：把受伤或骨折的肢体固定起来，可减轻疼痛，防止休克。

附　美盐用于感染性伤口换药

美盐(mesalt)是一种新型敷料,其用法:用0.5%碘伏消毒伤口周围皮肤,生理盐水冲洗伤口清除分泌物。若有坏死组织及脓性分泌物先用20ml注射器抽取3%过氧化氢溶液向伤口中心环形向外冲洗2～3次,再用0.9%生理盐水以同样方法冲洗伤口至干净。依伤口大小采用美盐条或美盐片平铺于创面,对于潜行或窦道给予美盐疏松填塞,外用无菌纱布覆盖,1～2d换药1次,如伤口感染严重伴全身症状,则做细菌培养并应用抗生素。

美盐是一种由吸收性聚酯纤维与氯化钠组成的非纺织物,内含28%氯化钠为伤口提供高渗环境,可吸收伤口大量渗液后释放氯化钠溶液,可将感染的坏死组织溶解吸收,促进伤口的自溶性清创,缩短炎性过程,减轻肉芽水肿,促进肉芽生长,加速创面愈合。美盐广泛应用四肢外伤后感染性伤口,更适用于重度渗液和深层腔隙伤口,填塞后整体取出,不易粘连引起出血和再次感染。对臀部压疮、下肢静脉曲张、皮肤溃疡、乳腺手术切口和腹部手术切口感染等,疗效显著。

二、骨　　折

【诊断要点】

1. 有明确的外伤史(病理性骨折或老年骨质疏松性骨折,可仅有轻微外伤史或无明确外伤史)。

2. 受伤部位肿胀、皮下淤血、压痛,伤肢成角畸形或短缩。

3. 四肢长骨骨折,局部有假关节活动和骨摩擦音,功能障碍。

4. 颅底骨折可有脑脊液耳、鼻漏,脊柱骨折可合并脊髓神经损伤,骨盆骨折可合并膀胱、直肠、尿道及血管伤。

5. X 线或 CT 及 MRI 检查可明确诊断。

6. 注意有无并发内脏器官损伤及休克等。

【急救处理】

1. 首先处理危及生命的并发症,如休克、大出血、呼吸困难。

2. 24h 以内的开放性骨折应根据病情清创缝合,无条件时用无菌敷料包扎固定处理(四肢骨折有骨外露时,不能还纳),根据病情转院。

3. 四肢骨折可就近取材超关节固定,或利用健侧肢体、躯干做支架临时固定。疑有脊柱骨折时,在移动中应保持身体平直位,注意保护颈椎,用硬板搬运。禁止头颈、躯干的成角、扭转搬运,以免增加脊髓损伤。多发性单处肋骨骨折,则用宽胶布深呼气末呈阶梯状半环式固定。多根多处骨折,发生反常呼吸时,必须临时用布巾钳等做肋骨牵引或胸壁悬吊处理后再送医院。

4. 对无条件进行活动性出血止血时,应在局部行加压包扎,若系肢体并血管伤应在受伤肢体近心端垫以软垫等物,然后上止血带,60～90min 放松 1 次,以免发生肢体缺血性坏死。

5. 开放性骨折应及时应用抗生素及破伤风抗毒素肌内注射。

6. 剧烈疼痛的患者,应及时应用哌替啶(杜冷丁)50～100mg 或盐酸吗啡 10mg,肌内注射(合并严重颅脑伤者不用)。

7. 对复杂、多发性骨折或复合伤的严重伤员,应在积极抗休克、止血、固定,病情许可的情况下,酌情及时转院。

三、脑 震 荡

【诊断要点】

1. 有明确的头部外伤史。

2. 伤后确有短暂的意识恍惚或昏迷,常为数秒或数分钟(一般不超过 30min)。

3. 有头痛、头晕及逆行性健忘。

4. 神经系统检查无阳性体征,血压、脉搏、呼吸、瞳孔均正常。

5. 腰椎穿刺脑脊液和细胞数均正常。

6. X 线影像学检查对鉴别诊断有意义。

7. CT 检查颅内无异常发现。

【急救处理】

1. 安静卧床休息,不过度脑力活动,早期密切观察有无躁动和意识、瞳孔、血压的变化。证实有颅内血肿时及时开颅手术或转院治疗。

2. 头痛严重者给予镇痛药布洛芬等;恶心呕吐者口服止吐药。常规口服谷维素、维生素 B_1 及维生素 B_6,可同时给予脑活素、安神补脑液口服。

3. 非住院患者,向家属说明有迟发性颅内血肿及其他病情变化可能。若头痛加重,反复呕吐,应嘱其及时就医。

四、严重颅脑损伤

【诊断要点】

1. 脑挫裂伤

(1)伤后意识丧失时间大多数在 0.5h 以上,可达数小时及数日以上。

（2）颅内压升高体征：心率减慢，血压升高，呼吸缓慢，瞳孔改变。

（3）局灶征：抽搐、偏瘫及失语。脑膜刺激征阳性。

（4）血性脑脊液。

（5）可继发严重脑水肿和颅内血肿，导致颅内压升高出现小脑幕切迹疝、致动眼神经麻痹，典型者出现 Cushing 综合征。

2. 脑干伤　除有上述症状体征外，还出现去皮质强直，全身肌张力增高，阵发性四肢强直。

3. 急性硬脑膜外血肿

（1）伤后短暂昏迷，继而出现中间清醒期或好转期，以后再度昏迷。中间清醒期常有剧烈头痛、呕吐、烦躁。

（2）肢体偏瘫、抽搐、感觉障碍。

（3）血肿侧瞳孔缩小，之后散大，对光反射迟钝或消失，并出现锥体束征。

（4）生命体征的变化：脉搏缓慢，血压升高，呼吸深慢。脑疝加重，脑干功能衰竭时，血压下降，脉搏、呼吸加快，随之呼吸、心搏停止。

（5）辅助检查：腰椎穿刺。脑脊液压力升高或正常。临床诊断明确或怀疑脑疝形成时，禁止行腰椎穿刺检查。

超声、X线、CT检查有助于诊断。

4. 硬脑膜下血肿　除与硬脑膜外血肿相似外，并可见：①患者伤后持续昏迷且渐加深，极少有中间清醒期或好转期，局灶性症状多见；②颅内压高，脑受压或脑疝症状出现早；③瞳孔和生命体征的改变常较为明显；④对冲伤时，瞳孔散大在外力着力点对侧，肢体瘫痪在着力点同侧。

超声、X线、CT检查有助于诊断。

5. Glasgow昏迷评分　已广泛应用临床详见第1章昏迷表1-1。

【急救处理】

1. 非手术治疗

(1)严密观察生命体征和瞳孔的变化,注意处理合并伤。

(2)确保呼吸道通畅,必要时进行气管插管或气管切开。

(3)早期使用抗生素防治感染。

(4)液体:避免使用低渗溶液如乳酸钠林格溶液,若有休克,合并严重颅脑损伤时应维持平均动脉压在80mmHg以上,高渗治疗可有效降低重型颅脑创伤患者颅内压(ICP),但尚无足够证据支持其能有效改善重型颅脑创伤患者预后。

(5)有高颅压症状而无颅内血肿时,给予降低颅内压的措施。20%甘露醇125～250ml,静脉快速滴入,1/6～8h;呋塞米40mg,肌内注射或静脉滴注。不建议使用类固醇以改善重型颅脑创伤患者预后或降低其ICP,禁用大剂量甲泼尼龙,因大剂量甲泼尼龙与患者病死率升高有关。

(6)昏迷患者留置尿管观察尿量。

(7)若无条件进一步治疗时,在病情允许的情况下转院。

2. 手术治疗　急性硬脑膜外或硬脑膜下血肿诊断一旦确立,应在积极抗休克及处理并发症的同时,及早开颅手术清除血肿。

颅内血肿的手术指征:①意识障碍程度逐步变化;②

颅压的监测压力在 270mmH$_2$O 以上,并呈进行性升高;③有局灶性脑损害体征;④尚无明显意识障碍或颅内压增高症状,但 CT 检查血肿较大(幕上者>40ml,幕下者>10ml),或血肿虽不大但中线结构移位明显(移位>1cm)、脑室或脑池受压明显者;⑤在非手术治疗过程中病情恶化者。颞叶血肿因易导致小脑幕切迹疝,手术指征应放宽;硬脑膜外血肿因不易吸收,也应放宽手术指征。

重度脑挫裂伤合并脑水肿的手术指征:①意识障碍进行性加重或以有一侧瞳孔散大的脑疝表现;②CT 检查发现中线结构明显移位、脑室明显受压;③在脱水等治疗过程中病情恶化者。

对于伴弥漫性脑损伤的重型颅脑创伤患者及伤后 1h 内 ICP 升高至 20mmHg 以上且持续时间>15min、经一线治疗方案治疗无效患者,开颅额颞顶去大骨瓣减压术(骨瓣面积在 12cm×15cm 以上或骨瓣直径≥15cm)可更有效地降低重型颅脑创伤患者病死率并改善其神经功能。

五、烧　伤

【诊断要点】

1. 烧伤面积计算

(1)手掌法:以患者自己手掌五指并拢时,手掌加手指面积是体表总面积的 1%。此法适用于小面积烧伤。

(2)新 9 分法:头颈部共为 9%,双上肢共为 18%(2×9%),躯干包括会阴为 27%(3×9%),双下肢包括臀部为 46%(5×9%+1%)。多用于大面积烧伤。

(3)儿童法:头、颈面积=9%+(12-年龄)%,双下肢面积=5×9%+1%-(12-年龄)%。

2.烧伤深度判断　3度4分法。

(1)一度烧伤:皮肤发红,无水肿,灼痛。

(2)浅二度烧伤:有水疱,水肿,剧痛。

(3)深二度烧伤:有或无水疱,水肿明显,疼痛迟钝。

(4)三度烧伤:无水疱,有黑痂,可见"树枝"样栓塞血管,无痛。

3.烧伤严重程度的分类

(1)轻度烧伤:总面积<10%的二度烧伤。

(2)中度烧伤:总面积为10%～30%的二度烧伤,或三度面积<10%。

(3)重度烧伤:总面积在30%～50%,或三度烧伤面积在10%～20%,或全身情况严重或已有休克;或有复合伤或合并伤;或有化学中毒;或有吸入性损伤。

(4)特重烧伤:总面积在50%以上,或三度烧伤面积在20%以上。

【急救处理】

1.消除致伤原因

(1)火焰烧伤后立即脱去着火衣物并灭火,将伤肢浸入5～15℃的冷水中20min。

(2)热液烫伤、酸碱或化学腐蚀性物质烧伤,立即脱去浸湿衣服,用大量清水长时间冲洗。

(3)电击伤时,用木棒等绝缘物立即切断电源,灭火,并注意有无呼吸不规则。呼吸停止或心搏骤停时,应立即行人工呼吸和胸外心脏按压等抢救措施。

2.其他处理

(1)保护创面:清洗消毒后,可根据烧伤部位不同,采用包扎或暴露疗法。

（2）保持呼吸道通畅：吸入性烧伤致呼吸道梗阻时行气管切开，给氧。切忌气管内插管。消化道烧伤时忌催吐、洗胃，以免消化道穿孔。可口服牛奶、蛋清、豆浆以保护胃黏膜。

（3）镇静止痛。

（4）合并伤处理：若同时有骨折、大出血、脑外伤等，应进行相应的急救处理。

3. 转院

（1）时机：伤员血流动力学（血压、中心静脉压、心率等）平稳、呼吸道通畅，且途中有较好保障设施，应尽早转运到较好烧伤治疗中心。若已发生休克，则不论其烧伤面积和深度，均应待休克基本得到控制后再转运。

（2）转动工具：路况好 2h 内可到达，使用救护车；2h 内不能到达有条件可空运，400km 内可直升机，400km 外且就近有机场可固定翼飞机。

（3）转院途中注意事项：监护伤员生命体征；保持"三管"（气管导管、输液管及尿管）通畅及防止创面污染；注意伤员体位摆放；随时与接收医院保持联系。

六、冻　　伤

【诊断要点】

1. **病史**　机体的局部或全身在低温环境暴露史。

2. **冻伤的分类**

（1）一级冻伤：表现为麻木和红斑。在损伤部位出现白色或黄色、坚硬、微隆起的斑块。无大组织梗死发生；可能有轻微的表皮脱落。轻度水肿很常见。

（2）二级冻伤：导致面部皮肤产生水疱；水疱中有透明

或乳白色液体,周围有红斑和水肿。

(3)三级冻伤:产生更深的出血性水泡,表明损伤已扩展至网状真皮和真皮血管丛下方。

(4)四级冻伤:损伤穿过真皮,累及相对无血管的皮下组织,坏死延伸至肌肉和骨骼。

【急救处理】

1. 迅速脱离低温环境或冰冻物体。

2. 快速融化复温:在加热并保持在 37℃～39℃ 的水中快速复温,如果可行,在温水中加入杀菌剂(如聚维酮碘、氯己定),理论上有减少皮肤细菌的作用,直接接触区域变得柔软和柔韧(大约 30min);如果无法快速复温,允许自发或被动解冻。

3. 抗淤积药物:静脉注射低分子量右旋糖酐(LM-WD),通过阻止红细胞聚集和微血栓的形成来降低血液黏度。非甾体抗炎药物(NSAIDs)阻断花生四烯酸通路,降低前列腺素和凝血酶的产生。这些介质可导致血管收缩、真皮层缺血和组织的进一步损伤。布洛芬应在治疗现场(这一领域)开始使用,剂量为 $12mg/(kg \cdot d)$,每日 2 次(最小剂量以抑制有害前列腺素),如果患者感到疼痛,最大剂量为 $2400mg/d$,每日 4 次。

4. 根据需要服用止痛药(如阿片类)。

5. 如果可行,外用芦荟膏或凝胶,使用干燥、大面积辅料。抬高患肢(高于心脏),这可能会减少坠积性水肿的形成。

6. 对呼吸停止或心搏骤停者,应立即行人工呼吸和胸外心脏按压等抢救措施。

7. 其他处理:破伤风的预防;系统性水合作用;溶栓

治疗(深部冻伤)。

七、外伤性气胸

【诊断要点】

1. 有胸部外伤史。

2. 闭合性气胸,胸腔内气体>30％时有胸闷、气短,气管和心脏向健侧移位,伤侧叩诊为鼓音,听诊呼吸音减弱或消失。

3. 开放性气胸,胸壁有伤口,患者极度呼吸困难,发绀,呈休克状态。

4. 张力性气胸,有呼吸困难、发绀。缺氧严重者烦躁不安,甚至昏迷、休克。常伴有皮下或纵隔气肿。

5. X 线胸片检查伤侧胸腔内有气体,肺萎陷,纵隔向健侧移位。

6. 仅能靠 CT 确诊而不能在 X 线片上被发现的气胸称隐匿性气胸。

【急救处理】

1. 一般处理 肺压缩 30％以上,并有较重的呼吸困难症状者,即行胸腔穿刺抽气或胸腔闭式引流。

2. 开放性气胸 迅速封闭胸壁伤口,变开放性气胸为闭合性气胸,然后按闭合性气胸处理,并严密观察是否发展为张力性气胸。现场救治时,可用大块无菌凡士林纱布或无菌纱布、棉垫等,在患者深呼气之末填塞或遮盖伤口,外加纱布绷带包扎固定,以勿使其漏气为原则。并给予吸 O_2 和补液纠正休克。

3. 张力性气胸 有条件时可立即行胸腔闭式引流术并保持持续负压引流,以迅速排出胸腔内气体,及时解除对肺和纵隔的压迫。

现场急救:用大号针头刺入胸腔,再用橡皮管连接于水封瓶或在穿刺针尾端加一橡皮手指套,指套顶端剪一小口,气体只能出不能进。

4. 应用抗生素治疗

八、外伤性血胸

【诊断要点】

1. 有胸部外伤史。

2. 中等或大量血胸者,有急性失血和休克的表现。

3. 大量积血时肋间隙饱满,叩诊实音。如有气胸同时存在,则上胸部为鼓音,下胸部为实音。听诊呼吸音减弱或消失。

4. X 线检查可助诊断。

5. 胸腔穿刺可抽出血性液体。

【急救处理】

1. 单纯性血胸采用胸腔穿刺抽出积血(穿刺部位常在腋后线第 8 与第 9 肋间),可重复穿刺。

2. 大量血胸常伴有休克,应立即做胸腔闭式引流。闭式引流后 2～3h 引流速度仍在 100～150ml/h,应及时手术止血。

3. 有效抗生素防治胸腔感染。

九、腹内脏器伤

【诊断要点】

1. 外伤史 可有腹部外伤史。

2. 疼痛 先有腹痛之后出现其他症状。实质脏器伤多为隐痛、钝痛或胀痛。空腔脏器破裂时,可有"烧灼"样或"刀割"样剧痛,可波及全腹。

3. **休克**　可出现失血性休克或中毒性休克。

4. **腹膜刺激征**　压痛、肌紧张、反跳痛或"板状腹"。

5. **胃肠道症状**　反射性恶心、呕吐。胃肠广泛损伤或黏膜损伤时,可出现呕吐或便血。

6. **肠麻痹**　腹内出血或消化液外溢刺激肠壁、腹膜或造成炎症感染,使肠蠕动减弱或消失,表现为腹胀、肠鸣音减弱或消失。

7. **其他**　腹腔内积血积液较多者,叩诊有移动性浊音。胃肠道气体进入腹腔,使肝浊音界缩小或消失。

8. **诊断性腹腔穿刺**　若为血或血性液体,则提示腹内实质脏器、血管或多种脏器伤。如为黄色浑浊液体,经涂片检查有大量脓细胞,提示空腔脏器损伤。腹腔穿刺液中若淀粉酶明显升高提示胰腺损伤。

9. **X 线坐位或立位检查**　膈下有游离气体则为空腔脏器伤。超声检查见腹腔内有积液即诊断脏器损伤有较大价值,肝、脾、胰的形态有异常,可诊断实质脏器损伤。CT 可提示腹腔内积液或积气,并了解实质性脏器损伤的程度。MRI 对血管和某些特殊部位有较高的诊断价值;难以决定是否剖腹探查患者,可进行诊断性腹腔镜检查。

【急救处理】

1. **一般治疗**

(1)严密观察:呼吸、脉搏、血压、尿量及神志变化情况,早期发现休克并及时处理。酌情给予镇静镇痛药。

(2)抗休克:立即建立有效静脉输液通道,必要时行深静脉(锁骨下静脉或颈内静脉)穿刺置管,维持和补充血容量。在失血性休克或腹腔感染引起的脓毒性休克,应快速输液,必要时输血(需要区别对待个体化患者,以避免各种并发症可能)。应使用晶体溶液,如林格溶液,不推荐使用羟乙基淀粉。

(3)防治感染:急性腹部感染所致的感染性休克,应在1h内给予抗生素。当进行手术时,应在手术前给予额外的抗菌药物以预防手术部位感染。常用头孢菌素类三代抗生素,同时使用甲硝唑或替硝唑防治厌氧菌感染。

2. 手术治疗 已确诊或高度怀疑有空腔脏器伤的伤员,原则上应早期开腹探查,避免因反复检查或后送延误抢救时机。

十、胃、十二指肠溃疡急性穿孔

【诊断要点】

1. 多有溃疡病史(80%～90%)。

2. 突然上腹部剧痛,可放射至肩部迅速波及全腹,伴恶心、呕吐,可出现休克症状。

3. 全腹压痛、腹肌紧张或呈"板状腹"。老年人症状常不明显。

4. 肝浊音界缩小或消失,可有移动性浊音(腹腔积液超过500ml),肠鸣音减弱或消失。

5. X线立位腹透显示膈下游离气体(约25%溃疡穿孔患者无此表现)。

6. 白细胞计数及中性粒细胞明显升高。

7. 腹腔穿刺或腹腔冲洗可吸出胃、十二指肠内容物,穿孔时间长者,抽出液呈脓性浑浊。

【急救处理】

1. 非手术治疗　适用于血液循环动力学稳定；无弥漫性腹膜炎或腹膜炎体征较轻或范围局限或趋于好转；症状较轻的空腹穿孔；水溶性对照剂检查无游离的胃肠内容物漏入腹腔或年老伴有严重疾病不能耐受手术者。

(1)禁食,持续有效的胃肠减压。半卧位,适当应用解痉止痛药。如山莨菪碱 10mg 或阿托品 0.5mg,肌内注射。

(2)维持水与电解质及酸碱平衡,每日按生理需要量和丢失量补液,有休克者抗休克。

(3)应用广谱抗生素,如头孢菌素类抗生素,头孢哌酮钠/舒巴坦钠 2g 加生理盐水 100ml,静脉滴注,2～3/d。同时给予甲硝唑或替硝唑。

(4)H_2 受体拮抗药或质子泵抑制药,西咪替丁 0.2～0.4g 稀释后缓慢静脉注射,3/d 或 4/d。或奥美拉唑 40mg,静脉注射,每 12 小时 1 次。

2. 手术治疗　不适于非手术治疗或经非手术治疗 6～8h 后病情仍加重者,或出现休克,则应及时行手术处理,亦可用腹腔镜治疗。

十一、急性胆囊炎

【诊断要点】

1. 多有胆囊结石、胆肠道蛔虫或驱虫史,进食高脂食物常为诱因。

2. 右上腹绞痛或钝痛,一般为持续痛,可有阵发性加剧,向右肩背部或右腰放射,伴恶心、呕吐、发热、畏寒。

3. 右上腹压痛,肌紧张及反跳痛。Murphy 征阳性。

有时可触及肿大的胆囊或炎性肿块。

4. 黄疸仅在少数患者出现,提示炎症波及胆总管或胆总管有结石。

5. 白细胞计数及中性粒细胞明显增高,在(15～20)×10^9/L。

6. 超声显示胆囊肿大,壁增厚,内膜毛糙,胆囊内结石影等。

7. 坏疽、穿孔性胆囊炎可致弥漫性腹膜炎,全身中毒症状或出现休克。

【急救处理】

1. 非手术治疗　适用于初次发作,症状体征较轻的急性单纯性胆囊炎。

(1)禁食、胃肠减压。

(2)纠正水电解质失衡。静脉给予高热量、维生素及解痉止痛药物。无禁忌证者可用山莨菪碱 10～20mg 加入补液中静脉滴注。

(3)抗生素治疗:氨苄西林 3g 静脉滴注,6～8h 1 次,甲硝唑 1～2g/d,症状较重,宜用第 2 代或第 3 代头孢类广谱抗生素。如头孢唑林钠 4～6g/d,分 2～3 次静脉滴注。或用头孢呋辛(西力欣)或头孢他啶 2～4g/d,静脉滴注,或用头孢曲松(菌必治)1～2g/d,2/d。亦可用环丙沙星或氧氟沙星或氨曲南。一般选用抗革兰阴性杆菌和厌氧菌的抗生素(宜加用甲硝唑静脉滴注)。

2. 手术治疗　非手术治疗不见好转,胆囊炎合并结石;或者胆囊坏疽,有穿孔症候者,并发重症急性胰腺炎或 60 岁以上老年人均应实行手术治疗。

十二、急性梗阻性化脓性胆管炎

【诊断要点】

1. 有胆石病(胆道感染、少数胆管癌晚期)、胆管蛔虫病史或上腹部手术史。

2. 突发的右上腹或剑突下剧痛伴有恶心、呕吐。

3. 寒战、高热出现于剧烈腹痛后不久。

4. 黄疸继发于腹痛及寒战高热之后。

5. 休克常出现在黄疸以后,但也可与腹痛同时发生或出现在腹痛之后。

6. 精神症状,如淡漠、烦躁、嗜睡、昏迷等。

7. 超声检查显示肝内外胆管扩张,有结石或肿块阴影。

8. 白细胞计数可达$(20\sim30)\times10^9$/L 并进行性升高,中性粒细胞明显升高。

对本病的诊断主要是在腹痛、寒战高热、黄疸(Charcot 三联征)的基础上加上休克,精神症状(Charcot 五联征)即可确诊。

【急救处理】

1. **基础治疗** 为围术期治疗,提高患者对手术的耐受性,预防并发症的发生。

(1)抗休克治疗:输液、补充血容量,必要时应用血管活性药物,吸氧,纠正代谢性酸中毒,预防急性肾功能不全。在足量抗生素的前提下应用肾上腺皮质激素。

(2)应用抗生素:以广谱抗生素与对厌氧菌有效的抗生素联合应用为佳。0.9%氯化钠注射液 100ml＋氨曲南 2g,静脉滴注,2/d,联合 0.5%甲硝唑 100ml,静脉滴注,2/d。

（3）全身支持治疗：止痛、解痉、维持水电解质平衡。静脉高营养、维生素 C 及维生素 K。

2. **急诊手术**　目的是解除梗阻，通畅胆汁引流。手术时机应在出现腹痛、寒战、高热、黄疸（Charcot 三联征）加上休克、精神症状（Charcot 五联征）即行急诊手术。

3. **内镜治疗**　胆总管下端结石可在内镜下行十二指肠乳头切开取石，对年迈体弱不能耐受手术者亦可行鼻胆管引流术。

十三、急性肠梗阻

【诊断要点】

1. **腹痛**　呈阵发性，绞窄时常为持续性腹痛，阵发性加剧。

2. **呕吐**　高位梗阻呕吐较早、频繁，低位梗阻出现较晚，呕吐物有粪臭味。

3. **腹胀**　低位肠梗阻显著，并可见肠型及蠕动波。

4. **肛门排气、排便停止**　部分高位梗阻仍有少量排气、排便。

5. **肠鸣音或气过水声**　高调肠鸣音或气过水声与腹痛加剧同时出现。

6. **出现绞窄性肠梗阻的表现**　腹胀不对称，可触及压痛性包块，明显的腹膜刺激征，体温升高，白细胞计数升高。呕吐物、胃肠减压液或肛门排出物为血性。6～12 个月婴幼儿易发生肠套叠，起病急，呕吐及便血。70%～80% 的病例在右季肋部或上腹部有"腊肠"样移动性包块，肛门指诊有血液，X 线钡灌肠检查可见"杯口状"征。

7. **腹穿**　绞窄性肠梗阻可抽出血性液体。

8. 血管栓塞性肠坏死　起病突然,有心房纤颤史,多发于老年患者,临床症状很重,早期体征轻,症状与体征不符是一个特点。

9. 腹部 X 线片　立位可见气液平面,肠襻扩张,并可根据扩张肠襻的位置大致判断梗阻部位,了解有无孤立的扩张肠襻。

10. 腹部 CT 检查　对肠梗阻诊断有较高敏感性,对梗阻原因是否存在肠绞窄的判断准确率达 80% 以上,优于其他检查。

【急救处理】

1. 非手术治疗

(1)禁食,胃肠减压,适用于任何肠梗阻。

(2)补液,纠正水、电解质失衡及酸中毒。

(3)应用广谱抗生素和甲硝唑液静脉滴注。

(4)从胃管注入中药制剂,如复方大承气汤、甘遂通结汤等。也可注入植物油 200ml 或液状石蜡 40～60ml,灌注后夹闭胃管 2h。

(5)灌肠复位,主要用于小儿肠套叠早期。

2. 手术治疗　单纯性肠梗阻非手术治疗 24～48h 无效者,或观察中病情加重或出现腹膜炎症状;绞窄性肠梗阻应及时手术治疗。

十四、急性阑尾炎

急性阑尾炎是外科最常见的急腹症,多发生在年轻人,但任何年龄均可发病。急性阑尾炎分为单纯性阑尾炎、化脓性阑尾炎、坏疽性阑尾炎或阑尾穿孔。穿孔后引起局限性或弥漫性腹膜炎或形成阑尾周围脓肿。把握正确诊断及时处理非常重要。

【诊断要点】

1. **转移性右下腹痛**(70%～80%) 为本病腹痛特点。一般开始是不严重的上腹部或脐周突然发生持续性疼痛,可阵发加重,1～12h 后转为右下腹固定部位的疼痛。单纯性阑尾炎常呈阵发性或持续性胀痛或钝痛,持续性剧痛提示为化脓性或坏疽性阑尾炎。腹痛部位不典型应考虑阑尾解剖部位异常,如腹痛转移至右下腹低位、耻骨上应考虑盆腔内阑尾炎;腹痛在右下腹高位并靠外侧或腰背部疼痛,应考虑阑尾在盲肠后或腹膜外;腹痛部位亦可因阑尾位置异常发生在右肝下、脾下、左腹等部位。老年人腹痛等症状不如年轻人明显。

2. **胃肠道症状** 恶心、呕吐为仅次于腹痛的常见症状,部分患者有腹泻或便秘。盆腔位阑尾炎或阑尾坏疽穿孔可因直肠周围炎而排便次数增多。

3. **右下腹固定性压痛或伴有腹膜刺激征** 相当于阑尾所在部位局限性固定压痛点是最主要的诊断依据,一般在右下腹麦氏点附近。如有肌紧张和反跳痛是有腹膜炎的表现。

4. **先腹痛后伴发热** 白细胞总数 10×10^9/L 以上,中性粒细胞 80% 以上。单纯性阑尾炎早期体温正常,随炎症发展可有低热,体温多在 37～38℃,白细胞总数在 12×10^9/L 左右,中性粒细胞在 80% 以上;而化脓坏疽性阑尾炎体温多在 38～39℃,白细胞总数在 $(15～20) \times 10^9$/L,中性粒细胞在 90% 以上。少数人白细胞总数和分类正常,诊断更应依据临床表现,老年人阑尾炎体温和白细胞可正常。小儿发展快、穿孔率高,表现为哭闹、身体蜷缩,且高热出现早,可达 39℃ 以上,白细胞计数在 $15×10^9/L$ 以上。

5. 其他检查

(1)结肠充气试验:也称 Rovsing 征。先以一手压住左下腹降结肠区,再用另一手反复按压其上端,患者诉右下腹痛为阳性,有诊断价值。

(2)腰大肌试验:阳性者表示发炎阑尾位于盲肠后方。闭孔肌试验阳性较少见,表示发炎的阑尾靠近内收肌。

(3)直肠指诊:直肠右侧壁有触痛,提示发炎的阑尾在盆腔内。

(4)超声检查:阑尾周围脓肿可探及炎症包块及液体回声区。

(5)妇科检查:对女性患者须除外妇科疾病。

(6)必要时行 CT、MRI 检查,可以显示阑尾周围组织块影及与邻近组织关系。

(7)对症状不典型:避免延误病情盲目手术时,可用腹腔镜检查。

【急救处理】　治疗原则:如无手术禁忌证,原则上都应及早行阑尾切除术。

1. 非手术治疗　仅适于已发病 3~4d,右下腹已有局限性包块且炎症无扩大趋势者;或诊断不肯定者。

采用非手术疗法主要是肌内注射或静脉输注抗生素,目前多主张应用青霉素类、喹诺酮类或头孢菌素类抗生素加抗厌氧菌抗生素。病情严重者可选用新型广谱抗生素,如第 3 代头孢类抗生素,同时给予甲硝唑注射液 1~2g/d。非手术治疗期间应严密观察,若病情加重应及时手术。

2. 手术治疗　非手术疗法无效者。对小儿急性阑尾炎应及时手术。

对固定的包块经非手术治疗后,包块逐渐增大,感染症状加重或已有脓肿形成则应手术。对阑尾周围脓肿,手术的目的是引流脓液,但亦可能出现肠瘘。待引流伤口完全愈合2～3个月后再行手术切除阑尾。

十五、急性泌尿生殖系统损伤

【诊断要点】

1. 肾损伤

(1)损伤史。

(2)休克(失血性)、血尿、腰腹部疼痛及肿块、发热。

(3)影像诊断:X线检查(尿路平片、静脉尿路或肾动脉造影术)、超声、CT等检查可提示肾损伤征象。CT为首选检查,还可以了解尿外渗和血肿范围。

2. 输尿管损伤

(1)损伤史。

(2)血尿、无尿、尿瘘、尿外渗至腹腔、腹部胀痛、压痛、腹肌紧张及腹膜炎现象,急性梗阻致腰部胀痛、肾区叩击痛。

(3)膀胱镜检查及逆行造影可确定损伤部位。

3. 膀胱损伤

(1)损伤史。

(2)休克、血尿、排尿困难、无尿、尿瘘。腹部剧痛、肌紧张、排尿困难及肠鸣音消失则提示腹腔内膀胱破裂。

(3)导尿试验、膀胱造影可显示膀胱破裂征象。

4. 尿道损伤

(1)损伤史(如骑跨伤、骨盆部外伤)。

（2）受伤部位肿胀、尿道口出血、排尿困难及尿潴留、尿外渗，休克（创伤性、失血性）。

（3）X线片显示合并骨盆骨折。X线透视下逆行尿道造影。

5. 阴茎损伤

（1）损伤史。

（2）阴茎缺损，皮肤撕脱，阴茎折断——响声、疼痛、远端水肿及变色。

【急救处理】

1. 抗休克，抗感染。骨盆骨折者平卧搬运。

2. 引流尿液，输尿管损伤可留置双J形输尿管支架管引流，近端插入肾盂，远端插入膀胱；膀胱及阴茎损伤置Foley尿管持续引流；尿道损伤置尿管引流1周。

3. 急诊手术（略）。

十六、急性尿潴留

【诊断要点】

1. 患者尿意紧迫而不能自行排出，下腹胀痛难忍。

2. 膀胱过度充盈致下腹呈球形隆起，触诊光滑、有弹性，叩诊呈浊音。

【急救处理】

1. 针刺关元、三阴交及足三里等穴位。

2. 局部热敷、热水坐浴，同时口服1片α-受体阻滞药[甲磺酸多沙唑嗪（可多华）、盐酸阿夫唑嗪（桑塔）、盐酸坦索罗辛（哈乐）]，有时可排出尿（适于肛门疾病术后）。

3. 过度膨胀的膀胱，导尿后应间断逐渐引流至排空。必要时留置导尿管。

4. 如导尿失败或有禁忌证,可采取耻骨联合上方1.5cm处用20号针头垂直穿刺或手术造口。引流尿液速度同导尿。

5. 引起尿潴留的病因明确的,要解决病因,如尿道结石或异物,可急诊手术解决。

6. 如老年前列腺肥大,应根据病情治疗前列腺增生。

十七、泌尿系结石

【诊断要点】

1. 病史 可有尿中排出结石史。

2. 疼痛 肾及输尿管结石为腰腹部绞痛,放射至会阴及大腿内侧;膀胱及尿道结石呈会阴部疼痛,放射至龟头。

3. 尿改变 有肉眼或镜下血尿、尿频、尿急、尿中断、排尿困难、无尿。

4. 辅助检查 腹部X线片、静脉或逆行尿路造影、超声、CT及MRI等检查有助确诊。

【急救处理】

1. 止痛 ①吲哚美辛(消炎痛)栓,肛门内给药。②哌替啶(杜冷丁)50mg,异丙嗪25mg或加阿托品0.5mg,肌内注射,必要时4h重复注射。③绞痛较轻者可用硝苯地平(心痛定)10mg,舌下含服。④黄体酮20mg,肌内注射。⑤盐酸坦索罗辛(哈乐)0.2mg,口服。

2. 抗感染

3. 其他 大量饮水(2000ml以上),适当运动,促进排石。横径<0.6cm光滑结石,多可排出。口服中药排石汤,或金钱草颗粒6g,3/d,口服或口服消石素胶囊2粒,3/d。

4. 体外冲击波碎石术(ESWL)治疗　病情严重(肾盂积水或影响肾功能)者,应考虑手术等治疗。肾结石＞0.6cm,静脉肾盂造影显示结石位于肾盂或肾盏,肾轻至中度积水可 ESWL;鹿角形结石可手术取石也可 ESWL 联合经皮肾镜取石。输尿管结石＞0.6cm,肾功能正常可采用 ESWL 治疗。膀胱结石可耻骨上膀胱切开取石,小结石可由膀胱镜碎石排出。

第6章 其他科常见急症

一、先 兆 流 产

【诊断要点】

1. 有停经史。

2. 孕 28 周以前有阴道少量流血,伴轻微下腹坠胀痛、腰酸。

3. 妇科检查见宫口未开,胎膜未破,子宫大小与妊娠月份基本相符。

4. 尿妊娠试验阳性。

5. 超声检查显示孕囊圆形,囊内见胚胎和胎心回声者,预后多良好。

6. 注意与阴道异常出血的各种疾病(如功能性子宫出血、宫外孕等)进行鉴别。

【急救处理】

1. 卧床休息,避免重复内诊,禁性生活。

2. 了解甲状腺功能,有异常至内分泌科就诊,协助治疗。

3. 黄体功能不全者,黄体酮 20mg 肌内注射,1/d,至症状消失后 3～7d 停药。

4. 口服维生素 E 50mg,3/d。叶酸 5mg,3/d。

5. 人绒毛膜促性腺素(hCG)1000U,肌内注射,1/d。

流血停止后,可改 2～3d 1 次,减量、渐停药。

6. 定期超声及尿 hCG 检测,监测胚胎是否继续发育,如发现胎儿死亡或估计预后不良者,及时清宫。

二、急性盆腔炎

【诊断要点】

1. **病史** 有分娩、流产、妇产科手术或慢性盆腔炎史,有月经不洁史等。

2. **症状** 有发热、下腹疼痛、白带增多、阴道异常黏液等表现。

3. **体检** 可有下腹部肌紧张、压痛、反跳痛;内诊检查为脓性分泌物,宫颈触痛,子宫增大、压痛,两侧附件可有包块及压痛等。

4. **检验** 白细胞总数升高,C-反应蛋白升高。宫腔分泌物培养出致病菌。

5. **其他检查** 疑有盆腔脓肿时,可做后穹窿穿刺抽液检查;超声、X 线检查对腹腔积液、盆腔脓肿有一定诊断意义。

6. **鉴别诊断** 须与急性阑尾炎、宫外孕、卵巢囊肿蒂扭转等鉴别。

【急救处理】

1. **一般支持疗法** 半卧位以利宫腔分泌物引流。

2. **抗生素** 由于多为混合感染,应及时、足量、正确地使用抗生素治疗。根据药敏选用药物更为合理,但初始的经验性用药不可迟疑。给药途径以静脉滴注收效快。常用配伍方案包括第二、第三代头孢菌素(头孢呋辛、头孢拉定、头孢哌酮、头孢他啶)。或喹诺酮类(左氧氟沙星、莫西沙星)配伍抗厌氧菌的甲硝唑(莫西沙星除外)。如考虑衣原体感染,应加服多西环素 100mg,2/d,连用 14d。或用阿奇霉素,0.5g/d,连用 3d。

3. 外科治疗 对于抗生素治疗不满意的输卵管卵巢脓肿或盆腔脓肿,表现为抗生素治疗 48～72h 体温持续不降,中毒症状加重,白细胞持续上升;或脓肿持续存在或破裂,需行手术治疗。

三、异 位 妊 娠

异位妊娠是指受精卵着床于正常子宫体腔以外的任何部位,简称"宫外孕"。常发生于输卵管、卵巢、腹腔、阔韧带、子宫颈及子宫残角,最多见部位是输卵管,占总病例的 95％以上。此外,剖宫产瘢痕部位妊娠近年在国内明显增多。

【诊断要点】

1. 症状 停经、腹痛和不规则阴道出血为其三大症状。

(1)停经:因受精卵着床部位不同,峡部妊娠停经时间短,而间质部妊娠停经时间长,约 20％的患者无停经史。

(2)腹痛:常突然一侧下腹痛,伴恶心、呕吐、肛门坠胀感。输卵管妊娠流产或破裂前,患者出现下腹部一侧隐痛或胀痛。输卵管妊娠破裂时突感下腹撕裂样疼痛,可有里急后重感和肩胛部放射痛。

(3)不规则阴道出血:有时可被误认为是月经,出血量较少,淋漓不止,可有蜕膜碎片或管型排出。

(4)晕厥与休克:由于腹腔内出血引起血容量减少,轻者晕厥重者休克,其症状与阴道出血不成比例。

2. 体征

(1)一般情况:脉搏加快,血压下降。

（2）下腹部有压痛及反跳痛，以患侧最为明显。腹腔内出血多伴腹肌紧张及移动性浊音。

（3）妇科检查：后穹隆饱满、触痛。宫颈举痛，子宫稍大稍软，呈漂浮感或一侧附件触及包块。

3. 辅助检查

（1）后穹隆或腹腔穿刺：有不凝或陈旧性血液，以放置5min 不凝为标准。

（2）超声检查：有助于宫内妊娠与宫外孕的鉴别。异位妊娠未破裂或流产时，可见一侧附件区有包块，甚至胎囊或胎心波动。或者剖宫产瘢痕部位见孕囊，如子宫直肠窝及双髂窝可见液性暗区可明确诊断。

（3）血 hCG 测定：宫外妊娠血 hCG 值增高，但低于正常宫内妊娠相同孕龄的血 hCG 水平。血 hCG 动态变化对诊断宫内外妊娠鉴别价值较大。正常妊娠血 hCG 48h 上升60%以上，而异位妊娠血 hCG 48h 不及 50%。血 hCG 下降快慢可用来鉴别宫内妊娠流产和异位妊娠，血 hCG 下降慢，半衰期＞7d 者，86%是异位妊娠；半衰期为1.4～6.9d 者，约 1/3 是异位妊娠；半衰期＜1.4d 者，92%为宫内妊娠流产。另外尿 hCG 检查可供参考，但阴性不能除外异位妊娠。

（4）诊断性刮宫：刮出物中有绒毛即可确诊宫内妊娠，但仍须注意宫内外同时妊娠。

（5）腹腔镜检查：可直视宫外孕部位，胎囊大小并可进行治疗。

【急救处理】

1. 手术治疗　凡内出血多，有休克或休克先兆，输卵管间质部妊娠、血肿长期不能吸收者均以手术为宜。

2. 非手术治疗

(1)期待疗法:一些早期输卵管妊娠可以通过输卵管妊娠流产或溶解自然消退,无腹腔内出血,无临床症状而无需治疗,但现难以确定自愈和发生破裂的界限。目前认为期待疗法适应证为:病情稳定,血清 hCG 水平较低＜1500U/L,且呈下降趋势,期待治疗须向患者说明病情及征得同意。期待疗法只适用少数病例,并应在住院条件下严密观察。

(2)药物治疗:其适应证包括未破裂的输卵管妊娠;输卵管妊娠处直径＜4cm;无明显腹腔内出血,生命体征平稳;β-hCG＜2000mU/ml。

用药方法:可用甲氨蝶呤(MTX)杀死胚胎。

MTX:肌内注射 0.4mg/(kg · d),5d 为 1 个疗程,在治疗第 4 日和第 7 日测血 hCG,若治疗后 4～7d 血 hCG下降＜15%应重复治疗,然后每周测血 hCG,直至 hCG 降到 5U/L,一般需要 3～4 周,若病情无改善,发生急性腹痛或输卵管破裂症状,应立即手术治疗。

四、卵巢囊肿蒂扭转

【诊断要点】

1. 病史　多数患者有下腹或盆腔肿块史。

2. 症状　突然出现下腹一侧剧烈疼痛,伴有恶心、呕吐,然后转为全下腹痛,严重者可引起虚脱或休克。

3. 妇科检查　于子宫一侧可扪及肿块,与子宫相连的蒂部有固定的压痛、触痛明显。

4. 若发生坏死时的表现　出现腹膜刺激征,体温上升,白细胞增多,血沉加快。

5. 超声检查 附件区异常回声有助诊断。

6. 鉴别诊断 注意与流产、急性输卵管炎、急性阑尾炎、黄体破裂、肠梗阻、宫外孕、输尿管结石相鉴别。

【急救处理】

1. 明确诊断后转医院手术。

2. 选用适当抗生素预防感染。

五、小儿高热惊厥

【诊断要点】

1. 多见于 6 个月至 3 岁的婴幼儿,4 岁以上少见。

2. 突然高热,24h 内体温达 39℃以上。

3. 惊厥常呈全身性(也有半身性)抽搐,并伴有意识丧失,发作时间短,数秒至数分钟。其前后意识清楚,无神经系统阳性体征。

4. 各种非中枢神经系统的急性感染发热均可引起,尤以急性上呼吸道感染多见。

【急救处理】

1. 一般处理 保持呼吸道通畅,头侧位。用牙垫防止舌咬伤。必要时吸氧。

2. 止惊 以下药物可交替使用。

(1)地西泮为首选。剂量为每次 0.25~0.5mg/kg,缓慢静脉注射,不超过 1mg/min,最大剂量每次 10mg,5min 内生效。

(2)每次 10%水合氯醛 50mg/kg,加 1~2 倍生理盐水保留灌肠。

(3)每次苯巴比妥钠 5~10mg/kg 肌内注射。新生儿用量要减少,以免引起呼吸抑制。

(4)针刺:人中、百会、合谷穴。亦可应用中药保婴丹(散)治疗。

3. 降温

(1)物理降温:冰袋或冷湿毛巾置额部或枕部;现多采用温水浴(或温水擦浴),不主张用30%～35%乙醇擦浴,以防止乙醇可能经皮肤吸收。

(2)药物降温:3个月以内婴儿一般不用药物降温。对于发热的患儿不宜反复多次应用解热镇痛药,要尽快找出发热的原因进行治疗。小儿常用的口服解热镇痛药有:①对乙酰氨基酚(扑热息痛)不良反应少。每次10～15mg/kg,每4～6小时1次,每日可用2～3次。酚麻美敏(泰诺)、百服宁主要成分为对乙酰氨基酚。②尼美舒利退热效果好,应用时要注意肝损害,1岁以内小儿不用。儿童常用剂量为5mg/(kg·d),分3次服用。③布洛芬混悬剂(美林)10mg/kg,间隔6～8h,可重复使用。

小儿常用的注射退热药有赖氨匹林,可肌内和静脉注射。多用于高热又不能合作的患儿,使用方便,疗效亦好。

4. 病因治疗 如有2次以上发作或有家族史应做脑电图进一步检查。

六、小儿腹泻病

小儿腹泻病是由不同病因引起的综合征,以腹泻、呕吐为临床特征。重症可以出现严重的脱水和电解质紊乱。本病多见于婴幼儿。

【诊断要点】

1. 分类

(1)非感染性腹泻:可有喂养不良史或肠道外感染。

大便多含不消化食物、脂肪球，偶见白细胞。

（2）感染性腹泻：可见于任何年龄的小儿。常见的病原菌以致病性大肠埃希菌及轮状病毒居多。致病性大肠埃希菌感染的大便镜检有较多白细胞或红细胞。轮状病毒感染的大便镜检白细胞很少。

2. **分型**

（1）轻型：每日腹泻＜10 次，无中毒症状，脱水不明显。

（2）重型：每日腹泻＞10 次，胃肠道症状明显，伴中毒症状或不同程度的脱水。

【急救处理】

1. **营养治疗** 不强调禁食，可继续母乳喂养。人工喂养儿可用稀释牛奶。重症吐泻频繁者可禁食 6～12h。

2. **药物治疗** 强调针对病因治疗。如病毒性肠炎不用抗生素。WHO 主张只有 10％腹泻患儿需要使用抗生素，急性水样便腹泻多为病毒或产肠毒素性细菌感染。但新生儿、婴幼儿和体弱儿可考虑使用抗生素。细菌性肠炎可任选以下抗生素之一：庆大霉素片、头孢拉定、阿莫西林、多黏菌素 E。蒙脱石散（思密达）对消化道黏膜有强覆盖力，对病毒、细菌及其产生的毒素有固定抑制作用，儿童急性腹泻服用效果好。1 岁以下 1 袋，每日分 3 次服用。近年来应用抗生素，造成肠道菌群紊乱，口服双歧杆菌、乳酸杆菌等微生态制剂［双歧杆菌活菌胶囊（回春生）、双歧三联活菌（培菲康）、乐托尔、妈咪爱等］有助于小儿腹泻的恢复。

3. **液体疗法**

（1）口服补液：适用于轻中度或预防脱水。口服补液盐（ORS）配方：氯化钠 2.6g，枸橼酸钠 2.9g，氯化钾

1.5g,葡萄糖 13.5g,加水或米汤至 1000ml。轻度脱水 50～80ml/kg,中度脱水 80～100ml/kg,要少量频服,以防止大量口服引起的呕吐,在 4h 内服完,4h 后重新评估患儿的脱水状况。

(2)重度腹泻补液:脱水大多为等渗性,其次为低渗性。原则:先浓后淡,先快后慢,见尿补钾。等渗脱水用 3:2:1液(5%～10%葡萄糖液:生理盐水:1.4%碳酸氢钠液);低渗脱水用 3:4:2液。

补液量:

①补充累积损失(在 8～12h 内给完)。

轻度脱水按 30～50ml/kg,中度脱水按 50～100ml/kg,重度脱水按 100～120ml/kg。

开始一般可按 10ml/(kg·h),约合 3 滴/(kg·min),中重度脱水伴周围循环不良者先扩容,用 2:1 液(2 份生理盐水加 1 份 1.4%碳酸氢钠)20ml/kg,30～60min 快速静脉滴注。

②补充继续丢失量和生理需要量:脱水基本纠正后,只需补充继续丢失量,一般为 10～30ml/(kg·d),生理需要量 60～80ml/(kg·d),于 12～16h 缓慢静脉滴注。

③见尿补钾,10%氯化钾务必要稀释成 0.15%～0.25%静脉滴注,滴速不宜太快。

④纠正酸中毒,轻、中度按脱水补液即可纠正,重度另加碱性液。

不同程度脱水的临床表现见表 6-1,不同性质脱水的特点见表 6-2。

表 6-1　不同程度脱水的临床表现

程度	口干	眼窝凹陷	及	前囟凹陷	眼泪	尿	皮肤弹性	周围循环
轻	稍干	稍有			有	有	正常	正常
中	较明显	少			少	少	较差	四肢凉
重	明显	明显			无	极少或无	极差	血压下降或休克

表 6-2　不同性质脱水的特点

性　质	血清钠（mmol/L）	特殊症状
等渗性	130～150	一般脱水表现，重者循环衰竭
高渗性	＞150	神经症状
低渗性	＜130	循环障碍

4. 补锌治疗　急性腹泻病患儿能进食后即予以补锌治疗，大于 6 个月的患儿，每天补充含元素锌 20mg，小于 6 个月的患儿，每天补充元素锌 10mg，共 10～14d。元素锌 20mg 相当于硫酸锌 100mg，葡萄糖酸锌 140mg。

七、肠道病毒 EV_{71} 感染（手-足-口病）

肠道病毒（EV_{71}）感染多发生于学龄前儿童，尤以 3 岁以下年龄组发病率最高。可引起手、足、口腔等部位的斑丘疹、疱疹，个别患者可引起脑炎、脑脊髓炎、脑膜炎、肺水肿、循环衰竭等。传染源为现症患者和隐性感染者，主要通过人群消化道、呼吸道和分泌物密切接触等途径传播。

【诊断要点】

1. 临床表现

(1)一般病例表现:急性起病,发热,口腔黏膜出现散在疱疹,手、足和臀部出现斑丘疹、疱疹,疱疹周围有炎性红晕,疱内液体较少。可伴有咳嗽、流涕、食欲缺乏、恶心、呕吐、头痛等症状,部分病例仅表现为皮疹或疱疹性咽峡炎。其预后良好,无后遗症。

(2)重症病例表现:少数病例(尤其是<3岁者)可出现脑炎、脑脊髓炎、脑膜炎、肺水肿、循环衰竭等。

①神经系统:精神差、嗜睡、头痛、呕吐、易惊、肢体抖动、无力或瘫痪;查体可见脑膜刺激征、腱反射减弱或消失;危重病例可表现为频繁抽搐、昏迷、脑水肿、脑疝。

②呼吸系统:呼吸浅促、困难,呼吸节律改变,口唇发绀,口吐白色、粉红色或血性泡沫液(痰);肺部可闻及痰鸣音或湿啰音。

③循环系统:面色苍白,心率增快或缓慢,脉搏浅速、减弱甚至消失,四肢发凉,指(趾)发绀,血压升高或下降。

2. 实验室检查

(1)末梢血白细胞:一般病例白细胞计数正常,重症病例白细胞计数可明显升高。

(2)血生化检查:部分病例可有轻度丙氨酸转氨酶(ALT)、天冬氨酸转氨酶(AST)、肌酸激酶同工酶(CK-MB)升高,重症病例血糖、乳酸、肌钙蛋白可升高。

(3)脑脊液检查:外观清亮,压力增高,白细胞增多(危重病例多核细胞可多于单核细胞),蛋白正常或轻度增多,糖和氯化物正常。

(4)病原学检查:特异性 EV_{71} 核酸阳性或分离到

EV_{71} 病毒。

(5)血清学检查:特异性 EV_{71} 抗体检测阳性。

3. 物理学检查

(1)X线胸片:可表现为双肺纹理增多,网格状、点片状、大片状阴影,部分病例以单侧为著,快速进展为双侧大片阴影。

(2)磁共振成像:以脑干、脊髓灰质损害为主。

(3)脑电图:部分病例可表现为弥漫性慢波,少数可出现棘(尖)慢波。

(4)心电图:无特异性改变。可见窦性心动过速或过缓、ST-T改变。

4. 小儿危重患者的早期发现　具有以下特征的患者有可能在短期内发展为危重病例,更应密切观察病情变化,开展必要的辅助检查,有针对性地做好救治工作。①年龄＜3岁;②持续高热不退;③末梢循环不良;④呼吸、心率明显增快;⑤精神差、呕吐、抽搐、肢体抖动或无力;⑥外周血白细胞计数明显增高;⑦高血糖;⑧高血压或低血压;⑨血乳酸升高。

【急救处理】　按临床表现主要包括4个阶段的治疗。

1. 手-足-口病/疱疹性咽峡炎阶段

(1)一般治疗:注意隔离,避免交叉感染,适当休息,清淡饮食,做好口腔和皮肤护理。

(2)对症治疗:发热、呕吐、腹泻等给予相应处理。

2. 神经系统受累阶段　该阶段患者出现神经系统症状和体征,如头痛、呕吐、精神差、易激惹、嗜睡、肢体无力、肌阵挛、抽搐或急性弛缓性麻痹等。

(1)控制颅内高压:限制入量,每次给予甘露醇

0.25～1.0g/kg,4～8h 1 次,20～30min 静脉注射完毕。根据病情调整给药间隔时间及剂量。必要时加用呋塞米1～2mg/kg 静脉注射。

(2)静脉注射免疫球蛋白:有脑脊髓炎和持续高热等表现者及危重病例可酌情使用。总量 2g/kg,分 2～5d 给予。

(3)酌情应用糖皮质激素治疗:参考剂量,甲泼尼龙1～2mg/(kg·d);氢化可的松 3～5mg/(kg·d);地塞米松 0.2～0.5mg/(kg·d),一般疗程 3～5d。重症病例可给予短期大剂量冲击疗法。

(4)其他对症治疗:如降温、镇静、止惊(地西泮、苯巴比妥钠、水合氯醛等)。

(5)严密观察病情变化,密切监护,注意严重并发症。

3. 心肺衰竭阶段 在原发病基础上突然出现呼吸急促、面色苍白、发绀、出冷汗、心率快、吐白色或粉红色血性泡沫样痰、出现肺部啰音增多、血压明显异常、频繁的肌阵挛、惊厥和(或)意识障碍加重等,以及高血糖、低氧血症、X线胸片异常明显加重或出现肺水肿表现。保持呼吸道通畅,吸氧。确保两条静脉通道的畅通,监测呼吸、心率、血压和血氧饱和度。呼吸功能障碍时,及时行气管插管使用正压机械通气。建议小儿患者呼吸机初调参数:吸入氧浓度 0.80～1.00,气道峰压(PIP)20～30cm H_2O(1cmH_2O=0.098kPa),呼气末正压(PEEP)4～8cmH_2O,频率(f)20～40/min,潮气量(V_T)6～8ml/kg。以后根据血气随时调整呼吸机参数。在维持血压稳定的情况下,限制液体入量。头肩抬高 15°～30°,保持中立位;插胃管、尿管(禁止压迫膀胱排尿)。

药物治疗:①应用降颅压药物;②应用糖皮质激素治疗,必要时给予冲击疗法;③静脉注射免疫球蛋白;④血管活性等药物的应用,根据血压、循环的变化可选用多巴胺、多巴酚丁胺、米力农等药物,酌情应用强心、利尿药物治疗;⑤果糖二磷酸钠或磷酸肌酸静脉注射;⑥抑制胃酸分泌,可静脉应用西咪替丁、奥美拉唑等;⑦退热治疗;⑧监测血糖变化,必要时可皮下或静脉注射胰岛素;⑨惊厥时给予镇静药物治疗;⑩有效抗生素防治肺部细菌感染;⑪保护重要脏器功能。

4. 生命体征稳定期 经抢救后生命体征基本稳定,但仍有患者留有神经系统症状和体征。做好呼吸道护理,避免并发呼吸道感染。支持疗法和促进各脏器功能恢复的药物。功能康复治疗或中西医结合治疗。

八、鼻 出 血

【诊断要点】

1. 应注意性别、年龄。询问既往鼻出血史、诱因及伴随症状等。儿童多有外伤、挖鼻、异物、急性传染病、血液病史;青少年可由鼻咽纤维血管瘤所致;中老年人因高血压、动脉硬化以及恶性肿瘤等而发病。

2. 鼻出血多为单侧,出血部位常在鼻中隔前下方易出血区,中年人及老年人出血部位常在下甲后缘。双侧出血多见于全身病变。

3. 常规查血压,必要时检查血常规、血小板及出凝血时间。

【急救处理】

1. 鼻外压迫止血法 出血不严重或临时止血时可首

先用拇指和示指捏双侧鼻翼向中隔方向加压,用口呼吸。前额部冷敷。

2. 鼻内压迫止血法　　1%麻黄碱棉片或0.1%肾上腺素棉片,或明胶海绵,或止血纤维素压迫出血灶。亦可用生理盐水棉片蘸止血药敷压在出血部位,或用消毒凡士林纱条填塞出血部位。

3. 其他　　重症患者应半卧或坐位,保持呼吸道通畅、镇静,治疗原发病,应用止血药物。如病情危重,尽快请专科医师应用鼻内镜仔细找出血点,予以烧灼治疗止血或局部定位填塞。

九、呼吸道异物

【诊断要点】

1. 多见于5岁以下小儿,有呼吸道进入异物史。根据异物的性质、大小、位置及活动性,表现不同症状。

2. 喉异物完全阻塞喉部时不能发声,很快发生面色苍白、青紫、窒息。部分梗阻引起咳嗽、声嘶、喘鸣。

3. 气管异物时呛咳、气喘、呼吸困难和异常呼吸声(颈前可听到冲击声门下部拍击声)并能扪到冲击振动感。

4. 支气管异物时咳嗽、气喘、发绀及发热等,吸气性阻塞患侧可见肺不张;呼气性阻塞患侧可见肺气肿,严重者纵隔移位。

5. 做X线及直接喉镜和纤维喉镜检查。

【急救处理】

1. 将婴儿骑跨并俯卧于抢救者胳臂上,头要低于躯干,抢救者将此胳臂的前臂放在自己的大腿上,用另一手掌的根部用力叩击婴儿的肩胛区数次,有可能使异物随咳

嗽排出(图 6-1)。其他患者可参见常用急救技术操作的
Heimlich 手法。

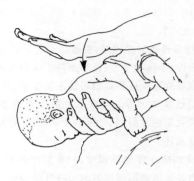

图 6-1 叩击患儿背排出呼吸道异物

2. 严重呼吸困难、发绀甚至窒息者应速行直接喉镜、
气管镜、支气管镜检查取出异物,或立即做环甲膜穿刺或
切开、气管切开。

3. 在采取应急措施的同时,尽早送医院。

十、急性喉梗阻

急性喉梗阻是诸多原因导致的喉源性呼吸困难,是临
床上常见而危急的症状。

【诊断要点】

1. 有喉急慢性病史,如急性喉炎、急性会厌炎、喉异
物、变态反应性喉水肿、喉外伤、喉肿瘤及全身性疾病引致
呼吸道黏膜水肿等。

2. 吸气性呼吸困难(吸气延长),吸气性喘鸣,吸气时

"三凹"征(胸骨上窝、锁骨上窝及肋间隙吸气时向内凹陷)和声嘶是急性喉梗阻 4 大症状。

3."犬吠"样咳嗽、失声、烦躁不安、心力衰竭等。

【急救处理】

1. 原则是迅速解除梗阻,挽救生命。治疗应从病因、呼吸困难程度、个体耐受力、医疗条件等全面考虑,迅速决断。如炎症或变态反应性病因可使用抗生素、激素、吸氧,喉部异物应迅速取出等。对喉水肿的患者给予 0.1% 肾上腺素喷喉及肌内注射,氢化可的松 100mg 加入 5% 葡萄糖液中静脉滴注。

2. 正确判断呼吸困难程度,轻度呼吸困难对症治疗并观察。当呼吸困难不能缓解时应行气管插管、气管切开术或紧急环甲膜切开术。

3. 观察期一般不用镇静药及吗啡、阿托品类药物,防止掩盖症状。

十一、突 发 性 聋

突发性聋指突然发病,重度感音性聋。常为单侧发病,少数为双侧。一般认为与血管因素及病毒感染有关,引起供应耳蜗的血管血栓或栓塞形成,造成出血、痉挛。

【诊断要点】

1. 突然发生的,可在数分钟、数小时或 3d 以内。

2. 非波动性感音神经性听力损失,可为轻、中或重度,甚至全聋。至少在相连的 2 个频率听力下降 20dB 以上。多为单侧,偶有双侧同时或先后发生。

3. 病因不明(未发现明确原因包括全身或局部因素)。

4. 可伴耳鸣耳堵塞感。

5. 可伴眩晕、恶心、呕吐,但不反复发作。

6. 除第Ⅷ对脑神经外,无其他脑神经受损症状。

【急救处理】

1. 激素类:甲强龙 40mg,加入 100ml 盐水,连续 5d 后停药;或者地塞米松 10mg 入壶,连续 3d,再减为 5mg 连续 3d,之后停药。或者激素类甲强龙 40mg 耳后乳突区 注射,1 周 3 次,累计次数不超过 5 次。

2. 银杏叶提取物注射液 87.5mg,加入 250ml 5% 葡萄糖或生理盐水中,一般不超过 2 周,儿童减量。

3. 前列地尔注射液 10μg 入壶,每日 1 次,一般不超过 2 周。

4. 巴曲梅注射液 5BU,隔日 1 次,首剂量可加倍,注意监测凝血指标,总量不超过 6 支。

5. 可适当选用 1 种营养神经类药物联用,如甲钴胺片 500μg,每日 3 次。

十二、眼球穿孔伤

【诊断要点】

1. 病史 有锐器刺伤或高速碎屑弹入眼内史,或各种爆炸伤史。

2. 症状 伤后有怕光、流泪、疼痛及不同程度的视力减退等症状。小的角膜穿孔伤或细小的异物穿孔伤症状可能不显著。

3. 体征

(1)无眼内容物脱出的单纯穿孔可发生于角膜、角巩膜缘区及巩膜上。结膜、角膜、巩膜可见点、线、不规则伤口或铁锈色伤痕,如伤口已闭合则不易发现。

（2）伤口较大者，多有眼内容物脱出，如虹膜、玻璃体等组织嵌顿于伤口，前房变浅或消失，晶状体混浊或破裂。

（3）高速异物弹入眼内，伤口很小，极易忽略，检查眼压降低，应做 X 线片检查，多可发现异物存留的确定位置。

【急救处理】

1. 避免做有菌和有创伤性检查。

2. 伤口小而且整齐，对合良好，无组织嵌顿，可不缝合。给予妥布霉素 2 万 U，地塞米松 1～2mg 结膜下注射，涂抗生素眼膏及散瞳药，戴眼罩遮盖，密切观察，口服吲哚美辛（消炎痛）。伤口＞3mm，对合不整齐或有组织脱出者，抗生素眼药水加 1％阿托品眼药水滴眼（避免使用眼膏）。遮盖双眼，立即请专科医师或送医院治疗。

3. 全身及局部使用抗生素。如青霉素 480 万～640万 U，静脉滴注。

4. 破伤风抗毒素 1500U，肌内注射（要皮试），预防破伤风。

5. 眼球穿孔伤者，交感性眼炎的发生率虽不及 2％，但应密切观察健眼，早防早治。

十三、眼球钝挫伤

【诊断要点】

1. 有钝器打击史。

2. 伤后有眼痛、畏光、流泪、视力减退等。

3. 体征如下。

（1）眼睑：轻者肿胀，皮下淤血；重者眼睑裂伤；骨折时眼睑可扪及皮下气肿。

（2）结膜：结膜下有出血，结膜水肿，也可有球结膜裂伤。

(3)角膜:角膜擦伤,角膜水肿,层间裂伤甚至全层裂伤。

(4)前房:房水混浊,前房内可有积血,呈液平面。

(5)虹膜、瞳孔:外伤性瞳孔散大,瞳孔呈偏心性中等度散大,对光反应迟钝或消失,虹膜根部离断,可呈 D 形瞳孔,有时可见瞳孔括约肌微小裂口或撕裂。

(6)睫状体:指测眼压低,前房浅要考虑睫状体脱离。

(7)晶状体等眼后部损伤者应做专科检查。

【急救处理】

1. 眼睑皮下出血,早期冷敷,可口服芦丁、维生素 C 等。

2. 球结膜裂伤>5mm 者应缝合,疑有巩膜裂伤者应及时进行伤口探查。

3. 角膜擦伤、水肿及层间裂伤者可用抗生素眼膏及保护眼垫。角膜全层裂伤者参阅"眼球穿孔伤"处理。

4. 前房积血者,双眼包扎,半卧位。应用止血药如酚磺乙胺(止血敏)、卡巴克洛(安络血)等。一般情况下不散瞳亦不缩瞳。必要时可用托吡卡胺(托品酰胺)散瞳以活动瞳孔。出血积满整个前房,眼压增高者,应请专科医师处理或送医院。

5. 睫状体脱离须专科医师手术复位。

6. 晶状体破裂或眼后部损伤者应请专科医师处理或送医院。

7. 有裂伤者,给破伤风抗毒素(TAT)1500U 肌内注射(要皮试)。1 周内应用抗生素眼药水及眼膏。

十四、化学性眼外伤

【诊断要点】

1. 有酸、碱及其他化学物质溅入眼内史。

2. 致伤后立即引起眼部疼痛、畏光、流泪及视力障碍。

3. 轻者眼睑潮红、结膜充血、水肿、角膜混浊;重者眼睑、结膜、角膜坏死,苍白。

【急救处理】

1. 彻底冲洗　立即用大量清水不断冲洗,可将面部浸入水中,睁开双眼,摆动头部,以稀释和冲洗面部化学物质。医师应首选生理盐水反复充分冲洗眼部,务必彻底除去残留于睑结膜、上下穹窿、半月皱襞及角膜上的任何化学颗粒。冲洗完成后 5～10min 可用 pH 试纸检测穹窿部,pH 应达到 7。

2. 结膜下注射妥布霉素 2 万 U 预防感染　结膜下注射妥拉唑啉(苄唑啉)12.5～25mg 以扩张结膜血管,增进角膜营养,注射维生素 C 0.5ml(100mg)。早期使用大量维生素 C 对烧伤后角膜修复极为重要。临床的用量 1.5～2.0g,加入 50% 葡萄糖溶液 40ml,静脉注射,1/d,持续 2 周。

为防止睑球粘连,每天可用带有油膏的玻璃棒分离上下睑穹窿部。

3. 胶原酶抑制药的应用　角膜组织释放胶原酶的高峰一般在 1 周左右,在此时应用能起到防止溃疡形成和角膜穿孔的功效。常用的药物有在烧伤后可用 0.5% EDTA 滴眼液,2.5% 半胱氨酸滴眼液滴眼。

4. 轻度化学烧伤　局部使用抗生素眼药水及眼膏,酌情药物散瞳。

5. 重度化学烧伤　应立即冲洗,涂 1% 阿托品眼膏、抗生素眼膏后,请专科医师处理或送医院。

十五、眼部热烧伤

【诊断要点】

1. 病史 有高温固体、液体、气体热烧伤史。

2. 症状 眼部剧烈灼痛、畏光、流泪、异物感。

3. 体征 ①眼睑烧伤:轻度红斑、中度水疱、重度坏死。②结、角膜烧伤:轻者结膜充血水肿,角膜呈乳白色混浊;重者结膜、巩膜及角膜苍白、坏死,甚至穿孔。

【急救处理】

1. 眼睑烧伤:一般用凡士林油纱覆盖,抗生素眼膏外涂,每日数次,避免沾水。

2. 结、角膜烧伤:涂抗生素眼膏,每日用玻璃棒分离结膜,避免睑球粘连。较重者为避免虹膜睫状体发炎,涂1‰阿托品眼膏散瞳,酌情给抗生素及止痛药。1周左右开始用胶原酶抑制药防止角膜穿孔。

3. 早期应用大量维生素 C 静脉滴注,以促进角膜损伤的恢复。

4. 严重烧伤者请专科医师处理或送医院。

十六、结膜、角膜异物

【诊断要点】

1. 有异物入眼史。

2. 明显异物感,伴畏光、流泪。

3. 可见睫状充血,角膜异物有感染者,异物周围呈灰白色浸润环,严重者有角膜溃疡。

【急救处理】

1. 结膜异物:可用无菌湿棉签将异物蘸去,也可用生理盐水冲掉异物。

2. 角膜异物:浅层异物可用生理盐水冲洗除去,如无效可用 0.5%丁卡因眼液滴眼 3 次,表面麻醉后,用无菌湿棉签将异物轻轻拭去。嵌入角膜的浅层异物,在表面麻醉后,可用 4 号无菌针头轻轻将其剔除,注意针尖应朝向上方,以免患者不合作而误伤角膜。异物剔除后在结膜下注射抗生素,眼内涂抗生素眼膏包盖患眼。

3. 深层异物、多发性异物等请眼科处理。

十七、电光性眼炎

【诊断要点】

1. 有紫外线照射史,如从事电焊、气焊、弧形灯、水银灯、紫外线灯照射,高原雪地行军史及原子弹爆炸等。

2. 有 2~12h 潜伏期,双眼同时出现剧烈疼痛、异物感、畏光、流泪、眼睑痉挛伴头痛。

3. 检查见眼睑及面部潮红,结膜充血,角膜见弥漫性点片状荧光素着染,重者可见角膜上皮大片剥脱,瞳孔呈痉挛性缩小。

【急救处理】

1. 轻症患者无需特殊处理,局部滴用抗生素眼药水及眼膏,双眼遮盖,休息 1~2d 可恢复正常。

2. 症状较重、疼痛较甚的患者,除上述治疗外,可使用 0.5%丁卡因液滴眼暂时缓解症状,因该药有抑制角膜上皮生长的作用,不宜长期使用。

3. 可给地西泮或苯巴比妥等镇静药。

十八、急性细菌性结膜炎

常见由金黄色葡萄球菌、表皮葡萄球菌、肺炎球菌、流感嗜血杆菌引起。

【诊断要点】

1. 起病较急,大多有自愈性,约 2 周便可痊愈。

2. 双眼同时受累;或一眼起病,另一眼在 1 周内发病。表现为畏光、流泪并伴有黏液脓性分泌物。

3. 眼睑肿胀,结膜明显充血水肿。多无淋巴结肿大。

4. 绝大多数病例不累及角膜,极少数重度患者可出现角膜边缘的点状浸润。

5. 结膜刮片或分泌物涂片、细菌培养可见致病菌。

【治疗】

1. 局部治疗 眼局部可采用喹诺酮类如氧氟沙星、左氧氟沙星滴眼液,妥布霉素滴眼液等滴眼,4～6/d;氧氟沙星、左氧氟沙星或妥布霉素眼膏,每晚睡前涂用。治疗时间为 1～2 周。

2. 全身治疗 一般不需要。对于那些伴有咽炎或急性中耳炎的患者和流感嗜血杆菌感染的儿童应口服抗生素。

附　淋球菌性结膜炎

由奈瑟菌属(淋病双球菌)引起,多因接触自身或他人淋球菌性尿道分泌物或淋菌性结膜炎传染所致。

【诊断要点】

1. 起病急,新生儿一般在出生后 2～3d 发病;成年人潜伏期为数小时至 2～3d。两者症状相似,但在严重程度上,成年人较轻。

2. 双眼常同时受累,主要表现为大量脓性分泌物,俗称"脓漏眼"。

3. 眼睑水肿,结膜重度充血,水肿,常伴有炎性假膜及耳前淋巴结肿大。

4. 治疗不及时或严重病例并发角膜周边浸润、角膜溃疡、穿孔,甚至眼内炎。

5. 结膜刮片或分泌物涂片可见上皮细胞内成对的革兰染色阴性的奈瑟双球菌。

【治疗】

1. 局部治疗　生理盐水、3%硼酸溶液或1:1000高锰酸钾溶液充分冲洗结膜囊,每0.5～1小时1次。眼局部可采用2000～5000U/ml青霉素溶液(青霉素皮试阴性者)、庆大霉素滴眼液、妥布霉素滴眼液等滴眼,用法为每5～10分钟1次,待病情缓解后改为每30分钟1次,持续2～3d,配合红霉素眼膏每晚1次,然后再根据病情缓解情况酌情减量。

2. 全身治疗　可选用青霉素或头孢曲松钠静脉注射或肌内注射,连续5d;青霉素5万U/kg,分2次注射。头孢曲松钠为成年人及12岁以上儿童1～2g,1/d;新生儿为25～50mg/kg,1/d。

3. 手术治疗　对于并发角膜溃疡经药物治疗无效甚至穿孔者,应及时行治疗性角膜移植术。

本病传染性极强。急性期患者需隔离,防止传染、流行。严格消毒患者使用过的器具。单眼患病时应防止另眼感染,治疗中冲洗结膜囊时应将头偏向患侧。医护人员在跟患者接触前必须洗手消毒以防交叉感染。新生儿出生后应常规立即用1%硝酸银滴眼液滴眼一次,或涂四环素眼膏,以预防本病。

十九、病毒性结膜炎

病毒性结膜炎是最常见的"红眼"原因之一,可由多种病毒引起。

(一)流行性出血性结膜炎

流行性出血性结膜炎是一种易暴发流行的眼部传染病,属接触传染,传染性极强。病原体为微小核糖核酸病毒,主要为肠道病毒 70 型,偶尔可由柯萨奇病毒 A24 型引起。有自限性。

【诊断要点】

1. 潜伏期短,可在 24h 内发病。常一眼先发生,1～2d 后累及另眼。

2. 起病急,表现为剧烈眼痛、异物感、畏光、流泪,分泌物为水样或黏液脓样。

3. 眼睑、结膜充血水肿,睑结膜滤泡增生,球结膜点片状出血,出血可融合。

4. 早期即可出现一过性点状上皮性角膜炎,角膜上皮呈弥漫性荧光素钠着染。

5. 耳前淋巴结肿大、压痛。

6. 部分患者有发热不适、全身肌痛。

【急救处理】

1. 按传染病报告,对传染期患者隔离,严格消毒避免交叉感染。

2. 眼部滴用抗病毒滴眼液,如阿昔洛韦或更昔洛韦滴眼液每小时 1 次,鱼腥草滴眼液 4～6/d。

3. 眼部滴用抗生素滴眼液预防细菌感染。

4. 出现角膜上皮炎或假膜时可短期点用皮质类固醇滴眼液,病情缓解后逐渐减量。

(二)流行性角、结膜炎

传染性强,可暴发流行,但多呈散发性,主要为接触传染。病原体主要为腺病毒 8 型、19 型。

【临床表现】

1. 潜伏期 5～7d,大部分一眼先发病,另眼 3～5d 发病,后发者往往症状较轻。

2. 初期表现为异物感、畏光、流泪,分泌物为水样;在发病 1 周左右结膜炎症状减轻时出现视物模糊。

3. 眼睑水肿,结膜充血水肿。下睑结膜及下穹窿结膜出现大量滤泡,上睑结膜及上穹窿结膜滤泡较少。少数病例可有结膜下出血。

4. 50%患者并发角膜炎,可表现为上皮下及浅基质点状浸润,数个至数十个不等,呈圆形,直径 0.5～1.0mm,多集中于中央区。

5. 耳前淋巴结肿大、压痛。

6. 眼分泌物涂片染色可见单核细胞增多。

【急救处理】

1. 局部冷敷及使用血管收缩药可缓解症状。

2. 眼部滴用抗病毒滴眼液,如阿昔洛韦或更昔洛韦。滴眼液每小时 1 次、鱼腥草滴眼液 6/d。

3. 眼部滴用抗生素滴眼液预防细菌感染。

4. 局部使用皮质类固醇尚有争议,故不宜常规使用。若出现膜或假膜及角膜上皮下浸润出现于视轴影响视力时可滴用皮质类固醇滴眼液,病情控制后逐渐减少用量。应注意皮质类固醇滴眼液减量过快或突然停药可引起角膜上皮下浸润再度出现或恶化。

(三)咽结膜热

咽结膜热为急性传染性结膜炎,多见于儿童,病原体为腺病毒 3 型、7 型。

【诊断要点】

1. 潜伏期 5～6d。单眼或双眼同时起病。

2. 表现为眼部异物感、流泪、浆液样分泌物;体温升高,可达 39℃ 以上,伴有肌肉酸痛、头痛或腹泻,咽部不适。

3. 结膜充血水肿,下睑及下穹窿结膜滤泡形成;可伴有点状角膜上皮炎。

4. 咽后壁充血。

5. 无痛性耳前淋巴结肿大。

【急救处理】 与流行性角结膜炎相同。

二十、带 状 疱 疹

由潜伏在体内的水痘-带状疱疹病毒再激活所致,表现以沿单侧周围神经分布的簇集性小水疱为特征,常伴有显著的神经痛。

【诊断要点】

1. 发疹前有不同程度全身症状,局部可有疼痛、灼热或蚁行感。

2. 初为红斑,在红斑内出现丘疹、丘疱疹、疱疹,成簇的疱疹沿神经带状分布。单侧多不超正中线,疱液初清后浊。

3. 可发生于任何部位,以肋间神经和三叉神经第 1 支最易受累,如发生在眼支者可引起角膜炎、结膜炎、视神经炎等。带状疱疹面瘫综合征常在外耳出现疱疹,伴有乳突深部疼痛,面瘫、听力减退及味觉障碍。

4. 神经痛多在皮损出现前 2～3d 开始,呈持续性针刺样疼痛或电击样阵痛。由于疼痛在先,常可误诊为阑尾炎、胆囊炎、心绞痛、输尿管结石等。

5. 皮损形态多种多样,与患者抵抗力有关。可表现为顿挫型、不全型、大疱型、出血型、坏疽型、泛发型。

6. 本病病程一般为 2～3 周。泛发或复发者常提示有免疫功能缺陷,或应注意潜在恶性肿瘤的可能性。

7. 带状疹后遗神经痛,皮损消退后(通常为 4 周后)神经痛持续存在的患者。

【急救处理】

1. **抗病毒治疗**　早期、足量抗病毒治疗,有利于减轻神经痛,缩短病程。常在发疹 48～72h 内开始抗病毒治疗。对于免疫功能正常的患者,每次口服伐昔洛韦 1000mg,或泛昔洛韦 500mg,每日 3 次;或溴夫定,每日 125mg,每日 1 次,疗程 7d。对于肾功能异常的患者,口服阿昔洛韦更安全,600mg,每日 5 次。对于眼带状疱疹、播散性带状疱疹合并免疫抑制的患者,静脉予以阿昔洛韦,10mg/kg,每日 3 次,疗程 10～14d。

2. **镇静止痛**　急性期可用阿米替林,开始每晚口服 25mg,可依据止痛效果逐渐增加剂量,最高每晚单次口服 100mg,60 岁以上的老人可酌情减量。亚急性或慢性疼痛可选择加巴喷丁,开始每次 100mg,每日 3 次,可逐渐增加每次 600～900mg,每日 3 次;或普瑞巴林,每次 75～150mg,每日 2 次,可酌情考虑使用非甾体抗炎药。

3. **免疫调节**　如转移因子、α-干扰素或丙种球蛋白酌情选用,以减轻症状缩短病程。

4. **泼尼松**　早期(7 天以内)患者如无禁忌证(无急性眼部疱疹感染),可短期使用泼尼松 30～40mg/d,2～4 周,有止痛、缩短病程和防止遗留神经痛的效果。

5. **物理疗法** 如氦氖激光、紫外线照射及频谱等。

6. **其他** 眼、口腔黏膜发疹时,用5%阿昔洛韦溶液滴入或涂抹,2～3/d;为防止角膜粘连可用阿托品扩瞳。局部预防水疱破溃和感染,可用0.1%依沙吖啶(雷佛奴尔)液湿敷。

二十一、药 疹

药疹是指药物通过口服、注射、吸入等途径进入人体,因变态反应而引起皮肤黏膜急性炎症。

【诊断要点】

1. **有明确的用药史** 应详细了解3周内中西药服用史。其潜伏期短至数秒钟,长至几周。

2. **皮疹特点** 为多种多样,除固定性药疹外,都具有全身泛发对称、色泽潮红的特点。可为麻疹样全身泛发密集潮红丘疹及斑丘疹,也可为猩红热样全身泛发的大片潮红;荨麻疹型为全身泛发的风团;多形红斑型则皮疹本身呈多形性,以出现"彩虹"样皮疹为特点,严重时全身出现水疱,并可累及黏膜。

皮疹发生突然,进展快,1～2d即可遍及全身。若及时停药,皮疹消退,一般病程较短。自觉瘙痒,不少患者伴有发热全身症状。重症药疹可伴高热,累及肝、肾、心和神经系统,引起相关损害和症状。

3. **白细胞** 末梢白细胞总数可偏高,分类嗜酸性细胞增多。

4. **既往史** 若既往有同类药物过敏史,对诊断有很大帮助。若患者系过敏体质,有湿疹、荨麻疹、支气管哮喘等则提示发生药疹可能性大。

5. 几种特殊类型药疹及重症药疹

(1)固定性红斑型药疹:常由解热镇痛类、磺胺类、巴比妥类、四环素类引起,属轻型药疹,较常见。起病急,皮损为孤立性或数个境界清楚的圆形或椭圆形水肿性红斑,重者出现水疱,一般不对称,1~4cm 直径大小。多位于口唇、龟头、肛门等皮肤、黏膜交界部位,自觉瘙痒、灼痛感,一般无全身症状。皮疹退后留有色素沉着,消退较慢。再服该药时在原处发痒,继而出现同样皮损,并可向周围扩大,色素沉着加深。

(2)荨麻疹型药疹:与急性荨麻疹相似,常由非甾体抗炎药引起,可伴发热、关节痛、淋巴结肿大、蛋白尿等血清病样综合征表现,甚至发生过敏性休克。

(3)紫癜型药疹:由Ⅱ型或Ⅲ型变态反应引起。常见药物有抗生素、巴比妥类、利尿剂等。轻者小腿出现瘀点、瘀斑,重者可累及四肢、躯干,甚至伴有黏膜出血。

(4)剥脱性皮炎型药疹:常见药物有磺胺类、巴比妥类、抗癫痫药、解热镇痛药、抗生素等。首次用药潜伏期长,一般在 20d 以上,其中部分患者是在发疹型药疹基础上继续用药而发生,此型药疹发病时有寒战、高热,皮损初为麻疹样或猩红热样,全身皮肤潮红、肿胀,出现水疱、糜烂。一般 2 周后全身皮肤开始脱屑,手足皮肤可呈套状剥脱,可继发皮肤感染。

(5)大疱性表皮松解型药疹:药疹中最严重的类型,由磺胺类、解热镇痛类药物、抗生素(四环素)、巴比妥类、卡马西平、抗结核药物引起。起病急骤,皮损初起于面、颈、胸,并且皮疹多形性。以后皮损迅速发展为弥漫性紫红或暗红的斑片,迅速波及全身,在红斑处出现大小不等的松弛性水疱和表皮松解("尼氏"征阳性),稍受外力即形成糜烂,大量渗出,如烫伤样外观。皮损触痛明显。累及黏膜,可伴有内脏损害,全身中毒症状较重。

(6)药物超敏反应综合征:也称为伴发嗜酸性粒细胞增多及系统症状的药疹。首次用药后2～6周内发生,再次用药可在1d内发病,多见于环氧化物水解酶缺陷的个体。诱发药物主要是抗癫痫药物和磺胺类。初发表现为发热,高峰可达40℃,停用致敏药物后仍可持续几周。皮损早期表现为面部、躯干上部及上肢的红斑丘疹或麻疹样皮损,逐步变成暗红色,可融合并进行性演变为剥脱性皮炎样皮损或红皮病。真皮浅层水肿可导致水疱形成,也可出现无菌性脓疱,多形红斑样靶形损害及紫癜;内脏损害在皮疹发生后1～2周,肝损害常见,还可累及肾、肺、心脏、中枢神经系统等器官。如未能及时发现治疗,本病死亡率在10%左右。

【急救处理】

1. 轻型药疹

(1)病因治疗:立即停用致敏或者可疑药物,并终身禁用。多饮水或输液加速药物排出。

(2)抗过敏治疗:①抗组胺药物:枸地氯雷他定或左西替利嗪。②维生素C,2g静脉滴注。③10%葡萄糖酸钙10ml＋10%葡萄糖溶液20ml,静脉缓慢推注。

(3)皮质类固醇:对一般药疹,如无使用禁忌证,可口服泼尼松20～30mg,1/d。皮疹控制后逐渐减量,在10～14d撤完。对固定药疹发生在龟头、包皮部位的患者,可予地塞米松5mg肌内注射,口服泼尼松,可预防局部水疱及破溃。对重症患者应予足量激素,一般采用地塞米松肌内注射或静脉滴注,或氢化可的松静脉滴注。如氢化可的松 200～500mg 加入 5％～10％葡萄糖液缓慢静脉滴注,1/d,待体温恢复正常,皮疹大部分消退可逐渐递减用量直至改用相当量泼尼松口服,再逐渐减量,2～3 周内可撤尽。

(4)局部治疗早期可用炉甘石洗剂,以收敛止痒。有糜烂或渗出时应用生理盐水、0.1％依沙吖啶(利凡诺)液湿敷。

2. 重症药疹

(1)及早足量使用糖皮质激素。

(2)预防继发感染。

(3)加强支持治疗。

(4)静脉注射丙种免疫球蛋白。

(5)血浆置换。

(6)加强局部护理。

二十二、急 性 淋 病

淋病是由淋病奈瑟菌引起的泌尿生殖系统化脓性疾病,主要通过性交传染。可感染尿道、子宫颈内膜、直肠、眼结合膜和咽部。男性可发生附睾炎、前列腺炎。女性可发生前庭大腺炎、子宫内膜炎、输卵管炎、盆腔炎等。

【诊断要点】

1. 病史　多在 1 周内有不洁性交史,个别人通过非性接触而感染。

2. 症状　主要表现为急性淋菌性尿道炎或宫颈炎。前者表现为尿道口红肿,有脓性分泌物和尿频、尿急、尿痛。男性患者在急性前尿道炎发病 2 周后又可侵犯后道,出现尿意窘迫、尿频、排尿终末疼痛,偶有终末血尿。

女性患者宫颈炎多无症状或白带增加,以窥阴器检查时可见宫颈红肿,有黄色脓性分泌物。淋球菌性尿道炎可有多种并发症,男性主要有前列腺炎、精囊炎、附睾炎等。女性主要有盆腔炎等。值得注意的是在有不洁性交史的人群中,凡泌尿生殖道部以外的咽喉、直肠、眼结膜等急性炎症症状者,要考虑是否有淋球菌感染的可能。

3. **体征**　挤压尿道可见尿道口有黄色脓性分泌物,或宫颈口流脓。腹股沟淋巴结可肿大、红肿、疼痛。

4. **涂片检查**　取脓性分泌物涂片革兰染色,可在多形核白细胞内找到革兰阴性肾形双球菌,但仅在白细胞外查到革兰阴性双球菌,是不能确诊的。

【急救处理】

1. 首选头孢曲松钠　肌内注射 250mg,单剂量使用。或静脉注射 1.0g,或静脉滴注 1.0g。

2. 大观霉素　2.0g 单剂量肌内注射。

3. 氟喹诺酮类　诺氟沙星(氟哌酸)800mg,单次口服。左氧氟沙星 400～600mg,单次口服。环丙沙星 500mg,单次口服。

4. 阿奇霉素　1.0g 单次口服。

妊娠期:头孢曲松 250mg 或大观霉素 2.0g,1 次肌内注射。禁用喹诺酮和四环素类药物。

有并发症者应加大药物剂量,连用数日。如淋菌性附睾炎用头孢曲松钠 0.5g,肌内注射,连用 10d。淋菌性盆腔炎用头孢曲松 0.5g,肌内注射,加服甲硝唑 0.4g,2/d,连用 10d。

【注意事项】

1. 患病后应去正规医院诊断治疗。治疗结束 4～7d

后应复诊。

2. 治疗后症状、体征消失,再重新出现症状则可能是再感染。如涂片阴性,患者可能是双重感染,须检查引起非淋菌尿道炎的病原体,并予以治疗。

3. 1个月内接触过淋病的性伴侣,应进行检查和预防性治疗。

4. 患病6周后应常规进行梅毒血清检查。进行人类免疫缺陷病毒抗体检测。

5. 治愈标准,在治疗结束2周后,无性接触史并符合以下2项。

(1)症状和体征全部消失。

(2)在治疗结束后4～7d做淋球菌复查阴性。

二十三、生殖器疱疹

生殖器疱疹是由单纯疱疹病毒(HSV)引起生殖器皮肤和黏膜的炎症性、复发性的性传播疾病。

【诊断要点】

1. 病史　常有不洁性交史或性伴侣有生殖器疱疹。潜伏期1周左右。

2. 临床表现　15－45岁性活跃期男女好发。典型原发感染是生殖器部位的群簇性粟粒大水疱、糜烂、溃疡。男性多发在龟头、冠状沟、包皮、阴茎;女性好发在外阴、宫颈、肛周。出现多数粟粒大丘疹、水疱,可彼此融合成片。2～4d后破溃成糜烂及溃疡。自觉灼痛,腹股沟淋巴结肿痛,但不破溃。皮损10d达到高峰,2～3周消退。少数患者可出现发热、头痛、恶心等全身症状。

复发性生殖器疱疹,一般在原发感染消退后的1～4

个月内在原部位复发。临床表现较轻,可局部有前驱症状,如灼热刺痛,皮疹为局限性的集簇丘疹、水疱,3～4d结痂,7～10d消退。常反复发作多次。

亚临床型生殖器疱疹,缺乏典型症状,为生殖器疱疹的主要传染源。不典型的变损可表现为生殖器部位的微小裂隙、溃疡等,易被忽略。

3. **鉴别诊断**　要注意与硬下疳、软下疳、贝赫切特综合征(白塞病)的生殖器部位溃疡相鉴别。

【急救处理】

1. 抗病毒治疗,阿昔洛韦 200mg,口服,5/d,用 7～10d;或阿昔洛韦 400mg,口服,3/d;或伐昔洛韦 300mg,口服,2/d;或泛昔洛韦 250mg,口服,3/d,均用 7～10d。对复发性生殖器疱疹最好在出现前驱症状或损害出现 24h内开始治疗。药物剂量同前,连服 5d。

2. 局部皮损处可外涂 1%～5%阿昔洛韦霜,有渗出时可用生理盐水溶液或 3%硼酸溶液冷湿敷,保持患处清洁、干燥。

3. 皮损没有完全消退者,应避免房事。

4. 病重者可试用注射丙种球蛋白或干扰素治疗。

第7章 常用急救技术操作

一、体外非同步人工电除颤术

【适应证】 心室颤动、心室扑动或无脉性室速。

【方法】

1. 操作前准备

(1)除颤仪处于完好备用状态,准备抢救物品、导电糊(或盐水浸湿的纱布)、电极片、治疗碗内放纱布数块。

(2)暴露胸部,清洁监护导联部位皮肤,安电极片,连接导联线。

(3)正确开启除颤仪,调至监护位置:观察显示仪上心电波形。

(4)报告心律"患者出现室颤,需紧急除颤"。

2. 操作

(1)将患者摆放为复苏体位。

(2)打开除颤仪的开关,选择除颤能量,单相波除颤用360J,双相波用200J。确认电复律状态为非同步模式。

(3)将手控除颤电极板涂以专用导电糊,并均匀分布于两块电极板上(或覆以沾有盐水的湿纱布,纱布水润不滴水),按充电按钮。

(4)电极板位置安放正确:"STERNUM"电极板放于胸骨右缘第2肋间。"APEX"电极板置于左腋中线第5肋间。电极板与皮肤紧密接触。

(5)观察周围环境,确认周边无直接或间接与患者接触人员(操作者身体后退1小步,不能与患者接触)。大声口述"我要除颤了,请离开"。

（6）电极板压力适当,再次观察心电示波（报告仍为室颤）。

（7）双手拇指同时按压放电按钮电击除颤。

（8）除颤结束,报告"除颤成功,恢复窦性心律"。

（9）清洁患者皮肤,整理患者衣物,继续观察患者生命体征,并做好记录。

（10）关闭除颤仪,擦净电极板,整理用物。

【注意事项】　不得在易燃性气体或浓缩氧气环境进行操作。

二、心脏体外自动除颤器操作

【适应证】　心室颤动、心室扑动、无脉性室速。

【方法】　具体操作见图 7-1。

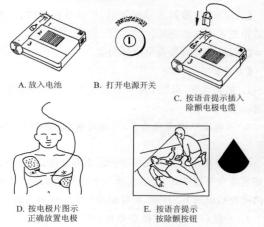

A. 放入电池　　　B. 打开电源开关

C. 按语音提示插入
除颤电极电缆

D. 按电极片图示
正确放置电极

E. 按语音提示
按除颤按钮

图 7-1　心脏体外自动除颤器操作方法

1. 安放电极　粘贴电极,一个放在患者右上胸壁的锁骨下方,另一个放在左前胸乳头外腋中线处。

2. 自动分析心律　需 5～15s 仪器自动分析心律,如为心室纤颤,通过声音报警或图形报警提示,并自动充电,再按除颤器按钮。

【注意事项】

1. 电击除颤时必须无人接触患者。

2. 电击除颤时患者会出现突然抽搐。

3. 电击除颤后仪器会自动分析心律,立即 CPR 5 组;若仍为心室纤颤,仪器会自动充电,再进行第 2 次除颤。

4. 不得在易燃性气体或浓缩氧气环境中做上述操作。

三、环甲膜穿刺术

【适应证】　缓解急性喉梗阻;严重呼吸困难;注射治疗药物或表面麻醉药等。

【禁忌证】　有较重出血倾向者。

【方法】

1. 患者仰卧,肩胛下垫高并使头后仰,气管保持正中位置。

2. 颈部皮肤做常规消毒,局部麻醉(窒息患者无须麻醉)。

3. 术者用左手拇指及中指固定患者喉部,示指摸到环甲膜或称环甲韧带处(在甲状软骨下缘与环状软骨上缘间之凹陷处),如图 7-2 所示,将穿刺部位的皮肤向两侧固定。

4. 术者右手持环甲膜穿刺针(或 7～9 号注射针头),针与气管成垂直方向于环甲膜处刺入,当达喉腔时即有落

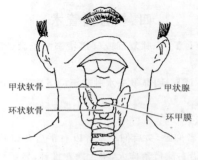

甲状软骨

环状软骨

甲状腺

环甲膜

图 7-2 环甲膜的解剖位置

空感,拔出针芯,如使用注射器回抽应有空气抽出。将穿刺器垂直固定于颈部。

　　5. 视需要可进行口对管口人工呼吸、给氧,连接呼吸器麻醉机等,也可用细塑料管从吸引管通道将气管内的分泌物吸出。

　　【注意事项】

　　1. 环甲膜穿刺是临时性的急救措施,当患者情况好转后及时施行气管切开术。

　　2. 穿刺部位有较明显的出血,应及时止血,以免血液反流入气管内。

　　3. 如发生皮下气肿或少量咯血,可对症处理。

　　4. 本穿刺器只适用于成年人。

　　5. 确保穿刺针通畅,如有分泌物阻塞时及时用生理盐水冲洗。

　　6. 穿刺针留置时间一般不超过 24h。

四、气管插管术

【适应证】 心肺复苏或气道堵塞的抢救、呼吸衰竭、加压给氧等。

【禁忌证】 明显喉头水肿或声门下狭窄者,急性呼吸道感染者。

【方法】

1. 患者仰卧,头后仰。术者以右手启开口腔,左手持直接喉镜沿右侧口角伸入,将舌向左推开,显露腭垂,徐徐向前推进,暴露会厌,将喉镜窥视片前端置于会厌的喉面,轻轻向上挑起,暴露声门。

2. 右手将气管导管通过声门插入气管,拔出导管芯,放入牙垫,用胶布将导管与牙垫一并固定于皮肤。

3. 向气管导管前端的套囊注入 5ml 空气,并封闭好。

4. 用听诊方法判断是否在呼吸道内及位置是否合适。

【注意事项】

1. 患者如咽喉反射尚灵敏,应行咽喉表面麻醉,然后插管。插管前清理口腔。

2. 吸痰应注意无菌操作。吸痰时间一次不应超过 30s。吸入的气体必须湿化。

3. 插管留置时间不应超过 48h,儿童不宜超过 72h。如病情不见改善,可改用经鼻气管插管或行气管切开。

4. 根据年龄、性别、体格选择合适的气管导管。

五、食管气管双腔通气管通气术

【适应证】 在紧急情况下,需要迅速建立有效通气的患者。气管插管困难或失败;上消化道或呼吸道出血阻塞呼吸道。双腔通气管无论插进食管或是气管内,都可迅速为患者建立有效通气,适用于身高 152cm 以上的患者。根据患者的不同身高应选择不同型号的双腔通气管(图7-3)。

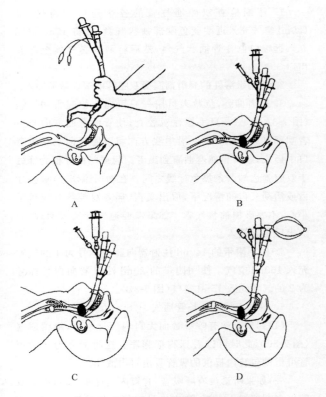

A   B

C   D

图 7-3　食管气管双腔通气管通气术

【禁忌证】 年龄＜16 岁,身高低于 152cm 的患者;具有呕吐反射的患者;已知患有食管疾病的患者;摄入腐蚀性物质的患者。

【方法】

1. 仔细检查双腔通气管的各个开口应通畅,将 100ml 空气充入近端蓝色咽部袖状气囊,再将 15ml 空气充入远端白色食管袖状气囊,然后将两袖囊气体全部放出。

2. 使用水溶性的润滑剂润滑双腔管前端以帮助插入。

3. 患者仰卧,急救人员用一只手向上抬起舌和下颌 (图 7-3A)。另一只手握住双腔管,使管的弯曲方向与患者咽部自然弯曲一致。沿中线方向将双腔管前端从患者口中插入,顺其自然弯曲直到患者门齿或门齿牙槽骨峰处于双腔管远端两条黑色标线之间。在面部锐伤、有破损牙齿或活动义齿的情况下,取出义齿,插入双腔管时应尽量小心,不要破损袖状气囊。如果双腔通气管插入困难,应退出后重新插入。

4. 使用附带的 140ml 注射器向蓝色标号为 1 的气嘴充入 100ml 空气。使用附带的 20ml 注射器向白色标号为 2 的气嘴充入 15ml 空气(图 7-3B)。

5. 通过 1 号蓝色长管通气。

(1)如果听诊有呼吸音而无胃内气过水声,继续通气 (图 7-3C),此时可以看到胸部膨胀。这时标号为 2 的短管可借助包装内提供的吸管吸出胃内液体。

(2)如果听诊没有呼吸音,有胃内气过水声,可能是双腔管自咽部插入太深,放出 1 号咽部袖状气囊内空气,将双腔管向患者口外移出 2～3cm,重新向 1 号咽部袖状气囊内充入 100ml 空气。如果听诊有呼吸音无胃内气过水声,继续通气。

6. 通过 2 号无色短管通气。经过 1 号蓝色长管操作后如果听诊仍无呼吸音有胃内气过水声,立即通过 2 号无色短管通气(图 7-3D)。这时听诊可有呼吸音,没有胃内气过水声。

注:本通气管为一次性使用物品。

六、气管切开术

【适应证】　各种原因致喉梗阻引起呼吸困难、呼吸衰竭或呼吸停止须行人工机械呼吸者。

【方法】

1. 患者仰卧,垫肩,头后仰,颈部伸直并保持正中位。

2. 常规消毒,铺巾,局部麻醉(情况紧急者,可不用麻醉及消毒),于环状软骨向下做 4～5cm 长的正中纵切口,分离皮下组织,切开颈浅筋膜,向两侧分开甲状腺前肌群,显露甲状腺峡部和气管。

3. 将峡部上推或切断结扎止血,切开第 3 和 4 气管环,立即吸除血液和分泌物,成人可剪除部分气管壁,使切口呈菱形。

4. 将气管切口撑开,插入合适的气管套管,立即拔出管芯,换置内套管。

5. 缝合皮肤切口。用布带将套管绑于颈后固定。创面用纱布覆盖。套管口盖 2～4 层无菌纱布。

【注意事项】

1. 及时吸痰,必要时向管内滴入生理盐水或 1/5000 糜蛋白酶或 1％～2％碳酸氢钠溶液数滴。

2. 内套管每 6～8h 清洗、消毒 1 次。外套管每周更换 1 次。

3. 术后注意患者呼吸情况,有无气胸、皮下和纵隔气肿等。

七、经皮气管穿刺气管切开术

【适应证】同气管切开术。特别适宜体位受限、常规气管切开困难的患者。

【方法】

1. 体位与常规气管切开相同,对于体位受限患者,可采用半卧位和半坐位消毒、铺单。

2. 选用第 2～3 软骨环之间为穿刺点。

3. 穿刺点相应位置切一个 1.5～2.0cm 的横切口。

4. 空针抽 2ml 生理盐水,接穿刺针自切口传入气道,回吸有气泡后,置入外套管,拔出穿刺针。

5. 确认外套管在气管内,经外套管送入导丝。

6. 拔出外套管,沿导丝送入扩张器,扩开颈前组织。

7. 沿导丝将扩张钳放入气管,并将手柄向患者头部推移。

8. 使扩张钳进一步深入气管,扩开气管前壁,移去扩张钳。

9. 沿导丝放入带内芯的气切套管,拔出内芯和导丝,固定气管套管。

【注意事项】

1. 在扩张前上下拉动导丝,避免打折,导致偏差。

2. 术后如出血过多,及时行常规切开并止血。

3. 其他同气管切开术。

八、洗　胃　术

【适应证】　凡是口服毒物中毒,无禁忌证者;需要取胃液标本送检者;幽门梗阻或胃扩张须清除胃内容物者。

【方法】

1. 患者取仰卧头侧位或侧卧位,去枕。

2. 嘱患者张口或用开口器使其张口,有活动义齿应取出。

3. 术者左手固定患者下颌,右手将涂以液状石蜡的洗胃管经口缓慢送入胃中,长度约 50cm。

4. 检查胃管确实在胃内后,齿间置一牙垫,固定胃管。

5. 将胃管末端的漏斗提高 50cm,倒入洗胃液约500ml;当漏斗内尚有少许溶液时,速将漏斗放低,使胃中液体引出体外,当流出量约等于灌入量时,再提高漏斗,重新灌入液体,如此反复,直至洗清为止。

6. 常用洗胃液为 1∶5000 高锰酸钾溶液、2% 碳酸氢钠溶液、生理盐水和温开水等。温度一般为 35～38℃,用量为 2000～4000ml。

7. 洗胃完毕可根据病情从胃管内注入解毒剂、药用炭、导泻药。

【注意事项】　吞入腐蚀性毒物、新近上消化道出血、食管或贲门狭窄或梗阻、食管静脉曲张、有严重心肺疾病者,均禁忌洗胃。每次注入不宜超过 500ml,应与吸出量基本平衡。

九、双气囊三腔管压迫止血术

【适应证】　门静脉高压引起食管、胃底静脉曲张破裂大出血。

【方法】

1. 检查气囊是否漏气,管腔是否通畅,分别标记 3 个腔的通道。

2. 三腔管头端、气囊及患者鼻腔处涂以液状石蜡,并用注射器抽尽气囊内残留气体后夹闭导管。

3. 患者取斜坡卧位,将三腔管自鼻腔插入,至咽喉部时嘱患者做吞咽动作,插入胃内至 65cm 时,抽得胃内容物提示头端已达胃部。

4. 向胃气囊内注气 300ml 左右,用血压计测囊内压约 6.6kPa(50mmHg),用止血钳夹住外口并用胶布固定于面颊,而后将三腔管以约 250g 的拉力向外牵引,固定于床架。

5. 再向食管气囊注气 100ml 左右,用血压计测囊内压为 4~5.3kPa(30~40mmHg),用止血钳夹住外口,此时食管气囊压迫在食管下 1/3 处。

6. 最后吸出胃内容物。要定时抽取胃液,观察出血是否停止。如仍有出血可在胃管中注入去甲肾上腺素或冰冻盐水反复灌入。

【注意事项】

1. 每隔 12~24h 食管气囊放气 1 次,时间为 30min;然后再充气,同时将三腔管向胃内送入少许,放气前先服液状石蜡 20ml。

2. 定期抽吸胃液,观察有无继续出血。出血停止 12~24h 后,放气再观察 12~24h,如不再出血,即可拔管。拔除三腔管前先口服 20ml 液状石蜡,抽尽食管囊和胃囊内的气体,缓缓拔管。

3. 气囊总压迫时间以 72h 为宜,最长可延至 7d。

十、静脉切开术

【适应证】

1. 紧急情况需大量输血、输液而静脉穿刺有困难,需较长时间维持输液而表浅静脉已堵塞时。

2. 施行某些特殊检查或中心静脉测压等。

3. 患者烦躁不安治疗不合作,静脉穿刺针无法持久固定时。

【禁忌证】 静脉周围皮肤有炎症或有静脉炎,已有血栓形成或有出血倾向者。

【方法】 以大隐静脉切开为例,具体如下。

1. 患者仰卧,术侧下肢外旋。

2. 以内踝前上方为中心,行常规消毒,铺巾,局麻。

3. 在内踝上方约 3cm 处之大隐静脉表面做皮肤横切口,长 1.5～2cm。

4. 用小弯止血钳分离皮下组织,将静脉分离出来,在静脉下穿过丝线 2 根,结扎静脉远端,不剪断丝线,近端丝线暂不结扎。

5. 牵引远端已结扎丝线,提起静脉,在静脉壁上剪一V 形口,将连接于输液胶管上已排好空气的塑料管插入约5cm,结扎近端丝线,剪断远近端结扎线头。

6. 缝合皮肤切口,盖上无菌纱布,胶布固定。

7. 不再使用时,消毒,剪断结扎线,拔出导管,局部加压、覆盖纱布包扎,胶布固定。术后 7d 拆除皮肤缝线。

【注意事项】

1. 切口不可太深,以免损伤血管。

2. 剪开静脉壁时,剪刀口应斜向近心端,且不可太深,以免切断静脉。

3. 塑料管留置时间一般不超过 3d,硅胶管可留置较久。

4. 注意观察静脉切口,如发生静脉炎,立即拔管,局部热敷。

十一、排除呼吸道阻塞的 Heimlich 手法

【适应证】 因食物、异物卡喉和溺水(气管异物梗阻)窒息的患者,应立即施行 Heimlich 手法抢救,以解除呼吸道阻塞。

【方法】

1. 患者意识清醒时,采取以下步骤。①抢救者站在患者的背后,用两手臂环抱患者腰部;②一手握拳,使拇指一侧朝向患者腹部,位置在正中线脐上方,远离剑突尖;③另一只手紧握此手,用一快速向上的猛压,将拳头压进患者腹部(不能用拳击和挤压,不可挤压胸廓);④每次猛压是一次独立的动作,重复之,直到异物排出(图 7-4)。

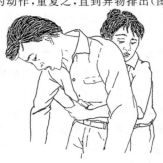

图 7-4 Heimlich 手法用于清醒的呼吸道阻塞患者

2. 患者无意识时,用以下步骤。①患者仰平卧,抢救者面对患者,以一手置于另一手上,将下面一手的掌根放在胸廓下脐上的腹部;②用身体的重量,快速向上冲压患者的腹部;③重复之,直至异物排出(图7-5)。

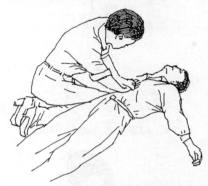

图 7-5　Heimlich 用于昏迷患者的呼吸道阻塞

3. 患者为幼儿时,用以下步骤。①患儿平卧,面向上,躺在坚硬的地面或床板上,抢救者跪下或立在其足侧;或抢救者取坐位,并使患儿骑在抢救者的两大腿上、背朝向抢救者。②抢救者用两手的中指和示指,放在患儿胸廓下和脐上的腹部,快速向上重击压迫。动作要轻柔,重复之,直到异物排出(图7-6,图7-7)。

4. 患者自救时,以自己握拳的拇指侧置于腹部,另一手紧握这只手,同样快速向上冲压腹部,将异物排出。

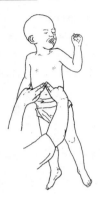

图 7-6 仰卧位患儿的 Heimlich 法

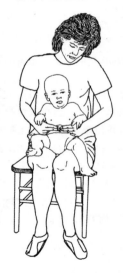

图 7-7 坐位患儿的 Heimlich 法

【注意事项】

1. 食物、异物卡喉的预防。①将食物切成细块,细嚼慢咽;②口中含有食物时,勿嬉笑说话和走动;③有义齿者和酒后进食时应格外小心;④不允许儿童口含异物。

2. 抢救意识不清的溺水者时,仅在怀疑呼吸道异物梗阻时使用 Heimlich 法。最近有证据显示胸外按压优于 Heimlich 法。

3. 对于站立位或坐位的患者,过去拍击患者后背的方法是不妥的,往往有可能使异物更深入气管。现 Heimlich 急救法已列为卫生常识。

4.<1 岁的婴儿,肝相对较大且缺乏保护,不推荐按压腹部。取头低卧位,反复拍背 5 次,随后胸部按压,直至异物排出。

附录 A 常用急救药物表

1. 中枢兴奋药

药品名称、规格	用法、用量	注意事项
尼可剎米(可拉明) 注射剂:0.25g/1ml 0.375g/1.5ml 0.5g/2ml	皮下、肌内或静脉注射:每次 0.25～0.5g,必要时每 1～2 小时重复 1 次,单次极量 1.25g	一般用静脉注射,过量可引起心律失常,血压升高,甚至惊厥,发生惊厥时应静脉注射苯二氮䓬类
洛贝林(山梗菜碱) 注射剂:3mg/1ml 5mg/1ml	皮下或肌内注射:每次 3～10mg;小儿每次 1～3mg,单次极量 20mg;1 日 50mg;静脉注射:每次 3mg,小儿每次 0.3～3mg;必要时每 30 分钟可重复 1 次,单次极量 6mg,1 日 20mg。	①静脉注射速度应缓慢 ②过量可致心动过速,呼吸抑制,惊厥 ③大剂量兴奋迷走神经而导致心动过缓,传导阻滞
贝美格(美解眠) 注射剂:50mg/20ml	静脉滴注:50mg＋5%葡萄糖液滴入,静脉注射,视病情可重复给药至病情改善	①量过大或滴速太快可引起呕吐、抽搐 ②迟发毒性反应,如情绪不安、精神错乱 ③禁用于鸣啡中毒者

2. 抗休克药

药品名称、规格	用法、用量	注意事项
肾上腺素 注射剂：1mg/1ml	皮下或肌内注射：每次 0.25～0.5mg；极量每次 1mg。小儿每次 0.02～0.03mg/kg 静脉注射：0.25～0.5mg 用生理盐水稀释 10 倍后注入。小儿每次 0.1～0.5mg，婴儿可每次 0.01mg/kg	①高血压、冠心病、洋地黄中毒、糖尿病、甲状腺功能亢进症(甲亢)、心源性哮喘，出血性休克，妊娠者禁用 ②用量过大偶可致脑出血 ③不能与碳酸氢钠配伍 ④剂量过大注射入血管使血压骤升 ⑤反复局部注射易引发局部坏死
间羟胺(阿拉明) 注射剂：10mg/1ml	肌内注射：每次 5～10mg，每 1.5～2 小时 1 次。小儿每次 0.1mg/kg 静脉滴注：10～100mg＋5%葡萄糖液 250～500ml 滴入，滴速根据血压情况而定。小儿每次 0.3～2mg/kg，稀释为 0.06～0.2mg/ml 后使用 极量为 1 次 100mg(0.3～0.4mg/min)	①糖尿病、甲亢、高血压、心力衰竭者慎用 ②不可突然停药 ③观察血压，连用不超过 3d ④不能与碱性药物配伍 ⑤避免药物外渗

（续　表）

药品名称、规格	用法、用量	注意事项
多巴胺（3-羟酪胺）注射剂:20mg/2ml	静脉滴注:20mg＋5%葡萄糖液250ml,开始每分钟20滴。小儿每次 10μg,开始 5～10μg/(kg·min),以后根据血压调整滴速 2～5μg/(kg·min)主要是多巴胺受体的作用 5～10μg/(kg·min)主要是β受体的作用 10～20μg/(kg·min)主要是α受体的作用	①嗜铬细胞瘤,心动过速、心室纤颤患者忌用 ②监测血压、心率、尿量 ③大剂量可使呼吸加速,头痛、心律失常等 ④仅供静脉内应用,切勿漏出血管外。 选用粗大的静脉进行静脉注射或静脉滴注。对肢端循环不良的患者,须严密监测。注意坏死及坏疽的可能性
多巴酚丁胺 注射剂:20mg/2ml 200mg/2ml 盐酸多巴酚丁胺葡萄糖注射液 250ml（含盐酸多巴酚丁胺 250mg）	静脉滴注:250mg＋5%葡萄糖液250ml,2.5～10μg/(kg·min)可逐渐加到 20μg/(kg·min)	①可有心悸、恶心、头痛、气短等不良反应 ②梗阻型肥厚性心肌病者禁用

（续　表）

药品名称、规格	用法、用量	注意事项
去甲肾上腺素 注射剂:2mg/1ml 10mg/2ml	静脉滴注:1～2mg＋5%葡萄糖液500ml,根据血压调整滴速。一般用8～12μg/min开始,维持量为2～4μg/min。 静脉泵入[体重(kg)×0.3]mg加0.9%生理盐水至50ml,1ml/h相当于0.1μg/(kg·min),0.1～2μg/(kg·min)	①监测血压与心率 ②勿漏出血管外 ③孕妇、动脉硬化、少尿、心力衰竭、完全性房室传导阻滞者禁用 ④静注外渗可致局部坏死
阿托品 片剂:0.3mg 注射剂:0.5mg/1ml 1mg/1ml 5mg/1ml 10mg/1ml	口服:每次0.3～0.6mg 皮下、肌内注射:每次0.5～1mg 静脉注射:1～2mg＋葡萄糖注射液或生理盐水10～20ml稀释后注入,每15～30分钟1次,2～3次后如无效,可加大剂量 小儿解痉:每次0.01mg/kg 小儿抗休克:每次0.03～0.05mg/kg	①青光眼、幽门及肠梗阻者禁用 ②前列腺肥大和急腹症诊断未明确时慎用 ③小儿抗休克时,仍需要先补充血容量及纠正酸中毒。必要时每15min1次,直至面色潮红、眼底血管痉挛缓解,血压平稳为止 ④有报道可致全身过敏

（续表）

药品名称、规格	用法、用量	注意事项
山莨菪碱(654-2) 片剂:5mg、10mg 注射剂:5mg/1ml 10mg/1ml 20mg/1ml	口服:每次 5～10mg 肌内注射:每次 5～10mg 静脉注射:10～20mg+生理盐水或葡萄糖液 10～20ml稀释,必要时15～30min可重复给药	同阿托品 反流性食管炎、重症溃疡性结肠炎慎用

3. 强心药

药品名称、规格	用法、用量	注意事项
毛花苷C(西地兰) 注射剂:0.4mg/2ml	静脉注射:0.4mg+25%葡萄糖液 20～40ml缓慢注入,时间不少于5min,必要时4～6h后再注射 0.2～0.4mg,每日总量 1.2～1.6mg 小儿饱和量:2 岁以下 0.03～0.04mg/kg,2 岁以上 0.02～0.03mg/kg	①有蓄积性,2周内用过洋地黄者应减量、慎用 ②出现室性期前收缩应警惕毒性反应 ③不能与肾上腺素、麻黄碱、钙剂、利舍平(利血平)同用 ④室性心动过速、传导阻滞者禁用 ⑤小儿首剂用总量的1/3～1/2 ⑥用药期间应随访检查电解质,尤其是 K^+、Ca^{2+}、Mg^{2+}

（续　表）

药品名称、规格	用法、用量	注意事项
毒毛花苷 K(毒毛旋花子苷 K) 注射剂:0.25mg/1ml	静脉注射:0.25mg＋25%葡萄糖液 20~40ml,注射时间不少于 5min。必要时 2~4h 再注射 0.125~0.25mg。每日总量 0.5mg 小儿每次 0.007~0.01mg/kg	①作用较毛花苷 C 快,应缓慢静脉注射 ②其他注意事项同毛花苷 C
氨力农(氨吡酮) 片剂:100mg 注射剂:50mg/2ml 100mg/2ml	口服:每次 100~200mg,3/d,最大量 600mg/d 静脉滴注:每次 0.5~3mg/kg,6~10μg/(kg·min),最大量 10mg/(kg·d)	①为新型的非糖类苷非儿茶酚胺类强心药,用于各种原因引起的慢性严重心力衰竭 ②少数有胃肠道反应 ③长期应用可有血小板减少

4. 肾上腺皮质激素类药

药品名称、规格	用法、用量	注 意 事 项
氢化可的松 注射剂:10mg/2ml 25mg/5ml 50mg/10ml 100mg/20ml	静脉滴注:100～200mg＋生理盐水 或5%葡萄糖液500ml,1～2/d 小儿4～8mg/(kg·d)	①感染性疾病须加用足量的抗生素 ②高血压、糖尿病、精神病、肾功能不全、消化性溃疡活动期患者禁用或慎用 ③严格掌握适应证,避免长期或大量用药 ④应逐渐减量至停药 ⑤运动员慎用
地塞米松(氟美松) 片剂:0.75mg/1ml 注射剂:1mg/1ml 2mg/1ml 5mg/1ml	肌内、静脉注射:每次5～10mg,2/d,静脉注射须葡萄糖液稀释 静脉滴注:10～15mg＋5%葡萄糖液500ml滴入 小儿:注射每次1～2.5mg,口服0.1～0.25mg/(kg·d),分3或4次服用	注意事项同氢化可的松

5. 脱水、利尿药

药品名称、规格	用法、用量	注意事项
甘露醇 注射剂:20%,250ml	静脉滴注:每次 20% 250ml,30min 内滴完。必要时 4～6h 可重复 每日剂量 100～200g	①严重心功能不全,尿闭者禁用 ②大剂量可损害肾小管或出现血尿 ③不可漏出血管外 ④遇冷易结晶,可置热水中用力振 荡,待结晶完全溶解后再使用
呋塞米(速尿) 注射剂:20mg/2ml	肌内注射:每次 20～40mg 静脉注射:20～40mg＋葡萄糖液 20ml,必要时可重复静脉注射, 可增至 120mg/d	①可引起暂时性聋,心律失常,消化 道出血,直立性低血压 ②注意电解质紊乱 ③孕妇,肝性脑病,低血钾者禁用 ④静脉注射宜缓慢 ⑤严重肝功能损害者,因水、电解质 紊乱,可诱发肝昏迷

6. 镇痛药

药品名称、规格	用法、用量	注意事项
吗啡 注射剂:10mg/1ml	皮下注射:每次5~15mg,极量1次20mg,小儿每次0.1~0.2mg/kg,最大单剂量为15mg。 静脉注射:3~5mg＋葡萄糖液20ml缓注,疼痛缓解即停注	①颅内压高,颅脑损伤,肺心病,支气管哮喘,严重肝功能不全,婴儿,哺乳期妇女,临产妇禁用 ②老年及慢性呼吸系统病者慎用 ③不宜与普萘洛尔(心得安)合用 ④久用成瘾
哌替啶(杜冷丁) 注射剂:50mg/1ml 100mg/2ml	肌内注射:每次25~100mg 极量:每次150mg,600mg/d 静脉注射:以1次0.3mg/kg为限	①不能与吩噻嗪类、单胺氧化酶抑制药合用。婴儿忌用 ②不宜皮下注射 ③其他注意事项同吗啡 ④胆绞痛和肾绞痛时与阿托品合用

7. 镇静、抗惊厥药

药品名称、规格	用法、用量	注意事项
苯巴比妥钠(鲁米那钠) 注射剂:每支 0.05g 　　　　每支 0.1g 　　　　每支 0.2g	肌内注射(抗惊厥):每次 0.1～0.2g,必要时 4～6h 可重复 静脉注射(癫痫持续状态):0.1～0.2g+注射用水 10ml 稀释,缓慢推注	①不可与酸性药物配伍 ②肝肾功能严重减退者慎用 ③严重肺功能不全者禁用 ④久用可成瘾,多次连续用可蓄积中毒
地西泮(安定) 注射剂:10mg/2ml	肌内注射:每次 5～10mg,1～3/d 静脉注射(癫痫持续状态):每次 10～20mg,以 2mg/min 静脉注射或 30～50mg＋5% 葡萄糖液 250ml 静脉滴注	①用药期间要禁酒 ②老年及婴儿慎用,青光眼者禁用 ③静脉注射速度要缓慢
丙戊酸钠(德巴金) 注射剂:每瓶 0.4g(每盒 1 支另附 1 支 4ml 溶剂)	静脉注射:5～15mg/kg 推注 3～5min,亦可静脉维持滴注 0.5～1mg/(kg·h) 本品溶于 0.9% 生理盐水,适用癫痫持续状态	①急慢性肝炎、严重肝损害者禁用 ②胰腺炎慎用 ③有过敏史者禁用 ④卟啉病患者禁用 ⑤本品对多种类型癫痫发作有效

8. 抗心绞痛药

药品名称、规格	用法、用量	注意事项
硝酸甘油 片剂:0.5mg、0.6mg 注射剂:5mg/1ml	舌下含服:每次 0.5～1mg 静脉滴注:1～5mg 加入 5%葡萄糖液 100～200ml,开始以 5～10μg/min 速度滴入,以后酌情调整速度,最大剂量<200μg/min	①青光眼、心肌梗死伴低血压、脑出血、颅内压增高者禁用 ②静脉滴注时须严密观察血压、心率 ③对该药敏感者或用量过大者,易发生血压剧降或直立性低血压 ④有时出现面红、头部跳痛、心率快。初始用半片
硝酸异山梨酯(消心痛) 片剂:5mg、10mg 缓释片:20mg、40mg 喷雾剂:250mg(200 次)	舌下含服:每次 5mg 口服:每次 5～10mg,3/d 缓释片:每次 20mg,2/d 喷雾吸入:每次 1.25～3.75mg	①偶发皮疹、剥脱性皮炎 ②青光眼者禁用 ③长期应用发生耐受性
地尔硫䓬(硫氮䓬酮) 片剂:30mg 粉针剂:每支 10mg	口服:每次 30～60mg,3/d 静脉注射:治疗室上性心动过速者,首次 0.25mg/kg,稀释后缓慢注射,如有必要 15min 可加用 1 次	①与降压药及 β 受体阻滞药同时应用时须慎重 ②二度以上房室传导阻滞、病态窦房结综合征、孕妇忌用

9. 降压药

药品名称、规格	用法、用量	注意事项
硝普钠 粉针剂：每支 50mg	静脉滴注：50mg＋5%葡萄糖液 500ml，开始 10μg/min，每 5 分钟递增 10μg。常用量为 30～70μg/min，根据血压调整滴速	①新鲜配制，容器避光 ②密切观察血压变化 ③老年人、敏感者用量应酌减 ④低血压、低血容量者不宜用 ⑤连用不宜超过 72h
硫酸镁 注射剂：2.5g/10ml 1g/10ml	深部肌内注射：每次 1～2.5g 静脉注射：1g＋葡萄糖液 20ml 缓慢注射 静脉滴注：1g＋葡萄糖液 100ml	①静脉注射应缓慢并注意血压与呼吸变化 ②中毒可用 10%的葡萄糖酸钙解救 ③肾功能不全、肠道出血、经期妇女禁用
艾司洛尔 注射液：200mg/2ml	静脉注射：0.5mg/kg，1min 静脉滴注 50～150μg/（kg·min）适用高血压脑病、主动脉夹层、脑卒中降压用	①禁用哮喘、慢阻肺、窦性心动过缓、二至三度房室传导阻滞者 ②禁用于心力衰竭、心源性休克者

10. 抗心律失常药

药品名称、规格	用法、用量	注意 事 项
利多卡因 注射剂:0.1g/5ml 0.2g/10ml 0.4g/20ml	肌内注射:每次 200～250mg 静脉注射:每次 50～100mg,5min 后可重复 50mg,静脉注射至期前 收缩消失或总量达 200～250mg 之后静脉滴注维持 静脉滴注:100～300mg＋5%葡萄 糖液 100ml,1～4mg/min	①心、肝功能不全者应减量 ②二度、三度房室传导阻滞,超量 过敏者禁用 ③严格掌握浓度和用药剂量,超量 可引起惊厥及心搏骤停
维拉帕米(异搏定,异搏停) 片剂:40mg 注射剂:5mg/2ml	静脉注射:5～10mg＋葡萄糖液 20ml缓慢注射,必要时隔 15min 可重复 1～2次,无效即停用 口服 80～120mg,3/d,最大日剂量 480mg	①不能与β受体阻滞药合用 ②心力衰竭,传导阻滞,休克低血压 者禁用,哮喘患者慎用 ③监测心率
普罗帕酮(心律平) 片剂:50mg,100mg,150mg 注射剂:35mg/10ml 17.5mg/5ml	口服:每次 100～200mg,3/d,最大 日剂量 900mg 静脉注射:70mg＋葡萄糖液 20ml 缓慢注射,必要时 20min后重复, 总量 1d不超过 210mg	①严密监测血压,心律,心电图 ②心源性休克,心动过缓,传导阻 滞,低血压者禁用

（续 表）

药品名称、规格	用法、用量	注意事项
美西律(慢心律,脉律定) 片剂:50mg、100mg 注射剂:100mg/2ml	静脉注射:100mg+葡萄糖液 20ml 缓慢注射,如无效,5～10min 后再注 50～100mg,继以 1.5～2mg/min 静脉滴注,3～4h 后减至 0.75～1mg/min 维持 24～48h 口服:每次 50～200mg,6～8h 1 次	①二或三度传导阻滞,心源性休克窦房结功能低下者禁用 ②偶尔引起心动过缓,低血压 ③换用其他抗心律失常药前,应停用本药至少 12h 以上
溴苄胺(特兰新) 注射剂:250mg/2ml	静脉注射:剂量为 3～5mg/kg+5%葡萄糖液 20ml 缓慢注射,必要时 4～6h 可重复 有效后改肌内注射每次 250mg	①不宜与钙剂合用 ②肾功能不全者减量 ③顽固性室性心动过速、室性纤颤,用电除颤、肾上腺素、利多卡因无效时,5～10mg/kg,稀释后静脉缓注
苯妥英钠(大仑丁) 注射剂:每支 100mg 每支 250mg	静脉注射:100～250mg+5%葡萄糖注射液 20～40ml,缓慢注射,必要时 2～4h 后重复 静脉滴注:150～250mg+生理盐水 100ml,日总量不超过 500mg	①注射过快可致虚脱,传导阻滞,呼吸抑制 ②严重心衰,心动过缓,低血压,严重房室传导阻滞者禁用 ③洋地黄中毒所致的心律失常者首选

（续　表）

药品名称、规格	用法、用量	注意事项
胺碘酮（乙胺碘呋酮） 片剂:0.2g 注射剂:150mg/3ml	静脉注射:150mg 10min 缓慢注射,如无效,15min 后再静脉注射 150mg,而后静脉滴注 6h,而后 0.5mg/min,用 18h。24h 不超过 1500mg 口服:0.2g,3/d.3d 后改用 0.2g/d 维持	①可有胃肠道反应及角膜色素沉着 ②可引起心动过缓、房室传导阻滞、Q-T 间期延长和甲状腺功能亢进 ③房室传导阻滞、心动过缓、甲状腺功能障碍,对碘过敏者禁用
普鲁卡因胺 注射剂:0.1g/1ml 0.2g/2ml 0.5g/5ml 1g/10ml	静脉注射:100mg 5min 缓慢注射,每隔 5～10min 重复 100mg,直至有效或用至 800～1000mg;如有效,1mg/min 静脉滴注	①低血压为主要不良反应,有胃肠道反应和关节疼痛、肌肉痛 ②心力衰竭,房室传导阻滞,肝肾功能不全者禁用 ③用药时心电图 QRS 波较用药前宽 25%时停用
美托洛尔（美多心安） 片剂:25mg、50mg 注射剂:5mg/5ml	口服:每次 12.5～25mg,2/d.可增加至每次 50mg,2/d.每日最大剂量 200mg 静脉注射:5mg 5min 缓慢注射,必要时可重复,15min 总量不超过 15mg.用于室上性快速心律失常,前壁 AMI 伴剧烈胸痛或高血压者	①二度或三度房室阻滞、低血压,严重心力衰竭、支气管哮喘,窦性心动过缓、病态窦房结综合征者禁用 ②糖尿病及甲状腺功能亢进慎用 ③静脉注射时监测收缩压<100mmHg,或心率<60/min 时终止

11. 止血、抗凝血药

药品名称、规格	用法、用量	注意事项
酚磺乙胺(止血敏、止血定) 注射剂:250mg/2ml 500mg/2ml	肌内注射:每次 250~500mg,2~4/d 静脉注射:250~500mg+葡萄糖液 20ml 稀释,缓慢静推	①毒性低,但有报道可致休克 ②可与氨基己酸合用
氨基己酸 注射剂:1g/10ml 2g/10ml	静脉滴注:4~6g+葡萄糖液或生理 盐水 100ml,15~30min 滴完,维 持量 1g/d	①泌尿道手术后血尿者慎用 ②有血栓形成倾向或有栓塞性血管 病者禁用 ③对非纤维蛋白溶解引起的出血无 效
垂体后叶素 注射剂:5U/1ml 10U/1ml	肌内注射:每次 5~10U 静脉注射:10U+葡萄糖液 20ml, 15~30min 注射完成 静脉滴注:10~20U+葡萄糖液 500ml 稀释后缓慢滴注	①肾炎、心肌炎、血管硬化、骨盆过 窄、双胎妊娠、羊水过多、子宫膨 胀过度禁用,高血压、冠状动脉病 变者慎用 ②可发生过敏性休克 ③监测血压,严密观察

（续　表）

药品名称、规格	用法、用量	注意事项
肝素 注射剂:12 500U/2ml 5000U/2ml 1000U/2ml	深部肌内注射:每次5000～10 000U 静脉滴注:5000U＋生理盐水 100ml,滴速为每分钟20～30 滴,需要时每4～6小时重复1 次,总量可达25 000U/d	①每次注射前应测凝血时间 ②不宜与双嘧达莫(潘生丁)阿司匹 林、rt-PA等合用 ③出血性疾病和凝血迟缓者禁用 ④过量时用鱼精蛋白对抗(1mg中 和100U)
阿替普酶(rt-PA) 注射剂:每瓶20mg 每瓶50mg	静脉注射:溶于灭菌注射用水,浓度 1mg/ml(本品50mg,静脉注射), 缓慢注射 静脉滴注:100mg＋0.9%生理盐水 500ml,3h滴完。前2min注入 10mg,后60min滴入50mg,余下 滴完。具体方法剂量见STEMI 章节	①活动性出血等禁忌证 ②单独静脉通路不得与其他药物混 合给药 ③对本品过敏者禁用

12. 平喘药

药品名称、规格	用法、用量	注意事项
氨茶碱 注射剂:肌内注射用 125mg/2ml、250mg/2ml、500mg/2ml 静脉注射用 250mg/10ml	肌内注射:每次 250~500mg 静脉注射:250mg＋葡萄糖液 20~40ml,缓慢静脉注射(不少于 10min) 静脉滴注:250~500mg＋葡萄糖液 500ml,缓慢滴入。极量:每次 0.5g、1g/d	①静脉注射过快或浓度过高可引起心律失常,血压下降,惊厥甚至猝死 ②低血压、严重心律失常、休克、急性心肌梗死者禁用 ③不可与维生素 C、氯丙嗪、四环素、皮质激素、去甲肾上腺素合用
二羟丙茶碱(喘定) 注射剂:250mg/2ml	肌内注射:每次 250~500mg 静脉滴注:用于严重哮喘发作:每日 1g 加入 5% 葡萄糖液 2000ml 中静脉滴注	①本品遇光易变质 ②剂量过大,有中枢兴奋作用 ③不宜与氨茶碱合用

13. 纠正电解质、酸碱失衡药

药品名称、规格	用法、用量	注意事项
氯化钾 注射剂:10% 10ml(1g)	静脉滴注:1～1.5g＋葡萄糖液500ml 或根据病情的定量	①静脉滴注浓度不得高于0.3% ②必须坚持见尿补钾的原则 ③应在心电图监护下和经常测测血钾的条件下补钾 ④补钾速度:<20mmol/h(1.5g/h)
碳酸氢钠 注射剂:5% 10ml 5%每瓶250ml	静脉滴注:5%溶液每次100～200ml,以后按公式计算或根据病情分批补给,至酸血症纠正为止	①勿漏出血管外 ②心力衰竭、肾功能不全、低血钾、CO_2潴留者慎用 ③不宜与维生素C、间羟胺、庆大霉素等合用

14. 解毒药

药品名称、规格	用法、用量	注意事项
双复磷 注射剂:0.25g/2ml	轻度中毒:首剂 0.125~0.25g 肌内注射,2~3h 重复 1 次,共 2~3 次 中度中毒:首剂 0.25~0.75g 肌内注射或缓慢静脉注射 2~3h 后 0.25~0.5g 可重复 3~4 次 重度中毒:首剂 0.5~1g 静脉注射,2h 后再注射 0.125~0.5g,以后酌情重复	①注射过快可出现全身发热、口干、颜面潮红 ②剂量过大可引起室性期前收缩、传导阻滞,偶有出现中毒性黄疸 ③避光储存 ④中度和重度中毒时须同阿托品合用
二巯丙醇(巴尔,双硫代甘油) 注射剂:100mg/1ml 200mg/2ml	肌内注射:每次 2~3mg/kg,最初 2d 每 4 小时 1 次,第 3 日每 6 小时 1 次,以后每 12 小时 1 次,10d 为 1 个疗程	①宜深部肌内注射,不能皮下或静脉注射 ②肝肾功能不全者慎用或禁用 ③50%患者出现血压升高、心动过速,大剂量可使血压降低,服苯海拉明有一定的防治作用 ④用于砷、汞、锑、铅、铜中毒,及顶防镉、钴、镍中毒

（续　表）

药品名称、规格	用法、用量	注意事项
亚甲蓝（美蓝） 注射剂:20mg/2ml	亚硝酸盐中毒:静脉注射，1次1～2mg/kg，加入50%葡萄糖溶液20～40ml，于10～15min内缓慢注射，如1～2h未好转或者有反复，可于2h后重复1次全量或半量 氰化物中毒:静脉注射，1次5～10mg/kg，最大剂量为20mg/kg，加入25%葡萄糖溶液稀释后缓慢注射，随后静脉注射25%硫代硫酸钠20～40ml，两者交替使用	①不可皮下或肌内鞘内注射 ②剂量过大，可引起恶心、腹痛、头痛，出汗和神志不清等反应
氟马西尼（安易醒） 注射剂:0.5mg/5ml 1mg/10ml	开始用量0.2mg＋5%葡萄糖溶液稀释后静脉注射，重复给药每次增加0.1mg或每小时0.1～0.4mg静脉滴注至患者清醒。一般最大剂量为0.5mg,但大剂量苯二氮䓬类中毒可用至1～2mg	①对原因不明神志丧失患者，可用本品鉴别是否为苯二氮䓬类所致 ②快速注射后可见焦虑，心悸、恐惧等反应 ③禁用于妊娠3个月孕妇

附录 B 小儿用药简易计算方法

1. 根据小儿体重计算 按已知体重计算,未测体重的小儿可按下列公式推算。

6 个月前体重估计:月龄×0.6+3(kg)

7-12 个月体重估计:月龄×0.5+3(kg)

1 岁以上体重估计:年龄×2+8(kg)

药物剂量(每日或每次)=每日或每次药量/kg×体重(kg)

如只知成人剂量而不知每千克体重的用量时,可将该剂量除以成人体重(按 60kg 计)即得出每千克体重的药量。这种计算方法对年幼儿童偏低,对年长儿童则偏高,应根据临床经验作适当增减。

2. 根据体表面积计算 此法科学性强,但因烦琐,因此少用。

(1)须知每平方米(体表面积)用药量。

(2)根据下列公式计算出体表面积。

体表面积(m^2)=0.035(m^2/kg)×体重(kg)+0.1(m^2),此公式仅限于体重在 30kg 以下者。体重在 30~50kg 者,不用以上公式,而按体重每增加 5kg,体表面积增加 $0.1m^2$(附表 B-1)。

附表 B-1 体重与体表面积

体　重(kg)	体表面积(m^2)
35	1.2
40	1.3
45	1.4
50	1.5

计算方法:如地高辛饱和量为 $1.5mg/m^2$,将患儿的体表面积数乘以此数即为药物总量。

附录 C　临床常用检验正常参考值

一、血液

1. 红细胞

红细胞数（RBC）

　　男性　（4.3~5.8）×10^{12}/L（430万~580万/mm^3）

　　女性　（3.8~5.1）×10^{12}/L（380万~510万/mm^3）

血红蛋白（Hb）　男性130~175g/L（13~17.5g/dl）

　　　　　　　　女性115~150g/L（11.5~15g/dl）

　　　　　　　　新生儿180~190g/L（18~19g/dl）

　　　　　　　　婴儿110~120g/L（11~12g/dl）

　　　　　　　　儿童120~140g/L（12~14g/dl）

血细胞比容　男性0.4~0.5

　　　　　　女性0.35~0.45

红细胞平均直径（MCD）　（7.33±0.29）μm

红细胞平均体积（MCV）　82~100fl（82~100$μm^3$）

红细胞平均血红蛋白（MCH）　27~34pg

红细胞平均血红蛋白浓度（MCHC）　316~354g/L

红细胞体积分布宽度（BDW）　＜0.15

红细胞生存时间　110~130d

血浆游离血红蛋白　＜40mg/L

血清结合珠蛋白（Hp）　0.5~1.5g/L

网织红细胞数（RC）　0.5%~1.5%；新生儿3%~6%

　　绝对计数　（24~84）×10^9/L（2.4万~8.4万/mm^3）

红细胞渗透性脆性试验

3.8～4.6g/L 氯化钠液内开始溶解

2.8～3.2g/L 氯化钠液内全部溶解

高铁血红蛋白 0.3～1.3g/L

高铁血红蛋白还原试验 ＞75%

红细胞沉降率(ESR)(魏氏法) 男性 0～15mm/h

女性 0～20mm/h

2. 白细胞

白细胞总数(WBC)

$(3.5～9.5)×10^9/L(3500～9500/mm^3)$

白细胞分类计数(DC)

中性粒细胞(N) 0.50～0.70 (50%～70%)

嗜酸性粒细胞(E) 0.005～0.05 (0.5%～5%)

嗜碱性粒细胞(B) 0～0.01 (0～1%)

淋巴细胞(L) 0.20～0.40 (20%～40%)

单核细胞(M) 0.03～0.08 (3%～8%)

中性粒细胞计数绝对值 $(2～7)×10^9/L$

嗜酸性粒细胞计数(EC)

$(0.05～0.25)×10^9/L(50～250/mm^3)$

3. 出血和凝血

血小板计数(PC)

$(125～350)×10^9/L(12.5万～35万/mm^3)$

血小板比容(PCT) 0.1%～0.3%

平均血小板体积(MPV) $(10.46±2.8)fl$

血小板体积分布宽度(PDW) 0.155～0.181

毛细血管脆性试验[束臂试验(FT)] 瘀点＜10个/

5cm 直径圆圈内

出血时间(BT) 6.9±2.1min

凝血时间（CT）　玻管法　5～10min

塑料管法　10～19min

硅管法　15～30min

阿司匹林耐量试验（ATT）服药后 2h 和 4h 出血时间比服药前延长 2min 之内

活化部分凝血活酶时间（APTT）　男性　31.5～43.5s

女性　32～43s

比正常对照值延长 10s 以上有意义

凝血酶原时间（PT）　男性　11～13.7s

女性　11～14.3s

比正常对照延长 3s 以上有意义

凝血酶时间（TT）　16～18s，比正常对照延长 3s 以上有意义

凝血酶原时间延长纠正试验（甲苯胺蓝纠正试验）加甲苯胺蓝后 TT 恢复正常或缩短 5s 以上表示受检血浆中存在肝素或类肝素抗凝物质

血浆纤维蛋白原　2～4g/L

全血凝块溶解试验　24h 内不发生溶解

血浆纤维蛋白（原）降解产物（FDP）　<5.0mg/L

血浆 D-二聚体（D-Dimer）　0～0.256mg/L

血块退缩时间　30～60min 始，24h 完全退缩，血块收缩率 48%～64%

复钙时间（RT）　138～257s

二、血液生化

1. 血清无机元素测定

血清钠（Na）　137～147mmol/L

血清钾(K) 3.5~5.3mmol/L(16~22mg/dl)

血清钙(Ca) 成人 2.11~2.52mmol/

　　　　　儿童 2.25~2.67mmol/L

血清磷(P) 0.85~1.51mmol/L

血清氯化物(Cl) 96~108mmol/L(70~620mg/dl)

血清铁(Fe) 男性 10.6~36.7μmol/L

　　　　　女性 7.8~32.2μmol/L

血清铜(Cu)

　　男性 10.99~21.98μmol/L(70~140μg/dl)

　　女性 12.60~23.60μmol/L(80~150μg/dl)

血清锌(Zn) 11.6~23.0μmol/L(76~150μg/dl)

血清镁 0.75~1.02mmol/L

全血铅(Pb)

　　成人 <0.97μmol/L(<200μg/L)

　　儿童 <0.48μmol/L(<100μg/L)

　　全血汞(Hg) <0.25μmol/L(<5.0μg/dl)

2. 糖类测定

血清葡萄糖(葡萄糖氧化酶法)3.9~6.1mmol/L(70~110mg/dl)

血清糖化血红蛋白 HbA_1 5.0%~8.0%

　　　　　　　　　HbA_{1c} 3.6%~6.0%

血清果糖胺 0~285μmol/L

血浆乳酸 0.6~2.2mmol/L(空腹)

全血丙酮酸 0.03~0.10mmol/L(0.3~1.0mg/dl)

血浆酮体 <0.34mmol/L(<2mg/dl)

口服葡萄糖耐量试验(OGTT)

　　正常糖耐量 FPG<6.1mmol/L;餐后 2h 血糖<

7.8mmol/L

糖耐量减低（IGT）FPG＜7.0mmol/L；餐后 2h 血糖≥7.8mmol/L，但＜11.1mmol/L

空腹血糖受损（IFG）FPG≥6.1mmol/L，但＜7.0mmol/L；餐后 2h 血糖＜7.8mmol/L

3. 血脂和蛋白质测定

总胆固醇（TC）　＜5.18mmol（＜200mg/dl）

三酰甘油（TG）　＜1.7mmol/L（＜150mg/dl）

高密度脂蛋白-胆固醇（HDL-C）

男性　1.16～1.42mmol/L（45～55mg/dl）

女性　1.29～1.55mmol/L（50～60mg/dl）

低密度脂蛋白-胆固醇（LDL-C）　＜3.37mmol/L（＜130mg/dl）

脂蛋白（a）[LP（a）]　0～300mg/L

载脂蛋白 AI（ApoAI）　1.40～1.45g/L

载脂蛋白 B_{100}（$ApoB_{100}$）　0.6～0.9g/L

载脂蛋白 E（ApoE）　2.7～4.9mg/dl

血清蛋白总量　60～80g/L

白蛋白　35～55g/L

球蛋白　20～30g/L

血清蛋白电泳（SPE）

醋纤膜法（丽春红 S 染色扫描）

白蛋白　57.0%～68.0%

球蛋白　α_1　1.0%～5.7%

α_2　4.9%～11.2%

β　7.0%～13.0%

γ　9.8%～18.2%

醋纤膜法(氨基黑 10B 染色扫描)

 白蛋白 53.0%～73.2%

 球蛋白 α_1 1.0%～3.0%

     α_2 3.3%～7.3%

     β 6.7%～9.9%

     γ 11.9%～23.5%

醋纤膜法(氨基黑 10B 染色洗脱比色)

 白蛋白 58.6%～73.8%

 球蛋白 α_1 2.5%～5.9%

     α_2 4.5%～8.7%

     β 7.1%～13.5%

     γ 13.1%～21.5%

琼脂糖法

 白蛋白 59.8%～72.4%

 球蛋白 α_1 1.0%～3.2%

     α_2 7.4%～12.6%

     β 7.5%～12.9%

     γ 8.0%～15.8%

毛细管电泳法

 白蛋白 55.8%～66.1%

 球蛋白 α_1 2.9%～4.9%

     α_2 7.1%～11.8%

     β 8.4%～13.1%

     γ 11.1%～18.8%

血清前白蛋白 250～400mg/L

β_2 微球蛋白(β_2-MG)

 0.8～2.8 mg/L(胶乳增强免疫比浊法)

1.3～2.7 mg/L(CLIA 法)

血清铜蓝蛋白

男性 0.15～0.30g/L;女性 0.16～0.45g/L

肌钙蛋白(cTnT) ＜0.014μg/L（ECLIA 法）;＜0.034μg/L(CLIA 法)

肌红蛋白（Myo）

＜70μg/L(乳胶增强透射比浊法)

ECLIA 法 男性 28～72ng/ml;女性 25～58ng/ml

非均相免疫测定法 男性 16～96ng/ml;女性 9～82ng/ml

4. 色素与胆汁酸测定

血清总胆红素（TB） 3.4～17.1mmol/L(0.2～1.0mg/dl)

直接胆红素（DB） 0～3.4μmol/L(0～0.2mg/dl)

附 3种黄疸的实验室鉴别

黄疸类型	溶血性黄疸	肝细胞性黄疸	阻塞性黄疸
TB	↑↑	↑↑	↑↑↑
DB	正常	↑	↑↑↑
IB	↑↑	↑	正常

血清总胆汁酸 0～6.71μmol/L

5. 非蛋白氮化合物测定

尿素氮（BUN） 2.5～7.1mmol/L(7～18mg/dl)

尿酸（UA） 男性 208～428μmol/L

女性 155～357μmol/L

肌酐（Cr） 男性 57～97μmol/L(20－59 岁);57～

111μmol/L(60-79 岁)

女性　41~73μmol/L(20-59 岁);41~

81μmol/L(60-79 岁)

内生肌酐清除率(C_{cr})　80~120ml/(min·1.73m^2)

(1)51~70ml/min 轻度肾功能不全

(2)31~50ml/min 中度肾功能不全

(3)20~30ml/min 重度肾功能不全

(4)<5~10ml/min 终末期肾功能不全

血氨　11~35μmol/L(40~490μg/L)

6. 酶类测定

血清丙氨酸转移酶(ALT,GPT)

试剂中无磷酸吡哆醛　男性　9~50U/L

女性　7~40U/L

试剂中含磷酸吡哆醛　男性　9~60U/L

女性　7~45U/L

血清天冬氨酸转移酶(AST,GOT)

试剂中无磷酸吡哆醛　男性　15~40U/L

女性　13~35U/L

试剂中含磷酸吡哆醛　男性　15~45U/L

女性　13~40U/L

血清碱性磷酸酶(ALP)　45~125U/L(成年男性)

35~100U/L(成年女性,20

-49 岁)

50~135U/L(成年女性,50

-79 岁)

血清酸性磷酸酶(ACP)　<7U/L(t-ACP);<5U/L

(tr-ACP)

血清乳酸脱氢酶（LDH） 120～250U/L

血清乳酸脱氢酶同工酶电泳

  LDH$_1$ 14%～26%

  LDH$_2$ 29%～39%

  LDH$_3$ 20%～26%

  LDH$_4$ 8%～16%

  LDH$_5$ 6%～16%

血清 γ 谷氨酰转肽酶（γ-GT） 男性 10～60U/L

  女性 7～45U/L

血清胆碱酯酶（ChE） 5000～12 000U/L

血清溶菌酶 5～30μg/ml

（尿液溶菌酶 0μg/ml）

血清淀粉酶（AMY） 35～135U/L

（尿液淀粉酶 100～1200U/dl）

血清脂肪酶（LPS） 0～160U/L

血清胰蛋白酶<400ng/ml

血清肌酸激酶（CK） 男性 50～310U/L

  女性 40～200U/L

血清肌酸激酶同工酶 MB（CK-MB）

  <3.61ng/ml（ECLIA 法，男性）

  <4.87ng/ml（ECLIA 法，女性）

  <3.6ng/ml（非均相免疫测定法）

CK-MB <4%～6%

CK-MM >94%～96%

CK-BB 0 或微量

7. 血气分析

pH 7.35～7.45

二氧化碳结合率(CO_2CP) 22~29mmol/L

二氧化碳分压($PaCO_2$) 4.65~5.98kPa（35~45mmHg）

氧分压(PaO_2) 10.64~13.30kPa（80~100mmHg）

坐位 104.2~0.27×年龄(mmHg)

PaO_2 卧位 103.5-0.42×年龄(mmHg)

氧饱和度(SaO_2) 90%~100%

肺泡气-动脉血氧分压差(A-aDO_2 或 PA-aO_2)

0.93~2kPa(7~15mmHg)

标准碳酸氢盐(SB)(动脉血浆) 21~25mmol/L

缓冲碱(BB)(动脉压)

45~55mmol/L(45~55mEq/L)

碱剩余(BE)(全血)

-3~+3mmol/L(-3~+3mEq/L)

一氧化碳(CO)(全血)

非吸烟者 HbCO 部分 <2%Hb

吸烟者 HbCO 部分 <10%Hb

阴离子间隙(AG) 10~14mmol/L

三、免疫学检查

血清免疫球蛋白定量

IgG 7.0~16.0g/L

IgA 0.7~5.0g/L

IgM 0.4~2.8g/L

IgD 1~4mg/L

IgE 男性 31~5500μg/L(ELISA 法)

女性 31~2000μg/L(ELISA 法)

<100U/ml(免疫比浊法)

血清冷球蛋白蛋白质　＜80mg/L

血清冷纤维蛋白原蛋白质　＜60mg/L

血清总补体溶血活性(CH_{50})　50～100U/ml

　C_3　0.9～1.8g/L

　C_4　0.1～0.4g/L

　C_{1q}　(0.20±0.04)g/L

　B因子　0.10～0.40g/L

循环免疫复合物(CIC)

　PEG沉淀比浊法　2.3%～6.3%

　ELISA法　＜28.4μg/ml

抗中性粒细胞胞浆抗体(ANCA)　阴性(免疫荧光法)

抗核抗体(ANA)　阴性(间接免疫荧光法)

抗双链DNA(ds-DNA)抗体　＜100U/ml

抗ENA抗体　阴性(免疫印迹法)

Sm和RNP抗体　阴性

类风湿因子(RF)　＜20 U/ml(免疫比浊法)

抗链球菌溶血素"O"抗体(ASO)散射比浊法　0～116 U/ml

抗链球菌激酶抗体　＜1:40

抗透明质酸酶抗体　＜1:2048

血清C反应蛋白(CRP)　0～9.7mg/L

抗甲状腺球蛋白(TG)　1.15～130.77μg/L(CLIA法)

　　　　　　　　　　1.4～78μg/L(ECLIA法)

抗甲状腺过氧化物酶抗体(TPO)

　＜91 U/ml(CLIA法)

　＜34 U/ml(ECLIA法)

非梅毒螺旋体抗原血清试验

　　快速血浆反应素环状卡片试验（RPR）　阴性

梅毒螺旋体抗原血清试验

　　梅毒螺旋体血细胞凝集试验（TPHA）　阴性

四、肿瘤标志物

甲胎蛋白（AFP）　＜20ng/ml（ELISA 法）

　　　　　　　　　＜13.4ng/ml（CLIA 法）

　　　　　　　　　≤7.0ng/ml（ECLIA 法）

癌胚抗原（CEA）　≤5.0ng/ml（ELISA 法）

　　　　　　　　　≤5.0ng/ml（CLIA 法）

　　　　　　　　　≤3.4ng/ml（ECLIA 法）

CA19-9　＜37U/ml（ELISA 法）

　　　　　＜37U/ml（CLIA 法）

　　　　　≤27U/ml（ECLIA 法）

CA125　＜35U/ml（ELISA 法）

　　　　≤35U/ml（CLIA 法）

　　　　≤35U/ml（ECLIA 法）

CA15-3　＜30U/ml（ELISA 法）

　　　　　＜31.3U/ml（CLIA 法）

　　　　　≤25U/ml（ECLIA 法）

CA242　≤20U/ml（ELISA 法）

CA724　≤6.9U/ml（ECLIA 法）

CA50　＜25U/ml（胰、肠、胃肿瘤）

神经元特异烯醇化酶（NSE）

　　＜13.0ng/ml（ELISA 法）

　　＜16.3ng/ml（ECLIA 法）

细胞角蛋白 19 片段（CYFRA 211）

<1.8ng/ml(ELISA 法)

<3.3ng/ml(ECLIA 法)

鳞癌抗原(SCC)　<1.5ng/ml

前列腺特异性抗原(PSA)(前列腺癌)

血清 T-PSA

<4.0ng/ml(ELISA/CLIA 法)

ECLIA 法≤1.4ng/ml(≤40 岁男性)

≤2.0ng/ml(40－50 岁男性)

≤3.1ng/ml(50－60 岁男性)

≤4.1ng/ml(60－70 岁男性)

≤4.4ng/ml(>70 岁男性)

F-PSA≤0.93μg/L

F-PSA/T-PSA>0.25(ELISA/CLIA/ECLIA 法)

前列腺酸性磷酸酶(PAP)　<2.0μg/L(前列腺癌)

组织多肽抗原(TPA)　<130U/L(肿瘤标志物)

A-L-岩藻糖苷酶测定(AFU)　234～414μmol/L(原发性肝癌)

五、内分泌功能检测

总甲状腺素(TT$_4$)　4.87～11.72μg/L(CLIA 法)

66～181nmol/L(ECLIA 法)

69～141nmol/L(TrFIA 法)

总三碘甲腺原氨酸(TT$_3$)

0.58～1.59μg/L(CLIA 法)

1.3～3.1nmol/L(ECLIA 法)

1.3～2.5nmol/L(TrFIA 法)

血清游离甲状腺素(FT$_4$)

0.7～1.48ng/dl(CLIA 法)

　　12～22pmol/L(ECLIA 法)

　　8.7～17.3pmol/L(TrFIA 法)

血清游离三碘甲腺原氨酸(FT$_3$)

　　1.71～3.71ng/L(CLIA 法)

　　3.1～6.8pmol/L(ECLIA 法,成人)

　　3.0～8.1pmol/L(ECLIA 法,4－30 天)

　　2.4～9.8pmol/L(ECLIA 法,2－12 月)

　　3.0～9.1pmol/L(ECLIA 法,2－6 岁)

　　4.1～7.9pmol/L(ECLIA 法,7－11 岁)

　　3.5～7.7pmol/L(ECLIA 法,12－19 岁)

　　4.6～7.8pmol/L(TrFIA 法)

反 T$_3$(rT$_3$)　50ng/dl

^{125}I-T$_3$ 血浆结合比值(与正常比)　0.99±0.1

甲状腺^{131}I 吸收率高峰多在 24h 时出现

　　3h 平均值　5%～25%

　　24h 平均值　20%～45%

血清甲状旁腺素(PTH)　12～88ng/L

血清降钙素(CT)　10.1～120ng/L

血清促甲状腺激素(TSH)

　　0.34～5.60 mU/L(CLIA 法)

　　0.27～4.20 mU/L(ECLIA 法)

超敏 TSH　0.27～4.2μU/ml

尿 17 羟类固醇(17-OHCS)

　　男性　7.7～12.5mg/24h(21.28～34.48μmol/24h)

　　女性　6.98～10.22mg/24h(19.27～28.21μmol/24h)

尿 17 酮类固醇(17-KS)

男性　8.2～17.8mg/24h(28.5～61.8μmol/24h)

女性　6.0～15.0mg/24h(20.8～52.1μmol/24h)

尿 17 生酮类固醇(17KGS)

男性　5～23mg/24h

女性　3～15mg/24h

血浆醛固酮

卧位　0.03～0.14nmol/L(1～5μg/dl)

立位　0.14～0.42nmol/L(5～15μg/dl)

血浆胰岛素(空腹)　1.9～23 mU/L(CLIA 法)

2.6～24.9 mU/L(ECLIA 法)

1.8～17.5 mU/L(TrFIA 法)

血清 C 肽(C-P)　0.9～7.1 μg/L(CLIA 法)

1.1～4.4 μg/L(ECLIA 法)

0.33～3.76 μg/L(TrFIA 法)

血浆胰高血糖素(空腹)　50～120pg/ml

六、尿液

比重　1.000～1.030(随机尿);＞1.020(晨尿);
1.002～1.004(新生儿)

pH　4.5～8.0

亚硝酸盐(NIT)　阴性

蛋白(PRO)　阴性

葡萄糖(GLU)　阴性

酮体(KET)　阴性

胆红素(BIL)　阴性

尿胆原(UBG)　3～17μmol/L

红细胞(RBC)　0～3/HP

白细胞（WBC） 0～3/HP（男性）；0～5/HP（女性）

透明管型 0～1/HP

颗粒管型 阴性

酸碱反应 弱酸性

β₂ 微球蛋白 ＜370μg/L

蛋白定量 0～0.15g/24h

尿白蛋白定量

　染料结合法 19.6～60.2mg/L；12.5～32.3mg/g（尿白蛋白/肌酐）

　透射比浊法＜30mg/24h；＜20μg/min（定时尿）；＜30mg/g 尿肌酐（随机尿）

　散射比浊法＜30mg/L

　糖定量（氧化酶法） 0.56～5.0mmol/d（100～900mg/d）

12h 尿沉渣计数（Addis 计数）

　白细胞及上皮细胞＜100 个

　红细胞＜50 万个

　管型＜5000 个

3h 细胞排出率

　白细胞 男性＜70 000/h 女性＜140 000/h

　红细胞 男性＜30 000/h 女性＜40 000/h

管型 0

七、脑脊液

压力（侧卧位） 0.69～1.76kPa（70～180mmH₂O）

pH 7.31～7.34

蛋白质定性（Pandy 试验） 阴性

蛋白质定量 0.20～0.40g/L（腰椎穿刺）

    0.05～0.15g/L(脑室穿刺)

    0.10～0.15g/L(小脑延髓穿刺)

葡萄糖 2.5～4.5mmol/L(腰椎穿刺)

    3.0～4.4mmol/L(脑室穿刺)

    2.8～4.2mmol/L(小脑延髓穿刺)

氯化物 成人 120～130mmol/L

    儿童 111～123mmol/L

乳酸脱氢酶 ＜40U/L

免疫球蛋白 IgG 10～40mg/L

    IgM ＜0.22mg/L

    IgA ＜6mg/L

    IgE 极少

红细胞 无或偶见

白细胞 成人(0～8)×10^6/L;

    儿童(0～15)×10^6/L;

    新生儿(0～30)×10^6/L

淋巴细胞 成人 40%～80%

    新生儿 5%～35%

单核细胞 成人 15%～45%

    新生儿 50%～90%

中性粒细胞 成人 ＜6%

    新生儿 ＜8%

八、危急值

血红蛋白(Hb) 成人 ≤40g/L 或≥200g/L

    新生儿 ≤95g/L 或≥223g/L

白细胞(WBC) ≤0.5×10^9/L 或≥30×10^9/L

血小板(PLT) ≤20×10^9/L 或≥1000×10^9/L

骨髓细胞形态学　急性白血病

纤维蛋白原(FIB)＜1g/L

血钾(K)　≤2.5mmol/L 或≥6.5mmol/L

血钙(Ca)　≤1.5mmol/L 或≥3.5mmol/L

血糖(Glu)

　成人　≤2.8mmol/L 或≥33.3mmol/L

　新生儿　≤2.2mmol/L 或≥16.6mmol/L

　糖尿病患者　≤3.9mmol/L

总胆红素(TB)　≥308μmol/L

淀粉酶(AMY)　≥500U/L

参考文献

［1］ 万学红,卢雪峰.诊断学［M］.9 版.北京:人民卫生出版社,
2018.

［2］ 吴浩,吴永浩,屠志涛.全科临床诊疗常规［M］.北京:中国
医药科技出版社,2018.

［3］ 黄伟.《第三版脓毒症与感染性休克定义国际共识》解读
［J］.中国实用内科杂志,2016,36(11):959-962.

［4］ 葛均波,徐永健,王辰.内科学［M］.9 版.北京:人民卫生出
版社,2018.

［5］ 中国医师协会急诊医师分会,国家卫健委能力建设与继续
教育中心急诊学专家委员会,中国医疗保健国际交流促进
会急诊急救分会.急性冠脉综合征急诊快速诊治指南
(2019)［J］.临床急诊杂志,2019,20(4):253-262.

［6］ 中华医学会心血管病学分会心力衰竭学组,中国医师协会
心力衰竭专业委员会,中华心血管病杂志编辑委员会.中国
心力衰竭诊断和治疗指南 2018［J］.中华心血管病杂志,
2018,46(10):760-789.

［7］ 贾建平,陈生弟.神经病学［M］.8 版.北京:人民卫生出版
社,2018.

［8］ 中国医师协会神经内科分会癫痫专委会.成人全面性惊厥
性癫痫持续状态治疗中国专家共识［J］.国际神经病学神
经外科学杂志,2018,45(1):1-4.

［9］ 沈洪,刘中民.急诊与灾难医学［M］.3 版.北京:人民卫生出
版社,2018.

［10］ 中华人民共和国中央人民政府.关于印发新型冠状病毒肺
炎诊疗方案(试行第六版)的通知［EB/OL］.［2020-02-19］.

http://www. gov. cn/zhengce/zhengceku/2020-02/19/con-
tent_5480948. htm.

[11] 史河水,韩小雨,樊艳青,等.新型冠状病毒(2019-nCoV)感
染的肺炎临床特征及影像学表现[J/OL].临床放射学杂志:
1-8[2020-02-29]. https://doi. org/10. 13437/j. cnki. jcr.
20200206. 002.

[12] 陈孝平,汪建平,赵继宗.外科学[M].9版.北京:人民卫生
出版社,2018.

[13] 尚红,王毓三,申子瑜.全国临床检验操作规程[M].4版.北
京:人民卫生出版社,2015.

[14] 解放军总医院第一医学中心医学检验中心危急值列表,北
京:解放军总医院,2017.

[15] ARISE Investigators, ANZICS Clinical Trials Group,
Peake SL,et al. Goal-directed resuscitation for patients with
early septic shock [J]. N Engl J Med, 2014, 371(16):
1496-1506.

[16] Wang J, Liu J, Guo W, et al. Multiple biomarkers in the
context of conventional risk factors in patients with coro-
nary artery disease[J]. J Am Coll Cardiol, 2017, 69(22):
2769-2770.

[17] Kiernan MS, Stevens SR, Tang WHW,et al. Determinants
of diuretic responsiveness and associated outcomes during a-
cute heart failure hospitalization: an analysis from the
NHLBI heart failure network clinical trials [J]. J Card Fail,
2018, 24(7): 428-438.

[18] Scrutinio D, Guida P, Passantino A, et al. Acutely decom-
pensated heart failure with chronic obstructive pulmonary
disease: Clinical characteristics and long-term survival[J].
Eur J Intern Med, 2019, 60: 31-38.

[19] Koeze J, Keus F, Dieperink W, et al. Incidence, timing and

outcome of AKI in critically ill patients varies with the defi-
nition used and the addition of urine output criteria [J].
BMC Nephrol，2017，18(1)：70.